suhrkamp taschenbuch 973

Gerd Overbeck, Jahrgang 1940, Studium der Medizin in Gießen, Wien, Berlin. Weiterbildung zum Psychoanalytiker an der Psychosomatischen Universitätsklinik Gießen bei Professor Dr. H. E. Richter. 1975 Habilitation. Seit 1976 Inhaber einer Professur für Psychosomatische Medizin am Klinikum der Johann Wolfgang Goethe-Universität Frankfurt. Zahlreiche Veröffentlichungen in Fachzeitschriften, insbesondere zur Ulcuskrankheit und zur Theorie der Psychosomatik.

Das vorliegende Buch soll allen Angehörigen von Heilberufen, aber auch den Patienten selber einen orientierenden Überblick über »menschliches« Kranksein vermitteln. Die körperlichen Krankheiten, die heute am häufigsten vorkommen, sind sozio-psychosomatische Krankheiten. Sie stellen Anpassungsformen an die Bedingungen des menschlichen Zusammenlebens dar. Krankheit als Anpassung enthält sowohl ein beachtliches Selbstheilungspotential als auch selbstzerstörerische Tendenzen. Über den Ausgang einer produktiven oder reaktiven Krankheitsform entscheiden die unterschiedlichen Dispositionen der Patienten hinsichtlich ihrer Persönlichkeitsentwicklung und familiären Beziehungsmuster. Darüber hinaus wird aufgezeigt, daß Krankheit auch eine Scheinlösung für gesellschaftliche Probleme ist, aber durch die Sozialisation zum psychosomatisch Kranken die krankmachenden Bedingungen selber stabilisiert werden. Unter Einbeziehung neuester psychoanalytischer und medizinischer Erkenntnisse wird mit dem Buch ein umfassendes sozial-psychologisches Konzept zur Entstehung und angemessenen Behandlung der heutigen Zeitkrankheiten vorgelegt.

Gerd Overbeck
Krankheit als Anpassung

Der sozio-psychosomatische Zirkel

Suhrkamp

suhrkamp taschenbuch 973
Erste Auflage 1984
© Suhrkamp Verlag Frankfurt am Main 1984
Suhrkamp Taschenbuch Verlag
Alle Rechte vorbehalten, insbesondere das
des öffentlichen Vortrags, der Übertragung
durch Rundfunk und Fernsehen
sowie der Übersetzung, auch einzelner Teile.
Satz: IBV Lichtsatz KG, Berlin
Druck: Nomos Verlagsgesellschaft, Baden-Baden
Printed in Germany
Umschlag nach Entwürfen von
Willy Fleckhaus und Rolf Staudt

2 3 4 5 6 - 89 88 87 86 85 84

Meinen Patienten

Inhalt

Vorwort 9

I. Die Krankheiten des Menschen 16
    1. Gibt es spezifisch menschliche Krankheiten? 16
    2. Krankheitsbegriff und Weltbild 21
    3. Der Krankheitswandel 27

II. Krankheit als Anpassungsleistung 33
    1. Das medizinkonforme Krankheitsverhalten 33
    2. Die ökonomische Lösung 36
    3. Die Organsprache 40
    4. Kreativität in der Krankheit 43
    5. Die Konfliktbewältigung 47
    6. Krankheit als Selbstschutz 50
    7. Der Krankheitsgewinn 52

III. Krankheit und Selbstzerstörung 56
    1. Die Persönlichkeitseinschränkung 56
    2. Die Chronifizierung 58
    3. Die Anpassungskrankheit 62
    4. Die archaische Körperreaktion 65
    5. Krankheit aus Hoffnungslosigkeit 68
    6. Krankheit als Selbsttötung? 72

IV. Zur Entstehung psychosomatischer Symptome 77
    1. Konversion und Hypochondrie 79
    2. Affektkorrelat und Organmodus 84
    3. Die gelernte psychosomatische Reaktion 90
    4. Die psychosomatische Streßantwort 95
    5. Die körperlich-seelische Wechselwirkung 99

V. Die Dispositionen zur psychosomatischen Erkrankung . 106
    1. Die Ich-Disposition 107
    2. Narzißmus und psychosomatische Krankheit 116
    3. Die Objektbeziehungen bei psychosomatisch
      Kranken 122
    4. Die familiäre Disposition 128
    5. Die Sozialisation zum psychosomatisch Kranken . . 137
    6. Umweltbelastungen und psychosomatische
      Krankheiten 145

VI. Konsequenzen für Krankheitsbehandlung und
Krankheitsverhütung 151
1. Der Patient und »seine« Krankheit 152
2. Das ärztliche Gespräch 156
3. Die psychotherapeutischen Hilfen 162
4. Die Anthropologisierung der Medizin 168
5. Einige gesundheitspolitische Konsequenzen 176
6. Präventive Ansätze 181

Anmerkungen 191
Literaturverzeichnis 199

Vorwort

»*Scheinlösung Krankheit*« hieß 1978 das Rahmenthema der 7. Norddeutschen Psychotherapie-Tage in Lübeck. Seit dieser Zeit mit vielen anregenden Diskussionen unter Fachkollegen hat mich der Begriff der Scheinlösung fasziniert. Viele Fragen ergaben sich daraus. *Erhält Krankheit gesund,* kann sie wirklich eine Lösung sein? Um welche Arten von Krankheit handelt es sich dabei? Andererseits, unter welchen Bedingungen bleiben Krankheiten nur Scheinlösungen oder sind gar Ausdruck eines Zusammenbruchs? Auf der Suche nach Antworten wurde es notwendig zu differenzieren, in welcher Hinsicht und für wen Krankheit eine Scheinlösung darstellen kann. War ich zunächst geneigt, die aufgeworfenen Fragen ganz im Hinblick auf den einzelnen Patienten zu beantworten, verdanke ich es vor allem der Zusammenarbeit mit meiner Frau und den Kollegen und Kolleginnen der Frankfurter familientherapeutischen Arbeitsgruppe, Krankheit auch als ein Geschehen zu betrachten, das sich aus interpersonellen Vorgängen heraus entwickelt und der Stabilität einer familiären oder anderen Gruppenbeziehung dienen soll. Krankheit kann darüber hinaus auch eine Scheinlösung für die Gesellschaft darstellen, insofern als soziale Konflikte und Mißstände in Krankheiten umgeleitet werden und dann der Medizin als Behandlungsproblem überwiesen werden. Für diesen über den klinischen Tellerrand hinausgehenden sozialpsychologischen Zugang zu den Krankheiten des Menschen bin ich besonders meinem früheren Lehrer Herrn Prof. H. E. Richter verpflichtet. Des weiteren möchte ich nicht verhehlen, daß mir die Schriften von A. Mitscherlich, A. Jores, Th. von Uexküll, D. Beck und W. Wesiack besonders hilfreich waren.

Viele der Einsichten, die im folgenden vorgetragen werden, werden daher nicht neu sein, wiederholen z. T. auch die Erkenntnisse von Pionieren der psychosomatischen Medizin, wie S. Freud, V. von Weizsäcker, F. Alexander, G. Groddeck, um nur einige Namen zu nennen. Diese Erkenntnisse, die z. T. schon vor Jahrzehnten vorgetragen wurden, fallen möglicherweise jetzt aber auf einen fruchtbareren Boden. Die großen Erfolge von Naturwissenschaft und Technik beginnen an Glanz zu verlieren, ihre Nachteile und schädlichen Folgen werden kritischer wahrgenommen. Wissenschaftsgläubigkeit, Euphorie und unbegrenzter Fortschrittsoptimismus weichen allmählich einer gewissen Nachdenklichkeit, einem Unbehagen und Erschrecken. Immer mehr Stimmen werden laut, die nach Einhalt, Besinnung und Veränderung der gesellschaftlich gesetzten Prioritäten rufen. Mehr *Menschlichkeit* war 1979 das herausragende Thema von Schriftstellern, von Gewerkschaften und des Club of Rome. Bürgerinitiativen wehren sich gegen die Zerstörung der Natur durch die Technik, gegen die Unterordnung menschlicher Bedürfnisse unter wirtschaftliche Interessen, setzen sich ein für eine humanere Arbeitswelt, menschenwürdigeres Wohnen in Großstädten. Diese Tendenzwende bringt auch Bewegung in die Medizin und wird auch hier besonders von den Betroffenen, den Patienten, getragen. Der Unmut gegen die Gesundheitsfabriken, der Ruf nach mehr Humanität im Krankenhaus, nach stärkerer Berücksichtigung der psychischen und sozialen Faktoren von Krankheiten wird immer stärker. Es hat sich ein Gespür dafür entwickelt, daß die Medizin im Begriff ist, sich an den Bedürfnissen der Patienten und der vorhandenen Krankheiten vorbei zu entwickeln. Die Medizin selber nimmt aber noch von diesem Wandel zu wenig Notiz, entwickelt sich fast unbeirrt in der nun einmal vor hundert Jahren eingeschlagenen naturwissenschaftlichen Richtung fort und gerät immer mehr unter eigengesetzliche Abläufe bzw. unter den Einfluß verschiedenster anderer Interessen. Auf dem Gesundheitstag 1980, einer Gegenveranstaltung zum traditionellen Deutschen Ärztetag, wurde dieser Ruf nach einer alternativen Medizin endlich zwar auch von Vertretern der Berufe des Gesundheitsdienstes artikuliert, diese wurden aber in den offiziellen Publikationsorganen der deutschen Ärzteschaft als romantische Spinner abqualifiziert.

Da sich gezeigt hat, daß trotz schon lange vorhandenen Wissens um die psychosozialen Krankheitsursachen und darüber ständig zunehmender wissenschaftlicher Erkenntnisse die Medizin kaum in der Lage ist, sich aus sich selbst heraus zu verändern – ja im Gegenteil immer neue Techniken entwickelt werden, dieses Wissen zu verdrängen –, sind wohl die größten Hoffnungen auf Veränderung auf die »streikenden« Patienten oder Anstöße von außen zu setzen. Angesichts dieser Einschätzung habe ich mich bemüht, das vorliegende Buch so zu schreiben, daß es einen möglichst großen Leserkreis ansprechen soll, nämlich neben den verschiedenen Berufen des Gesundheitsdienstes auch andere Berufe, die mit Menschen zu tun haben, wie Psychologen, Lehrer, Seelsorger, Soziologen, Sozialpädagogen u. a. Das Buch ist darum aber nicht – wie der Leser schnell merken wird – populärwissenschaftlich geschrieben, keine leichte Kost für den gebildeten Laien. Gewisse Vorkenntnisse in den Human- und Sozialwissenschaften sind schon vonnöten, wenn das Lesen nicht zu mühsam werden soll. Ich möchte mich aber erstens unter den Lesern selbst weniger an den Spezialisten wenden, als an den potentiellen Patienten in ihm appellieren, und zweitens geht es mir bei der Erweiterung über den medizinischen Fachkollegenkreis hinaus auch darum, mit den Angehörigen der sozialwissenschaftlichen Berufe die zukünftigen »Ärzte« anzusprechen. Ich halte es bei der zunehmenden Bedeutung psychosozialer Krankheitsursachen für möglich, daß von diesen Berufen in Zukunft mehr für die Gesundheit der Menschen geleistet werden kann als von den heutigen Medizinern. Wie sich zeigen wird, werden die bisherigen Verdienste der Medizin keineswegs unterschätzt, es soll aber quasi als Kontrapunkt zu dem heute noch dominierenden naturwissenschaftlichen Krankheitsverständnis mit Nachdruck auf die große Bedeutung des sozialwissenschaftlichen Zugangs zu den Krankheiten unserer Zeit hingewiesen werden. In diesem Sinn erhoffe ich mir, daß das Buch einen Beitrag leisten kann zu den vielen, bisher leider nicht sehr erfolgreichen Bemühungen, die darauf hinzielen, einen Wandel in der Medizin und in der Einstellung zur Krankheit überhaupt zu bewirken. Keinesfalls wünsche ich mir eine Rezension von einem ärztlichen Kollegen, wie ich sie kürzlich im »Deutschen Ärzteblatt« 1982 las: »Das Buch ist ausgesprochen praxisorientiert, vermeidet in wohltuender Form die heute so beliebten politischen und sozialen Forderungen, kurz, orientiert sich am Kranken und nicht an der Gesellschaft.«

Um zu einem *sozialpsychologischen* Krankheitsverständnis auf möglichst breiter Basis zu gelangen, war es allerdings notwendig, verschiedenartige sozialwissenschaftliche und medizinische Konzepte heranzuziehen. Dabei ließ sich eine gewisse methodische Buntheit nicht vermeiden. Neben medizinhistorischen Perspektiven kommen soziologische Ansätze zum Tragen, anthropologisch-existentielle Sichtweisen werden mit psychoanalytischem Krankheitsverständnis verbunden. Auch Ergebnisse der Psychophysiologie und der Streßforschung werden mit herangezogen. Bei diesen mehrfachen Grenz- (und Kompetenz-)überschreitungen ist es leicht möglich, daß einzelne Aussagen streng fachwissenschaftlichen Kriterien der jeweiligen Disziplinen nicht mehr ganz genügen. Ich habe aber dieses Risiko zugunsten einer ganzheitlichen Betrachtungsweise bewußt in Kauf genommen. Erstens meine ich, daß es genügend hochspezialisierte Fachliteratur gibt und daß der an einem bestimmten Themenbereich dieses Buches interessierte Leser auch im Literaturverzeichnis die entsprechenden Hinweise finden kann, um selbst weiter zu bibliographieren und seine Kenntnisse zu vertiefen. Zweitens lag mir daran, Fragestellungen zu den Krankheiten des Menschen, die sonst an verschiedenen Stellen und von verschiedenen Berufsgruppen diskutiert werden, an einer Stelle zusammenzuführen. Dies beabsichtigte ich, weil sonst entweder fachintensiv, gleichzeitig aber auch beschränkt diskutiert wird, oder z. B. Parallelen zwischen Krankheit und Gesellschaft einfach postuliert werden, aber die dazwischen liegenden Vermittlungsprozesse ausgespart bleiben.

Welche Fragen sind es nun, die im einzelnen angesprochen werden sollen? Da stellt sich zunächst die, ob es überhaupt Krankheiten gibt, die nur beim Menschen und nicht beim Tier vorkommen. Wenn man die Krankheiten des Menschen auf seine speziellen Lebensbedingungen zurückführen will, ist dies von grundsätzlicher Bedeutung. Ändern sich die Lebensbedingungen des Menschen, wären auch andere Krankheiten zu erwarten. Gibt es also einen nachweisbaren Krankheitswandel, und wie steht es mit der Häufigkeit der »menschlichen« Krankheiten in unserer Zeit? Gibt es darüber hinaus Anhaltspunkte, daß die Krankheiten auch ihr Kleid wechseln im Hinblick darauf, was gesellschaftlich jeweils als Krankheit definiert wird? Erst nachdem durch diese Überlegungen der allgemeine Rahmen abgesteckt ist, wird die Frage nach der Bedeutung der Krankheit für den einzelnen Menschen gestellt. Unter dieser Fragestellung können einerseits die verschiedenen adaptativen Funktionen von Krankheit als auch ihre Komplikationsmöglichkeiten und innewohnenden selbstzerstörerischen Tendenzen herausgearbeitet werden. Diese beiden Kapitel könnte man auch überschreiben: *Krankheit* als *List, Aufschub* und *Versagen*.

Hieran schließt sich unmittelbar die Frage an, wovon es denn abhängt, ob eine Krankheit als Selbstheilungsversuch gelingt oder in einer Selbstzerstörung endet. Eine erste Antwort ist natürlich die, daß hierüber die Krankheitsform mit jeweils unterschiedlichen Symptomqualitäten und verschiedenartigen Entstehungsweisen entscheidet. Hier wird es unumgänglich, sich mit den grundlegenden Vorstellungen über die Entstehung *psychosomatischer Störungen* bekannt zu machen. Will man die Frage, wie denn nun eigentlich Seelisches ins Körperliche umschlägt, nicht einfach überfliegen, muß man sich schon eine Weile mit den Wechselwirkungszusammenhängen seelischer, sozialer und körperlicher Faktoren und den unterschiedlichen Möglichkeiten, die es in diesem Zusammenspiel gibt, herumschlagen. Hat der Leser die Dürreperiode durchgestanden, die nun einmal wissenschaftliche Konzepte mit sich bringen, tauchen sofort weitere Fragen auf, wer bekommt welche Krankheit, warum wird der erste körperlich krank, der zweite seelisch, der dritte gar nicht? Sofern das überhaupt beantwortet werden kann, läßt sich immerhin zeigen, daß die Neigung zur psychosomatischen Krankheitsverarbeitung auf bestimmte seelische Strukturmerkmale der betroffenen Patienten zurückgeführt werden kann, die sich wiederum besonders leicht in bestimmten Familieninteraktionen entwickeln können. Darüber hinaus kann man aber auch von einer Sozialisation zum psychosomatisch Kranken in zweierlei Hinsicht sprechen. Erstens erkennt unsere Gesellschaft nur Krankheiten im körperlichen Gewand an und übt dadurch Druck auf ihre Mitglieder aus, ihre Gesundheitsstörungen auch in dieser Form zu präsentieren. Zweitens greifen allmählich die Prinzipien der technisch-bürokratischen Gesellschaft so tief in die Persönlichkeitsentwicklung ein, daß auch der Mensch selbst immer mehr verdinglicht, in seinen Reaktionen automatischer und uniform wird. Damit werden bewußte Prozesse der Auseinandersetzung mehr und mehr durch unmittelbare, fast rein körperliche Antwortmuster ersetzt.

Im *Ergebnis* zeigt sich, daß es (idealtypisch) zwei Formen psychosomatischer Krankheiten gibt: die »produktiven« Krankheiten, die nach vorne führen, etwas Neues, Sinnvolles hervorbringen, und die »reaktiven«, die automatischen biologischen Reaktionsmuster. Beide sind als Anpassungsversuche zu verstehen, die nur jeweils auf einem sehr verschiedenen Hintergrund persönlicher, familiärer und sozialer Dispositionen entstehen. Erstere sind aktive Anpassungsleistungen, die im optimalen Fall zur Selbstheilung, zumindest aber zur vorübergehenden Scheinlösung führen. Letztere entsprechen passiven Anpassungsformen, die bestenfalls eine neue Stabilisierung auf niedrigerem psycho-physischen Niveau erreichen, im ungünstigsten Fall unkontrollierbare Selbstzerstörungsprozesse einleiten. Die Anerkennung der Selbstheilungstendenzen in der Krankheit führt zu einer veränderten, positiven Einstellung zur Krankheit und damit zu wichtigen therapeutischen Konsequenzen. Die Entdeckung des Selbstzerstörungspotentials in der Krankheit muß andererseits dazu führen, der mißglückten Aggressionsverarbeitung als Ursache psychosomatischer Krankheiten eine weit größere Beachtung zu schenken, als das bisher der Fall war, wo mehr Störungen der Sexualität auf den verschiedenen Triebentwicklungsstufen im Vordergrund standen. Eine weitere Erkenntnis der letzten Jahre ist, daß psychosomatische Krankheiten nicht nur durch unbewußte Konfliktabwehr entstehen, sondern auch aus narzißtischen Störungen resultieren können, wie z.B. der Destruktivität des Größenselbst oder dem Verlust sogenannter Selbst-Objekte. Schließlich betrachtet man Krankheit nicht mehr nur als individuelles, sondern als psychosoziales Geschehen von systemischer Bedeutung, da daran interpersonelle Abwehrvorgänge und Sozialisationsprozesse mitwirken. So in etwa könnte man die wichtigsten neueren Entwicklungen umreißen, die in diesem Buch ausgeführt werden sollen.

Wenn es stimmt, daß die Mehrzahl der heutigen Erkrankungen des Menschen sozio-psychosomatische sind, also aus einer Auseinandersetzung mit der »menschlichen« Umwelt resultieren, was bleibt zu tun? Wieviel Hoffnung kann man auf eine Veränderung der Krankheitseinstellung der behandelnden Ärzte setzen, was können spezielle psychotherapeutische Hilfen leisten? Was können die Patienten selbst beitragen? Die Diskussion dieser Fragen führt dahin, daß die Möglichkeiten der angemessenen Behandlung der Krankheiten unserer Zeit sehr davon abhängen, wie weit es der ganzen Medizin gelingt, zu einem neuen erweiterten Selbstverständnis zu gelangen. Das ist aber nicht so einfach zu erreichen, da die Medizin selbst wieder ein Kind unserer Gesellschaft ist. Sie müßte sich jedoch ändern, wenn sie nicht in weiten Bereichen ihres Aufgabenfeldes Gefahr laufen will, zum Flickschuster zu werden, der an den Symptomen kuriert, aber die Krankheitsursachen nicht erreichen kann. Darüber hinaus erfordert es andere, nämlich politische Mittel und wohl auch andere Berufsgruppen, die zwar nicht die entstandenen Krankheiten behandeln, aber zu ihrer Verhütung, zum Schutz der seelischen und körperlichen Gesundheit Erhebliches beitragen können.

Abschließend sei an dieser Stelle allen an dem Zustandekommen des Buches Beteiligten für ihre Unterstützung herzlich gedankt. Die kritischen Anregungen von Studenten, Seminarteilnehmern und Mitarbeitern haben zu seiner Aktualität ganz erheblich beigetragen. Besonders möchte ich mich bei Frau Beatrix Voss bedanken, die das Manuskript mehrfach umgeschrieben und schließlich druckfertig besorgt hat.

1. Die Krankheiten des Menschen

1. Gibt es spezifisch menschliche Krankheiten?

Bevor man sich intensiver mit der Problematik auseinandersetzt, ob, für wen und in welcher Hinsicht die Krankheiten des Menschen eine Funktion als Scheinlösung übernehmen können, ist man gezwungen, sich ganz grob zu orientieren, welche Krankheiten denn dafür überhaupt in Betracht zu ziehen wären und welche nicht. Soll Krankheit eine Scheinlösung menschlicher und sozialer Konflikte sein − so die Grundhypothese dieses Buches −, liegt es auf der Hand, die Trennungslinie z. B. bei den Krankheiten zu ziehen, die nur beim Menschen und nicht beim Tier vorkommen.

Der Versuch von Jores (1970), die Krankheiten des Menschen in zwei hypothetische Hauptgruppen, nämlich die spezifisch und unspezifisch menschlichen Krankheiten zu unterteilen, geht in diese Richtung. Danach sind unspezifische menschliche Krankheiten solche, die wir bei Pflanzen, Tier und Mensch, also allem Lebendigen antreffen können. Das sind infektiöse (Bakterien und Viren) und parasitäre Erkrankungen, Giftschäden, Mangelerkrankungen (Avitaminosen, Fehlen bestimmter Mineralien und Spurenelemente etc.), Tumorbildungen und durch Genschäden bedingte Entwicklungsdefekte. Spezifisch menschliche Krankheiten wären demnach zunächst einmal Krankheiten, die bei Pflanzen und Tieren nicht vorkommen. So wie es bestimmten Parasitenbefall nur bei Vögeln, bestimmte Infektionen nur bei höheren Säugetieren und spezifische Insektenkrankheiten gibt, so müßte die Entwicklung der spezifisch menschlichen Krankheiten ebenfalls an eine spezifische Struktur des Menschen (Jores 1970), also an Bedingungen geknüpft sein, die es nur beim Menschen und nicht bei anderen Lebewesen gibt. Die spezifische Struktur, die den Menschen von anderen Lebewesen unterscheidet, ist nun offensichtlich in der Entwicklung seines Gehirns und damit der Entwicklung des geistig-seelischen Bereichs mit Bewußtsein, Verstand, Sprache und Gefühlsleben zu sehen. Es ist von daher zu erwarten, daß die spezifisch menschlichen Krankheiten durch Wirkung äußerer Einflüsse auf diesen Bereich oder durch eine innere Störung dieses Bereichs entstehen und sich als Krankheiten des Gehirns, als Geisteskrankheiten, Neurosen und Verhaltensstörungen manifestieren. Diese fast hirnanatomisch anmutende Abgrenzung des Menschen vom Tier greift natürlich zu kurz, da sich Störungen nicht nur auf die Gehirnfunktionen im engeren Sinn beschränken, sondern auf den ganzen Körper weitervermittelt werden. Es kommt also die große Zahl der körperlichen Erkrankungen noch hinzu, die man heute als psychosomatische Krankheiten bezeichnet. Es sind dies, um vorweg einige Beispiele zu nennen, Magengeschwür und chronische Dickdarmentzündung, allergische Hautkrankheiten und Asthma bronchiale, Migräne und Rheuma, Hochdruckleiden und Herzinfarkt, Fettsucht und Magersucht und die vielen sogenannten funktionellen Störungen der verschiedensten Organsysteme.

Wenn man sich nun erneut fragt, ob denn diese menschlichen Krankheiten nicht wenigstens zum Teil auch bei Tieren vorkommen, gerät man in Schwierigkeiten. Magengeschwüre gibt es auch gelegentlich bei Kühen, Fettsucht kommt bei Haustieren allgemein vor, Bluthochdruck kann bei Katzen und anderen Tieren experimentell erzeugt werden. Allerdings kommen diese Krankheiten bei höheren Säugetieren nicht spontan vor, sondern nur, wenn ihre natürliche Umwelt durch Eingriffe des Menschen künstlich verändert wird. Dies lenkt darauf, daß menschliche Krankheiten nicht nur mit der geistig-seelischen Struktur des Menschen zu tun haben, sondern auch mit seinen spezifischen Umweltbedingungen, unter denen er lebt und die er sich schafft. Spezifisch menschliche Krankheiten werden also vor allem auch eine psychosoziale Entstehungsgeschichte aufweisen, aus bestimmten Lebens- und Arbeitsbedingungen des Menschen resultieren. Spätestens hier wird jedoch die oben zitierte Einteilung in spezifisch und unspezifisch menschliche Krankheiten äußerst fraglich, ja geradezu gefährlich. Sie legt nämlich nahe, eine bestimmte Gruppe von zugestandenen psychischen und psychosomatischen Krankheiten abzugrenzen, die etwas mit der Wirkung der menschlichen Existenz zu tun haben, für andere Krankheiten diesen Zusammenhang aber nicht gelten zu lassen. Damit würde einerseits der leider tatsächlich praktizierten Einstellung, alle übrigen Krankheiten unter Vernachlässigung des Lebenszusammenhangs quasi in vitro zu behandeln, weiter Vorschub geleistet, andererseits würden dabei wichtige Ursachen auch dieser Krankheiten außer acht gelassen.

Nimmt man sich nämlich aus den sogenannten unspezifischen

menschlichen Krankheiten die Infektionskrankheiten genauer vor, so stellt man Erstaunliches fest. Abgesehen von den seuchenhaft auftretenden Infektionskrankheiten, zeigt sich nämlich, daß trotz gleicher Expositionsmöglichkeit doch immer nur eine kleine Gruppe von Menschen erkrankt. Um mit diesem Phänomen fertig zu werden, greift die Medizin gerne zu Hilfskonstruktionen wie Organminderwertigkeiten, erblicher Veranlagung und einer auf äußerliche Momente beschränkten Disposition wie Wetter, Ernährung usw. Damit glaubt sie, der Tatsache vollständig Rechnung zu tragen, daß trotz der erwiesenen Richtigkeit der pathogenen Wirkung bestimmter Bakterien doch auch das Individuum entscheidend mitspricht, wenn es zu einer Krankheit kommt. Das berühmteste Beispiel dazu hat Max Pettenkofer geliefert. Er wollte die Behauptung Robert Kochs widerlegen, daß jeder, der mit Cholera-Bazillen infiziert werde, unweigerlich erkranken werde, und statt dessen zeigen, daß Bazillen keine ausreichende Ursache von Krankheiten sind, sondern andere Faktoren wie Konstitution, allgemeiner Gesundheitszustand und Gefühlslage ebenso in die Rechnung mit einbezogen werden müssen. Er bat um eine Reinkultur von Cholera-Bazillen, strich sie auf ein Stück Brot, aß sie auf und erkrankte nicht. Damit war bewiesen, daß der Cholera-Bazillus zwar notwendig für die Entstehung der Cholera-Krankheit ist, aber sie nicht alleine bewirken kann, sondern Faktoren hinzukommen müssen, die beim jeweiligen Individuum liegen. Eine solche individuelle Bereitschaft aus der leib-seelischen Existenz des Menschen heraus spielt bei anderen Infektionskrankheiten eine noch viel größere Rolle und wahrscheinlich auch bei weiteren unspezifischen Krankheiten, wie z. B. den Tumorbildungen. Darauf wird an anderer Stelle aber noch ausführlicher eingegangen.

Schließlich ist die Einteilung in spezifische und unspezifische Krankheiten noch in der Hinsicht irreführend, als sie dazu ermuntert, Krankheiten, die der Mensch mit den Tieren teilt, so zu betrachten, als ob es kein Unterschied sei, ob ein Mensch oder ein Tier daran erkrankt ist. Leider ist der Mensch von der bisherigen Medizin tatsächlich häufig als ein Sonderfall des höheren Säugetieres betrachtet worden (Jores 1970). Auch wenn die gleiche Krankheit bei Tieren vorkommt, so wird durch den Menschen doch eine menschliche Krankheit daraus, weil die Krankheit in jedem Fall zu einer seelischen Verarbeitung Anlaß gibt. Davon hängt einerseits der weitere Krankheitsverlauf entscheidend ab, andererseits kann sich umgekehrt die Krankheit als lebensgestaltende Kraft mit entscheidendem Einfluß auf das weitere persönliche, familiäre, berufliche, soziale Schicksal auswirken. Auch die, wie man sagt, primär organisch bedingten Krankheiten – seien sie durch ein mechanisches Trauma, eine Mißbildung, eine Degeneration, einen Enzymdefekt oder anderes hervorgerufen – werden beim Menschen immer zu einer psycho-somatischen bzw. somatopsychischen Krankheit, weil sich seelisches Erleben und körperliche Krankheit nicht voneinander trennen lassen. Oft ist auch gar nicht zu entscheiden, ob körperliche oder seelische Faktoren am Anfang einer Krankheitsentwicklung gestanden haben.

Es ist sehr schwer zu verstehen, daß solche auf der Hand liegenden Zusammenhänge nicht gesehen oder als unwesentlich nicht berücksichtigt wurden, daß Krankheiten unter Nichtbeachtung der menschlichen Existenz auf Untersuchungsgegenstände von Pathologie, Physiologie und Biochemie reduziert wurden. Eine Erklärung für diesen blinden Fleck liegt wohl darin, daß sich die Medizin zu sehr auf die Pathogenese, d.h. die Entstehung der Krankheitssymptome, konzentriert hat. So sind die pathophysiologischen Abläufe bei der Zuckerkrankheit, der Schilddrüsenüberfunktion, bei bestimmten Blutkrankheiten u.a. bis in die einzelnen Stufen genau erforscht. Damit wurde zwar das Krankheitsbild in seiner endgültigen Ausprägung voll verständlich, aber die Gründe, aus denen es plötzlich zu einer solchen Störung kommt, blieben meist unbekannt. Schäfer (1979) kommt ebenfalls zu dem Schluß, daß die klassische Medizin zu sehr die letzten pathogenetischen Schritte vor Augen hatte und dabei die Frage nach der Ätiologie, d.h. der eigentlichen Krankheitsursache, aus dem Gesichtsfeld verlor. Dabei konnte es geschehen, daß der ungeheure Einfluß, den Emotionen auf Gesundheit und Krankheit haben, unerkannt blieb. Jores (1970) kam sogar zu dem Schluß, daß es der Medizin bis heute nicht gelungen ist, was die großen menschlichen Krankheiten unserer Zeit betrifft, die Ursache auch nur einer einzigen wirklich zu finden. Er belegte die Aussage mit den allergischen Erkrankungen, bei denen sehr differenzierte Testungen es ermöglichen, Überempfindlichkeiten gegen bestimmte Stoffe und Art der Reaktion genau herauszufinden, bei denen aber die wirklichen

Krankheitsursachen ungeklärt sind. Nach den Erkenntnissen der klassischen Medizin wird z.B. der Asthmaanfall ausgelöst durch die Einatmung eines als Allergen wirkenden Stoffes. Es bleibt aber völlig unbeantwortet, warum bestimmte Menschen trotz nachgewiesener Allergie nicht erkranken oder erst in einem bestimmten Lebensalter, an einem bestimmten Tag krank werden. Aus der psychosomatischen Erforschung des Asthma bronchiale ist bekannt, daß nach gelungener psychotherapeutischer Behandlung die Allergie z.B. bestehen bleiben kann, aber keine Anfälle mehr auftreten. Ferner ist bekannt, daß auch ohne Anwesenheit des Allergens (Reizstoffs), nur beim Anblick einer Rose oder des Bildes einer Wiese mit Heu, ein Anfall auftreten kann, daß Kinder in einer Kur völlig asthmafrei sein können und beim Abgeholtwerden durch die Mutter einen erneuten Anfall bekommen. Diese vielen offenen Fragen blieben bisher unbeantwortet. Sie wurden auch nicht gestellt in dem völlig richtigen Gefühl, daß naturwissenschaftliche Betrachtung sie nicht würde lösen können.

In dieser Art wird es in dem vorliegenden Buch noch zahlreiche andere Krankheitsbeispiele geben, bei denen der Einfluß seelischer Faktoren nicht zu übersehen ist. Allerdings wird sich vielleicht mancher Leser jetzt schon fragen, ob das nicht doch inzwischen zum Bestandteil des Allgemeinwissens geworden ist oder doch zumindest in der Medizin durchweg akzeptiert wird, und hier möglicherweise Eulen nach Athen getragen werden. Dazu als Beispiel die Äußerung eines Arztes im »Deutschen Ärzteblatt« (1981): »Entschieden abzulehnen ist das Modegeschwätz von ›seelischen‹, ›sozialen‹ oder ›psychosozialen‹ Grundlagen der Krankheiten. Auch dann, wenn Umweltbedingungen Krankheiten auslösen, besteht doch eine organische Schwäche irgendwelcher Art, die eine Bewältigung der ›Umweltbeziehungen‹ nicht ausreichend zuläßt. Es ist andererseits ganz und gar ausgeschlossen, durch Beseitigung angeblich ›sozialer Ursachen‹ von Erkrankungen ›Heilungen‹ zu erreichen. Was nämlich auch immer an ›sozialen Verhältnissen‹ beanstandenswert erscheinen mag – dagegen ist der Arzt ganz und gar machtlos.« Gerade der Nachsatz legt in verräterischer Weise das Motiv der heftigen Ablehnung offen: Hilflosigkeit und Inkompetenz. Es ist der Preis dafür, daß sich die klassische Medizin auf das Naturwissenschaftliche – das, was Tier und Mensch gemeinsam ist – beschränkt, daß sie auch nur Antworten zum Somatischen und zur pathogenetischen Endkette von Krankheiten geben kann. Zur Bedeutung seelischer und sozialer Faktoren bei Entstehung und Verlauf der menschlichen Krankheiten können eben bei aller Hochschätzung der beachtlichen Ergebnisse und der segensreichen Wirkung, die die bisherige Medizin hervorgebracht hat, naturwissenschaftliche Methoden keine Antwort bringen.

Krankheiten des Menschen, ob primär organisch oder psychisch bedingt, können in ihrer psychosomatischen Ganzheit nur von Methoden erfaßt und verstanden werden, die die psychologische und soziale Existenz des Menschen in ihren Ansatz mit einbeziehen. Dieser sozial-psychologische Zugang soll hier nicht in Gegensatz, sondern in Ergänzung zu den Ergebnissen der naturwissenschaftlichen Medizin vorgetragen werden, denn zur Erfassung der Ganzheit des Menschen dürfen natürlich auch die Untersuchungen der Körpermedizin nicht vernachlässigt werden. Es sei aber angemerkt, daß den Fragestellungen zu den spezifisch menschlichen Besonderheiten von Ursache, Verlauf und Behandlungsmöglichkeiten bei Krankheiten bisher nicht auch nur annähernd gleiche Beachtung geschenkt worden ist wie den Fragestellungen der somatologisch orientierten Medizin. Während so die klassische Medizin gewaltige Fortschritte auf dem Gebiet der Körpermedizin gemacht hat, blieben die psychosozialen Grundlagen von Krankheiten in vieler Hinsicht unerforscht, werden aber durch Art und Häufigkeit der heutigen Krankheiten des Menschen immer wichtiger.

2. *Krankheitsbegriff und Weltbild*

Angesichts der recht offen zutage tretenden Bedeutung der psychologischen und sozialen Faktoren bei menschlichen Krankheiten bleibt ein Erstaunen, weshalb diesem Gesichtspunkt bisher so wenig Beachtung geschenkt wurde. Das war nicht immer so, zu anderen Zeiten wurden diese Zusammenhänge durchaus gesehen, wenngleich in einer bestimmten, oft eingeengten Sichtweise interpretiert. So wurde unter dem Einfluß des Christentums der Zusammenhang zwischen Krankheit und Schuld besonders betont. Krankheit und Tod wurden als Folge der Sünde des Menschen (von Siebental 1950) angesehen. Krankenheilung und Sündenvergebung gehörten in der theurgischen Medizin (Wesiack 1980) sehr eng zusammen. Dies zeigen die im Neuen Testament überlieferten Heilungen, die jahrhundertelange Identität von Seelsorger und Arzt, die enge Verbindung von Kirche und Hospital, Theologie und Medizin. Viele der ärztlichen Gebote wie Nächstenliebe, Pflege und Tröstung haben ebenfalls ihren Ursprung in der christlichen Anthropologie. Der Gedanke der persönlichen Schuld, der bis in die jüdisch-alttestamentarische Kultur zurückreicht, zeigt darüber hinaus, daß der Mensch für seine Krankheit in die Verantwortung genommen wird.

Krankheit als Strafe, als Folge für die Übertretung von Tabuvorschriften ist eine Vorstellung, die auch in anderen Kulturen – wie bei Indern, Ägyptern, Griechen und Römern – eine Rolle gespielt hat, wenngleich auf dem niedrigeren psychohistorischen Niveau des magisch-animistischen Weltbilds, in dem die ganze Natur, also auch die von uns heute als tot bezeichnete Materie, als beseelt erlebt wird. Krankheiten werden durch okkulte Kräfte, durch bösen Seelenstoff (»Mana«) hervorgerufen. Beschwörung, Suggestion, Zauberei bzw. Tabuvorschriften helfen Krankheiten abwehren. Auch hier sind Arzt und Priester (Medizinmann, Schamane) identisch. Da der Mensch dem Zorn, der Rache und Willkür der Geister ausgeliefert ist, kann z. B. die Heilung durch Kräuter auch erst nach der Versöhnung der Götter durch Zauberrituale und Opfer erfolgen. Die Beschwörung der bösen Geister, die als Krankheitsbringer angesehen wurden, ist eine magische Krankheitsvorstellung, die nicht nur in Urzeiten Bedeutung hatte, sondern sich im christlichen Mittelalter in Hexenwahn und Dämonologie neu Geltung verschaffte und sogar die Aufklärung überdauerte. Der 1979 in Würzburg bekanntgewordene Fall von Exorzismus, bei dem ein katholischer Priester einer magersüchtigen Patientin den Dämon austreiben wollte, beweist, daß Krankheit als Besessenheit eine immer noch vorhandene Vorstellung ist. Der magische Krankheitsbegriff existiert auch heute noch in vielen Elementen des Aberglaubens wie Gesundbeten, Frischzellentherapie, Heilschlafamuletten, ferner in rituellen, suggestiven Methoden von Ärzten und in der Werbung der Pharmaindustrie. So manches Medikament verdankt seine therapeutische Wirkung nicht der zugrundeliegenden chemischen Substanz, sondern dem Umstand, daß viele Patienten auf ihr Medikament »schwören« und es wie einen Talisman benutzen.

Umgekehrt verfügte die frühe Medizin der Naturvölker neben magischen Praktiken durchaus schon über viele Kenntnisse von pflanzlichen Wirkstoffen, von Wundbehandlung etc., so daß hierin auch schon ein Anfang der Erfahrungsheilkunde zu sehen ist (Wesiack 1980). Weitere Vorläufer der heutigen naturwissenschaftlich akzentuierten Medizin finden sich im griechischen Naturalismus, wo der Mensch vorwiegend als eine Erscheinung der Natur betrachtet wird. Die Humoralpathologie, die Lehre von den verschiedenen Körpersäften, ist eine naturwissenschaftlich-physiologisch orientierte Medizin, die ihren Höhepunkt in der hippokratischen Schule erreichte und dann in der durch Galen erfolgten Systematisierung bis ins 18. Jahrhundert fortwirkte. Während in der magischen Volksmedizin früher Kulturen, im altsemitischen Personalismus und unter dem Einfluß des Christentums die Beseelung aller Materie, und damit auch des menschlichen Körpers, persönliche Selbstverantwortung, Sittlichkeit und Schuld die Krankheitsvorstellungen entscheidend beeinflußt haben, ist in der hippokratischen Medizin die allwaltende Naturkraft, die Physis, im Zentrum des Krankheitsgeschehens: Naturlehre (Physiologie), Heilmittelkunde (Pharmakologie), Krankheitslehre (Pathologie) und Behandlungstechnik machen ihren fundierten Erfahrungsschatz aus. Daneben blieben allerdings auch magisch-theurgische Krankenbehandlungen wie Tempelschlaf und Kulttänze fortbestehen, was vor allem im Asklepios(Aeskulap)kult ausgeübt wurde. Siefert (1980) hat darauf aufmerksam gemacht, daß in den Asklepieien Inkubation und Imagination ausgiebig für Diagnostik und Therapie von bestimmten, meist seelisch mitverursachten Krankheiten eingesetzt wurden und damit Grundelemente psychotherapeutischer Behandlungsformen (Entspannung, Vorstellung, Traum, Autosuggestion) vorweggenommen wurden. Ferner wurden unter dem Einfluß des Dionysoskults die Heilwirkung der Psychokatharsis und als pädagogische Medizin die Persuasion entdeckt (Lain-Entralgo 1950). Schließlich wurde von Sokrates mit seiner Dialogführung der »Hebammenkunst« eine Gesprächsführung entwickelt, die heutigen psychotherapeutischen Techniken vergleichbar ist (Wesiack 1974). Gerade durch das Nebeneinanderbestehen der verschiedenen Strömungen war es wohl möglich, daß zur Zeit des Hippokrates in der griechischen Antike Gesundheit als Ausdruck der Gesamtharmonie des Menschen mit sich selbst angesehen und Krankheit als Störung dieser Harmonie aufgefaßt wurde. Selbst der Begriff der Physis beinhaltet in der hippokratischen Schule einen beseelten Leib mit seinem Gestaltungsprinzip. Ganzheitsdenken und betont individuelle Betrachtung des kranken Menschen kennzeichnen eine Phase der antiken Medizin, die man schon als »psychosomatische« bezeichnen könnte. Ein ähnlicher Ansatz findet sich vielleicht noch einmal im Mittelalter bei Paracelsus. In seiner Lehre bedeutet Gesundheit eine ungestörte »Entia« des Menschen, Krankheit eine in ihren Bezügen zur Umwelt gestörte »Entia«.

Dieses Krankheitsverständnis geht dann mit Beginn der Aufklärung immer mehr verloren. Die Arzt-Patient-Beziehung wird zwar entmystifiziert, Sinnfragen treten damit aber auch in den Hintergrund, die sachlich-rationale Ebene dehnt sich immer mehr aus. Die rasante Entwicklung von Naturwissenschaft und Technik tut ein übriges. So kann man die Einstellung in der Medizin, auf den seelischen Bereich zu verzichten bzw. ihn zu vernachlässigen, als eine Einstellung verstehen, die dem Zeitgeist des 19. Jahrhunderts entsprang und in ihren Ausläufern noch bis in die gegenwärtige Epoche hineinwirkt. W. von Siemens prophezeite 1886 in Berlin, daß die Naturwissenschaften die Menschen moralischen und materiellen Zuständen zuführen werden, die besser sind, als sie je waren, und sie auf eine höhere Stufe des Daseins erheben (Schipperges 1968). In der Tat verdankt die Medizin den Naturwissenschaften Erfolge von bisher nie dagewesenem Ausmaß. Es gelang, Krankheitserreger zu isolieren, Wirkstoffe aus Drogen zu gewinnen und sie zu synthetisieren. Hygiene, Immunisierung und Narkosetechnik revolutionierten das Gesundheitswesen. Unter Einsatz der sich rasch weiter entwickelnden technischen Untersuchungsmöglichkeiten wurden alle parasitären Erkrankungen, alle bakteriellen Infektionserreger einschließlich ihrer komplizierten Wirkungsmechanismen erforscht. Das Elektronenmikroskop verschaffte Einblick in die bisher unsichtbaren Strukturen der Viren und genetischen Defekte, die Chemie machte durch die Entdeckung der antibiotischen Mittel die wirksame Bekämpfung aller Krankheitserreger möglich.

Angesichts dieser Erfolge mußte die Frage, ob Krankheit eine ontologische Funktion hat, ob sie verknüpft ist mit Gelingen oder Scheitern menschlicher Entfaltungsmöglichkeiten, unerheblich erscheinen. Krankheiten boten sich als naturwissenschaftlich restlos aufklärbare Fakten an, alle weiteren Fragen nach Sinn und Wesen von Krankheiten wurden als überflüssig erachtet. Durch den Siegeslauf der Naturwissenschaften wurde die naturwissenschaftliche Methode auch in der Medizin zur einzig wissenschaftlich anerkannten, die Medizin konzentrierte sich auf die physikalischen und chemischen Prozesse, auf die pathophysiologischen Abläufe bei Krankheiten. Da ist es denn auch ganz folgerichtig, daß der Nobelpreis für Medizin Jahr für Jahr nicht an Ärzte, sondern allenfalls an »Mediziner« geht. Nicht ärztlich-therapeutisches Tun, sondern nur die biochemische Grundlagenforschung scheint prämierungswürdig, ein Grundsatz, nach dem fast durchgängig in allen medizinischen Preisrichterkollegien und Forschungsgremien verfahren wird. Die Medizin hat sich damit selber auf ihre Hilfswissenschaften reduziert und dabei alle Elemente ärztlichen Handelns, die bis dahin noch in Krankheitsverständnis und Krankenbehandlung gegenwärtig gewesen waren, in Vergessenheit geraten lassen. Psychische und soziale Faktoren wurden zu Randerscheinungen, Biographie, Individualität, Subjektivität erschienen wissenschaftstheoretisch für die Erklärung von Krankheit irrelevant.

Dieses einseitige Selbst(miß)verständnis der Medizin hat zu einem Zustand geführt, der voller Fehlentwicklungen, irrationaler Erwartungen, voller Skurrilitäten und Perversionen ärztlicher Heilkunde ist und schwere Schatten auf die segensreiche Wirkung der Medizin wirft. Der Glaube an die technische Machbarkeit hat zwangsläufig zu der Illusion geführt, »die Ursache jeglicher Krankheit und letztlich des Sterbens eines Tages als bloße technische Pannen aufdecken und reparieren zu können«. Dies sollen »die Wunderwaffen des Laserstrahls oder der totalen Schutzimpfung, die Einpflanzung künstlicher oder natürlicher Organe und am Ende vielleicht gar die Genmanipulation bewirken« (Richter 1979). Für die Medizin ist es – trotz bedenklicher Unfruchtbarkeit im letzten Jahrzehnt – nur noch eine Frage der Zeit, wann sie mit ihren naturwissenschaftlichen Methoden den Sieg über den Krebs, den Herztod, den Rheumatismus davonträgt, um nur einige solcher »nahen« Erfolge zu nennen (»Med. Tribune« 1981). Selbst bei einer Erkrankung wie der Anorexia nervosa (nervöse Magersucht), bei der sich die Patientinnen willentlich den Finger in den

Hals stecken, um zu erbrechen und abzunehmen, ist man, wie ich auf Fortbildungstagungen von Kinderärzten 1980 und Internisten 1981 zu hören bekam, einem »anorexigenen Peptid« auf der Spur, das möglicherweise verantwortlich dafür ist, daß die Patientinnen neben der oben genannten Verhaltensstörung auch noch ihre Nahrung verstecken, heimlich Abführmittel nehmen usw. Sigusch (1980) lieferte mit der »hirnverbrannten« Psychochirurgie noch ein drastisches Beispiel dafür, wie sich die naturwissenschaftliche Medizin blind verrennen kann. Durch das Zerstören von morphologisch gesundem Hirngewebe sollen Erlebens- und Verhaltensbereiche des Menschen beeinflußt werden. Psychochirurgen propagierten 1976 im »Deutschen Ärzteblatt« erfolgreich, Angst und Spannung, Depressionen, Zwangserscheinungen, Schizophrenie, aggressive Verhaltensweisen, sexuelle Verhaltensstörungen und Sucht behandeln zu können. Krankheitstheoretisch ist es geradezu ein Widersinn, solche komplexen seelischen Störungen des Menschen auf bestimmte Hirnregionen zu lokalisieren und sie durch deren Zerstörung beseitigen zu wollen, ohne daß dabei die gesamte psychosoziale Identität des Menschen vernichtet wird. Dies ist der böse Ausfluß einer fixen Idee, die auch heute noch den größten Teil der Psychiatrie beherrscht, nämlich daß seelische Erkrankungen letztlich doch körperlich verursacht seien.

Das technische Zeitalter hat aber nicht nur diese Auswüchse hervorgebracht, sondern insgesamt die Medizin in eine technische Disziplin verwandelt. In bestem Ansehen stehen hochtechnische medizinische Prüfstände, auf denen der »TÜV« für den Menschen abgenommen wird. Die Requisiten werden von Physikern, Chemikern und Ingenieuren geliefert. Der ganze chromblitzende und vernickelte Lunapark des modernen Medizinbetriebes mit seinen flackernden Oscillographen, phosphoreszierenden Monitoren und den Myriaden bunter Pillen gleicht in den Augen der leidenden Laien einer magischen Multi-Media-Show (Der Spiegel 1980). Es kann nicht verwundern, daß Apparatemedizin auch Apparatediagnostik nach sich zieht. Die Körperfunktionen des Menschen werden labordiagnostisch erfaßt und in ein Datensystem überführt, das über normal und krankhaft entscheidet. Um ein klares Bild der körperlichen Vollzüge zu erhalten, sind die subjektiven Einflüsse möglichst auszuschalten. Das Gespräch zwischen Patient und Arzt macht sich überflüssig, es wird durch Orientierung an Meßdaten ersetzt. Nicht der Arzt, sondern der check-up mittels kompletten »Leberflöten«, Enzympaletten und vollständigem Blutstatus stellt die Diagnose. Was dabei herauskommt, ist der »Laborkranke«, der auf Aberrationen behandelt wird, von denen er bis dahin nichts wußte und unter denen er auch nicht leidet. Demgegenüber erhält der Patient oft für die Beschwerden, unter denen er leidet, keinen »objektiven« Befund, keine Erklärung. Der böse Vorwurf, den die Schulmedizin einst der Psychoanalyse machte, »sie erfinde die Krankheiten, die sie dann zu heilen vorgebe«, fällt nun auf sie zurück. Hat nun die ganze Medizin eine rasante Fahrt am Patienten vorbei angetreten? Ich glaube, nein. Der körperliche Reduktionismus hat sich nur in der öffentlichen, der wissenschaftlichen und empirischen Medizin besonders breitgemacht. Seelisches Krankheitsverständnis wurde in diesem Jahrhundert in Außenseiterpositionen gedrängt, in von der offiziellen Medizin nicht anerkannten tiefenpsychologischen und psychoanalytischen Schulen exklusiv kultiviert oder ging in der praktischen Krankenbehandlung nie ganz verloren, in der im stillen vielfach doch der Arzt – und nicht der angewandte Biochemiker – wirkte.

3. Der Krankheitswandel

Das vorige Kapitel sollte deutlich machen, daß der Krankheitsbegriff historisch ist, das heißt, die Frage, was Krankheit ist, hat zu allen Zeiten verschiedene Antworten gefunden, und diese Antworten waren immer sehr stark vom jeweiligen Weltbild und dem Stand des Wissens abhängig. Dabei kann es geschehen, daß der geltende Krankheitsbegriff sehr einseitig wird und vieles nicht umfaßt, was Menschen als Krankheit empfinden. Die riesige Diskrepanz, die gegenwärtig zwischen den Krankheitskonzepten der Medizin und den vorkommenden Krankheiten der Menschen besteht, ist allerdings nicht nur auf die einseitig technisch-naturwissenschaftliche Ausrichtung der Medizin zurückzuführen und hat auch so nicht immer bestanden. Zu bedenken ist, daß ja gerade naturwissenschaftliche Methoden es der Medizin ermöglicht haben, viele Krankheiten sehr erfolgreich zu bekämpfen, und sie dadurch selbst zu einem Krankheitswandel beigetragen hat, der das frühere Spektrum erheblich veränderte.

So ist die Tuberkulose, eine der großen Krankheiten des vergangenen Jahrhunderts, fast zum Verschwinden gebracht worden. Epidemien (Typhus, Pocken, Scharlach etc.) treten fast nicht mehr auf, die Kinder- und Säuglingssterblichkeit ist rapide gesunken, Mangelerkrankungen (Rachitis, Kropf, Anämien etc.) werden rechtzeitig verhindert. Das Ausmaß dessen, was die Medizin hier schon geleistet hat – und noch leistet –, wird erst so recht deutlich, wenn man sich vergegenwärtigt, daß es diese Krankheiten in Entwicklungsländern unverändert gibt und daß dort viele Menschen nach wie vor daran sterben. Solange akute Infektionen das Leben des Menschen bedrohten, hatte die Medizin es auch in der Tat mehr mit Krankheiten zu tun, bei denen der individuelle Fall hinter der Typologie der Krankheit zurücktrat und auch eine gleichförmige Behandlung erforderte. In den hochindustrialisierten Ländern hat sich aber – z. T. auch wiederum als Folge der lebensverlängernden präventiven und kurativen Medizin, der Substitution mit lebenswichtigen Stoffen und Organen – das Spektrum des Krankseins mehr zu den chronischen, nicht mehr rasch heilbaren oder gar unheilbaren Krankheiten verschoben, wie Herz-Kreislauferkrankungen, Stoffwechselstörungen, Rheumatismus und Krebs, die u. a. zu unseren heutigen großen Krankheiten gehören. Wenn man einmal vom engeren Bereich der Akut- und Intensivmedizin und der Unfallchirurgie absieht, wo der Arzt noch Lebensretter ist, kann er bei vielen heutigen Krankheiten nur wenig ausrichten, ist ein »Helfer in kleinen Molesten, ein Tröster, oft nur einer, der krankschreibt« (Schäfer 1981).

Es sind aber nicht einmal die schweren chronischen organischen Leiden, die die Medizin wirklich in Bedrängnis bringen, sondern es sind Krankheiten, deren Ursache in erster Instanz seelisch und sozial sind. Da die naturwissenschaftliche Medizin dazu überhaupt nichts zu sagen weiß, stellt sich natürlich sofort die Frage, ob diese Krankheiten von der Medizin bisher übersehen wurden oder ob die Menschen heute auch an anderen Krankheiten leiden als früher, also ein echter *Krankheitswandel* stattgefunden hat. Diese Frage ist nicht so einfach zu beantworten. Bei der Beurteilung der Häufigkeit von Krankheiten spielt der Wissensstand eine erhebliche Rolle. Um Krankheiten als bakterielle oder Virusinfektionen erkennen zu können, setzte es die Entwicklung licht- bzw. elektronenmikroskopischer Techniken voraus, um Krankheiten als Stoffwechselstörung zu verstehen, waren physiologische und biochemische Kenntnisse notwendig. Das gleiche gilt auch für die Erkennung psychosozialer Krankheiten. Mit der Vertiefung des psychologischen Wissens in den letzten Jahrzehnten und der Verfeinerung der psychodiagnostischen Untersuchungsverfahren sind ursprünglich neurologisch eingestufte Krankheitsbilder (wie z. B. die Hysterie) als psychogen entdeckt worden und werden zunehmend mehr Krankheiten des internistischen, gynäkologischen und dermatologischen Fachgebiets, die es immer schon gegeben hat, nun als erheblich psychisch mitbedingt erkannt. Problematisch wurde es in der Medizin erst, als sie ausschließlich von ihrem naturwissenschaftlichen Entwicklungsstand her den absoluten Maßstab dafür setzen wollte, was Krankheit ist. Wenn z. B. als Krankheit nur anerkannt wird, was mit den jeweils zur Verfügung stehenden Untersuchungsmethoden »objektiv« nachweisbar ist, dann sind alle Störungen, die damit nicht zu messen sind, keine Krankheit oder bestenfalls Krankheiten, die mit den augenblicklich vorhandenen wissenschaftlichen Möglichkeiten noch nicht erklärbar sind. Umgekehrt kann verbesserte medizinische Diagnostik auch da Krankheiten schaffen, wo bisher keine Krankheit war, wenn z. B. bei Anwendung aller vorhandenen Untersuchungstechniken Anomalien an Herz, Wirbelsäule, Niere usw. festgestellt werden, die bisher dem Patienten unbekannt und bis dahin auch ohne subjektiven Krankheitswert waren (s. auch Kap. 1, 2). In gleicher Weise muß sich natürlich auch die Psychosoziale Medizin die Frage nach der Abgrenzung zwischen Normalität und Krankheit gefallen lassen. Auch hier entsteht die Gefahr der Überbewertung der psychodiagnostischen Befunde, sowohl was die objektiven Tests als auch die subjektive Einschätzung betrifft. Festzuhalten bleibt aber, daß mit verbesserter psychologischer Schulung der Ärzte psychische und soziale Krankheitsursachen besser erkannt wurden und dadurch wohl auch der relative Anteil der als psychosozial eingeschätzten Krankheiten in den letzten Jahren zugenommen hat.

Für die Beurteilung der Krankheitshäufigkeit psychosozialer Krankheiten ist neben dem Wissensstand der Medizin aber auch etwas anderes ganz entscheidend, nämlich, in welchem Umfang erkannte psychische Störungen als Krankheit gewertet werden. Zwar bezieht sich die Definition der Weltgesundheitsorganisation von Gesundheit seit 1946 auf den »Zustand vollkommenen körperlichen, geistigen und sozialen Wohlbefindens«, erst in den letzten zwanzig Jahren wurden aber neurotische und psychosomatische Krankheiten überhaupt als Krankheiten im Sinne der Reichsversicherungsordnung (RVO) anerkannt. Eine Gleichstellung seelischer und körperlicher Krankheiten wurde damit aber noch lange nicht erreicht. So wichtig und bahnbrechend gesetzliche Regelungen sind, so haben sie doch bisher die Krankheitsauffassung von Patienten und Ärzten noch nicht sehr verändert. Seelisch bedingte Störungen zu haben wird noch von den meisten Patienten selbst nicht als Krankheit, sondern als Makel und persönliches Versagen erlebt. Ärzte ihrerseits können oft ihre negative Bewertung seelischer Störungen kaum verbergen, wenn sie dem Patienten leicht verärgert mitteilen, daß sie bei ihnen nichts Organisches, nichts Objektivierbares gefunden haben.[1] Im gegenseitigen Einverständnis bemühen sich daher häufig Patient und Arzt, doch eine organische Grundlage zu finden und damit die Krankheit ordentlich zu machen. Wenn man daher nach der Häufigkeit der seelisch und sozial verursachten Krankheiten in vergangenen Zeiträumen fragt, wird man davon ausgehen müssen, daß sie im 19. und auch noch weit bis in das 20. Jahrhundert – wenn sie nicht eine psychiatrische Dimension erreichten – nicht als Krankheit bewertet oder als organische Krankheit umetikettiert wurden.

Wenn man die Frage stellt, warum die psychosozial bedingten Krankheiten in den zivilisierten Ländern im 20. Jahrhundert so an Zahl zugenommen haben, muß man also zunächst die Faktoren in Rechnung stellen, die zu ihrer relativen Vermehrung geführt haben können: Der Rückgang der großen Infektionskrankheiten, die allmähliche Anerkennung psychischer und sozialer Krankheitsursachen und ihre verbesserte Diagnostizierung sind z. B. solche Faktoren. Es ist aber auch möglich, daß die psychischen und sozialen Krankheitsursachen erst dann zutage treten konnten, als sie nicht mehr durch akute, lebensbedrohliche Krankheiten verdeckt wurden. Es liegt auf der Hand, daß solche Zusammenhänge da an Bedeutung zurücktreten, wo es um unmittelbar existentielle Gefährdungen des Menschen geht, wie Hunger, Seuchen, Elend und Krieg. Deswegen sind psychosozial bedingte Krankheiten trotzdem aber keine Luxuskrankheiten, sondern allenfalls Zivilisationskrankheiten (vgl. Kap. 1, 1). Sie treten zwar z. T. erst unter normalen »menschlichen« Bedingungen in Erscheinung, sie werden aber z. T. auch gerade durch die Bedingungen dieser »menschlichen« Existenz erst hervorgerufen und können durchaus auch tödlich verlaufen. Anstelle der früheren »Geißeln« der Menschheit wie Pest, Pocken, Cholera sind nun die großen »Killer«, wie Herzinfarkt, Krebs u. a. (Der Spiegel 1981), getreten. Darauf wird dann später noch ausführlich einzugehen sein (vgl. Kap. v, 4, 5). Hier mag der Hinweis genügen, daß gerade die vom Menschen neu geschaffenen Lebensbedingungen auch neue Krankheitsformen hervorgebracht haben und sich das im 20. Jahrhundert vor allem – neben Berufskrankheiten und Unfällen – in der absoluten Zunahme der psychosozialen Krankheitsursachen niederschlägt.

Während es aus verschiedenen Gründen (s. o.) praktisch nicht möglich ist, wissenschaftlich exakte Vergleichszahlen für den Krankheitswandel zu erhalten, so liegen doch immerhin relativ gesicherte Schätzungen zur Häufigkeit psychosozialer Krankheitsursachen in der Gegenwart vor. Nach der Enquete der Bundesregierung zur Lage der Psychiatrie, Psychotheraphie und Psychosomatik in der Bundesrepublik Deutschland (1975) leiden gegenwärtig ca. $^2/_3$ der Patienten praktischer Ärzte an psychischen Störungen, davon nach allgemeiner ärztlicher Erfahrung etwa 50% an psychosomatischen Beschwerden. Ein nicht ganz so hoher Anteil von Neurosen, Persönlichkeitsstörungen und psychosomatischen Krankheiten findet sich bei den Patienten von Kinderärzten, Internisten, Frauen- und Hautärzten. Eine genauere Beurteilung der gegenwärtigen Häufigkeit ist wegen der unterschiedlichen Diagnostik und Schulung der Ärzte, anders gearteten Einzugsgebieten mit verschiedenen Bevölkerungsstrukturen u. a. epidemiologischen Gründen kaum anzugeben. Um die Häufigkeit der *psychosomatischen* Störungen – so werden die psychosozial bedingten Krankheiten nach eingebürgertem Sprachgebrauch in den weiteren Ausführungen dieses Buches bezeichnet werden – abschätzen zu können, kann man sich aber auch in etwa an der Verbreitung der sogenannten funktionellen Syndrome orientieren. Diese überwiegend psychogen bedingten körperlichen Funktionsstörungen (ohne Organbefund) machen mit ziemlicher Sicherheit nach übereinstimmenden Literaturvergleichen (Th. von Uexküll 1960) über 30% in der Praxis des Allgemeinarztes aus. Da hierbei die psychosomatischen Krankheiten im engeren Sinn, d. h., psychisch (mit-)bedingte Krankheiten bei gleichzeitig krankhaftem Organbefund (wie z. B. Magengeschwür, Asthma bronchiale, Herzinfarkt u. a.) nicht eingerechnet sind und außerdem viele psychisch bedingte Störungen eher als organisch diagnostiziert werden denn umgekehrt, ist insgesamt von einem erheblich höheren Prozentsatz psychosomatischer Leiden auszugehen, der nahe an die 50% in der Allgemeinpraxis herankommt.

II. Krankheit als Anpassungsleistung

1. Das medizinkonforme Krankheitsverhalten

Vergegenwärtigt man sich noch einmal, wie stark Krankheit und Gesundheit in ihrer Definition vom Zeitgeist einer Epoche abhängen, so liegt es nahe, anzunehmen, daß sich die Menschen auch in der Form ihrer Krankheitsäußerung auf den jeweils geltenden Krankheitsbegriff einstellen werden, um sich verständlich zu machen. Es stellt sich damit die Frage, ob die zunehmende Häufigkeit psychosomatischer Störungen auch eine solche Anpassung der Patienten an eine Medizin darstellt, in der nur die körperliche Krankheit zählt, seelische Störungen aber keinen Platz finden. Dazu ein literarisches Beispiel aus »Felix Krull« von Thomas Mann: »Die ärztliche Wissenschaft will, daß Fieber notwendig nur die Folge der Vergiftung des Blutes durch einen Krankheitserreger sein könne und daß es ein Fieber aus anderen körperlichen Ursachen nicht gebe. Das ist lächerlich. Ich gebe mein Ehrenwort zum Pfande, daß ich nicht im gröberen Sinne krank war, wenn Sanitätsrat Düsing mich untersuchte; allein die Erregung des Augenblicks, die abenteuerliche Willensleistung, eine Art Trunkenheit, erzeugt durch die inbrünstige Vertiefung in meine Rolle als Kranker, durch ein Spiel auf meiner eigenen Natur... brachten eine solche Erhöhung und Steigerung meines Wesens, meiner gesamten organischen Tätigkeit hervor, daß der Sanitätsrat sie tatsächlich von seinem Fieberthermometer ablesen konnte.« Es ist zwar kaum zu glauben, daß auch heute noch eine solche »Anpassung« notwendig ist, die Wahrheit aber ist, daß über die seelischen Krankheitsfaktoren in Magazinen und Journalen viel geschrieben wird, sie aber in die Medizin kaum Eingang gefunden haben und nur von wenigen Spezialisten dieses Gebiets beachtet werden. Dazu eine Leserzuschrift im »Deutschen Ärzteblatt« (1981): »Wir Ärzte dürfen uns nicht in erneuten Aberglauben verstricken lassen und müssen dem Lügengebäude der Lehre von den psychosozialen Ursachen der Krankheiten mit aller Entschlossenheit entgegentreten.«

Die »normale« Reaktion der Patienten auf diese Einstellung wäre, daß sie sich von einer solchen Medizin abwenden. Das geschieht auch in vielen Fällen so (vgl. Kap. VI, 1). Was machen aber die Patienten, die nicht so »gesund« auf die »kranken« Seiten der Medizin reagieren, sondern weiter auf die naturwissenschaftliche Schulmedizin vertrauen? Finden sie den Mut, über ihre seelischen Schwierigkeiten zu klagen, werden sie kiloweise mit Psychopharmaka vollgestopft. Finden sie den Mut nicht oder werden ihnen ihre seelischen Probleme erst gar nicht mehr bewußt, bleibt ihnen kaum etwas anderes übrig, als ihr Krankheitsgefühl in Form körperlicher Beschwerden zu präsentieren, wenn sie ernst genommen werden wollen. Das beste Beispiel hierfür sind die sogenannten *funktionellen* Störungen, die an fast allen Organen zunehmend häufiger vorkommen und inzwischen das Gros der Beschwerden in allgemein- und fachärztlichen Praxen ausmachen. Sie stellen hinsichtlich ihrer Zusammensetzung und Intensität wechselnde Bilder körperlich-seelischer Beschwerden dar, die von relativ genau lokalisierbaren Symptomen wie Kopf- und Magenschmerzen über wenig konturierte Symptombilder wie die »berühmte« vegetative Dystonie bis zu vagen Gefühlen des Bedrücktseins reichen. Psychisch empfundene Spannungszustände wie Angst, Unruhe oder Unlust gehen ohne feste Grenzen in körperliche Beschwerden über. Da häufig unter Verdrängung der seelischen Komponenten dann nur noch die körperliche Seite wahrgenommen wird, stellen sich die Patienten durch die Somatisierung auf den geltenden Krankheitsbegriff besonders gut ein. Auf einen solchen Anpassungsvorgang weist auch die paradox anmutende Beobachtung hin, daß sich Patienten wie erleichtert, manchmal fast euphorisch nach der Mitteilung fühlen, daß sie einen krankhaften Organbefund, also z. B. einen Wirbelsäulenschaden, einen Bluthochdruck, eine Schilddrüsenvergrößerung oder anderes haben. Sie fühlen sich dabei nicht nur von einer Unklarheit entlastet, sondern auch moralisch besser, wieder als anständige Menschen mit einer anständigen Krankheit. Man könnte sagen, je organischer, je faßbarer die Läsion, desto besser, da funktionelle Störungen noch relativ unklar bleiben und zu sehr in die Nähe simulierter Beschwerden rücken können. Interessant ist in diesem Zusammenhang auch der Krankheitswandel bei Soldaten des Ersten und des Zweiten Weltkrieges. Während bei den europäischen Armeen im Ersten Weltkrieg z. B. noch die Kriegszitterer epidemisch auftraten, fanden sich solche »durchsichtigen« funktionellen bzw. konversionsneurotischen Symptome im Zweiten Weltkrieg kaum noch. Dagegen hatte nun eine psychosomatische Krankheit mit Organbefund,

34

nämlich das Magen- und Zwölffingerdarmgeschwür, sprunghaft zugenommen (Mitscherlich 1953). Auch sonst sind die lärmenden Symptome (wie z.B. Ohnmachten und Krämpfe) gegenüber den diskreten vegetativen Störungen in den Hintergrund getreten, sind Krankheiten um so stummer, je körperlicher sie werden, erscheint schließlich der Organkranke gänzlich unneurotisch (s. Kap. v, 4).

Als ein spezielles Beispiel dafür, daß die Patienten einen »arztgerechten Beschwerdekomplex« (Wieck 1965) anbieten, der sich auf das Bezugssystem der modernen technischen Medizin und der somatisch orientierten Ärzte einstellt, sei hier die sogenannte *larvierte Depression* genannt. Auf einer Tagung zur Prophylaxe und Therapie der Depression wurde 1981 in Ascona festgestellt, daß die depressiven Krankheitsbilder ständig an Zahl zunehmen, daß sie inzwischen in der Praxis des niedergelassenen Allgemeinarztes fast 20% der Klientel ausmachen und daß die Hälfte davon an einer ausgesprochen larvierten Depression leidet. Zwar manifestiert sich jede affektive Störung sowohl auf psychischer als auch auf körperlicher Ebene, es wurde aber festgestellt, daß das depressive Krankheitsbild in den letzten Jahrzehnten in zunehmendem Maße durch körperliche Beschwerden gekennzeichnet ist. Somatische Masken sind (etwa in der Reihenfolge ihrer Häufigkeit): Schlafstörungen, Müdigkeit, Brustenge, Appetitstörungen, Obstipation, Gewichtsverlust, Kopf- und Kreuzschmerzen, Magen-Darm-Störungen und Herzbeschwerden. Dahinter verbergen sich, oft erst durch Nachfragen oder Informationen der Bezugspersonen des Kranken erkennbar: Angst, Niedergeschlagenheit, Hemmung, Unruhe, Entschlußunfähigkeit, Initiativeverlust, Grübelzwänge, Hoffnungslosigkeit.

Alle diese Beispiele zeigen, daß die psycho*somatische* Störung auch als eine Symptombildung verstanden werden kann, die im Hinblick auf Normen von Medizin und Gesellschaft (s. Kap. v, 4) entwickelt wird, also einem Anpassungsvorgang entspricht. Es scheint zwar auf den ersten Blick so, als ob dies bloß auf äußeren Druck hin geschieht, es sich also um eine passive Anpassung handelt, dieser Schein trügt aber in mancher Hinsicht. Auch wenn die psychosomatisch Kranken nicht unmittelbar die Umwelt verändernd (alloplastisch) mit ihren Problemen umgehen, sondern durch Veränderung ihrer selbst (autoplastisch) zu Lösungen kom-

men wollen, und sich damit für sie auch beträchtliche Gefahren ergeben (s. Kap. III, 1 u. 2), wird die psychosomatische Symptom-
wahl in so vieler Hinsicht aktiv vom Individuum gesteuert, daß
man sie sogar als besonders gekonnt und listig (Brede 1972) bewundern kann. V. von Weizsäcker (1956) sagte bereits: »Der
Mensch bekommt seine Krankheiten nicht nur, er macht sie auch.
Krankheit ist Können.« Welch enorme, hochorganisierte Anpassungsleistung, sprich: welcher Nutzen auch für den psychosomatisch Kranken selbst darin steckt, soll in den folgenden Abschnitten noch näher ausgeführt werden.

2. Die ökonomische Lösung

Psychosomatische Krankheit in obigem Sinn wäre demnach nicht
als ein passiv erlittenes Geschehen zu betrachten, sondern eher als
eine vom Individuum unter bestimmten Gesichtspunkten ausgewählte Problemlösung. Dabei fällt auf, daß das körperliche Beschwerdeangebot für die Patienten die Möglichkeit eröffnet, der
eigenen Verantwortung für Ängste, Schwierigkeiten und Versagen
enthoben zu werden und Konflikte auf der psychosozialen Ebene
perfekt zu vermeiden (Brede 1971). Dazu zuerst ein populäres Beispiel: Wenn heute jemand erkrankt und dies in einer gespannten
beruflichen Situation geschieht, sprechen die Kollegen gerne von
einer »diplomatischen« Krankheit, manchmal auch von einer
»Flucht in die Krankheit«. Sie meinen damit – wenn sie nicht bös-
willig eine vorgetäuschte Krankheit unterstellen –, daß diese
Krankheit in einem Zusammenhang mit einer schwierigen Lebenssituation des Betroffenen zu sehen ist und daß diese Krankheit zur
rechten Zeit kommt. Sie stellt die im Augenblick vielleicht günstig-
ste Lösung dar und erspart dem Betroffenen unter Umständen
Schlimmeres. Die diplomatische Krankheit darf aber nicht nur als
ein Versuch zur Konfliktvermeidung abgetan werden. Da sie einen
Aufschub bringt, schafft sie gleichzeitig auch Möglichkeiten der
Neuorientierung, ja gibt oft erst den eigentlichen Anstoß zur bewußten Wahrnehmung von Konflikten und deren weiterer Bearbeitung. Krankheit bekommt so den Sinn eines Moratoriums
(Mitscherlich 1966), sie schafft einen sozial gesicherten Schutzraum, innerhalb dessen neue realitätsgerechte Lösungen vorbereitet werden können. Durch die akute Spannungsentlastung wäh-

rend des Krankseins stehen sogar die Chancen für eine solche psychische Reorganisation gar nicht schlecht, da es zum Kräftesammeln, zur Regeneration kommt.

Viktor von Weizsäcker, einer der großen Pioniere der Psychosomatischen Medizin, hat diese Zusammenhänge in vertiefter, differenzierter Weise an vielen Krankheiten (Tuberkulose, Angina etc.) untersucht und sie in seinen klinischen Vorlesungen (1947) dargestellt. Wenn von Weizsäcker von der Weisheit des Körpers sprach, meinte er, daß ein Leiden nicht nur erduldet, sondern auch gebraucht und gewollt wird. Er konnte an seinen Fallbeispielen zeigen, daß Krankheiten in den Krisen[1] eines Menschen entstehen, dann wenn seine seelischen Möglichkeiten erschöpft sind. Dazu ein literarisches Beispiel (zit. nach Beck 1981): Zwei Tage, bevor Kafka seine Verlobung nach langem Ringen und Leiden endgültig löste, hatte er einen Blutsturz (Lungenblutung). Nach diesem schweren körperlichen Krankheitsereignis fühlte er sich plötzlich seelisch erleichtert und konnte kurz darauf die Verlobung endgültig lösen. In einem Brief an Max Brod schreibt Kafka dazu: »Manchmal scheint es mir, Gehirn und Lunge hätten sich ohne mein Wissen verständigt. So geht es nicht weiter, hat das Gehirn gesagt, und nach fünf Jahren hat sich die Lunge bereit erklärt zu helfen.« Bis heute wurden solche Beobachtungen immer wieder bestätigt, daß Krankheiten entweder an biographischen Wendepunkten stehen oder in die schleichende Krise eines ganzen Lebens eingeflochten sind und daß diese Einflechtung keine äußerliche und zufällige ist (Vogel 1956). In der medizinischen Anthropologie hat sich daher die Erkenntnis durchgesetzt, daß der Mensch in einer Krankheit mit seinen als krankhaft erscheinenden Funktionsstörungen einen Gebrauch von seinen Organen machen kann, der normalerweise in der Physiologie nicht vorgesehen ist und der möglicherweise zu bestimmten seelischen Reaktionsweisen eine Alternative bieten kann.

Diese stellvertretende körperliche Reaktion hat offenbar eine psychohygienische Funktion (Weizsäcker 1949) derart, daß sie einen seelischen Zusammenbruch verhindern hilft. Groddeck (1917) schrieb bereits dazu: »Die Erkrankung gibt, sei sie akut oder chronisch, infektiös oder nicht, Ruhe, und meine eigene Seele arbeitet von Kindheit an mit solch lang vorbereiteten Zufluchtsstätten.«

Seine Kopfschmerzen deutete er »zum Stillstehen der Gedanken«, seine zeitweilige Schlafsucht »als eine Weise, vielem auszuweichen, was sonst seine Seele zerstört haben würde«. Das banalste Beispiel für die Entlastungsfunktion einer Krankheit ist die jährliche Grippe vieler Menschen. Dauernde psychische Anspannung, gemeinsam mit meteorologischen und biologischen Faktoren und (fast immer vorhandenen) Infektionserregern machen die Erkrankungsanfälligkeit aus. Da die regelmäßig wiederkehrende Grippe offenbar auch vor chronischer Überforderung bewahrt, könnte man positiv gewendet auch von einer Erkrankungsfähigkeit derer sprechen, die zu dieser Form der Entlastung in der Lage sind. Der Volksmund weiß um diese Schutzfunktion der Krankheit, wenn er davon spricht, daß einer »seine Grippe genommen hat«.

Nach meinen eigenen Beobachtungen können auch andere regelmäßig wiederkehrenden Krankheiten eine solche adaptative Schutzfunktion besitzen, wenngleich die Verhältnisse dort oft komplizierter liegen. Einen solchen Eindruck kann man z.B. bei den Frühjahrs- und Herbstgipfeln der Magengeschwüre gewinnen. Es gibt unter den Ulcuskranken eine Reihe von Patienten, die man als »Steh-auf-Männchen« bezeichnen könnte (Overbeck 1974). Sie zeigen einen Wechsel von übernormalem Aktivitätsniveau und periodisch wiederkehrendem Krankheitsrückzug, der dann gleichsam bejaht und gratifiziert wird durch ein lustbetontes Krankheitsverhalten mit einem Ausleben passiver Bedürfnisse. Der regelmäßige Rhythmus von Dauerleistung–Ausfall–Dauerleistung läßt die psychosomatische Erkrankung dieser Patienten besonders als eine Anpassungsleistung an zeitweilig überfordernde äußere Realitäten bzw. innere Ansprüche erscheinen. Von vielen Autoren wird dieser psycho-ökonomischen Funktion der Krankheit (Deutsch 1924) große Bedeutung beigemessen. Mit dem Rückzug in die körperliche Krankheit werde ein neues psycho-physiologisches Äquilibrium (Margolin 1953) erreicht, das lebenswichtige narzißtisch-energetische Gleichgewicht (Stefanos 1973) werde, wenn auch auf niedrigerem Niveau, wiederhergestellt. Insgesamt muß wohl das Krankwerden als eine Regression im Dienste des Ich verstanden werden, wobei der damit einhergehenden Resomatisierung (vgl. Kap. v, 1) eine besondere Bedeutung zukommt. Die »heilende« oder zumindest stabilisierende Wirkung der körperlichen Symptome ist in der affektiven Wiederbesetzung des Körpers, der narzißtischen Ausdehnung des Selbst (s. Kap. II, 6) und der regressiven Bedürfnisbefriedigung des Kranken durch intensiven zwischenmenschlichen Kontakt zu suchen (Beck 1981).

Diese komplizierten theoretischen Konstrukte, auf die hier nicht weiter eingegangen werden kann, seien noch durch eine alltägliche Erfahrung aus der psychotherapeutischen Praxis veranschaulicht. Die Entlastung durch eine (parallel auftretende) körperliche Krankheit kann nämlich in der psychotherapeutischen Behandlung direkt beobachtet werden, wenn es dort plötzlich zu einer erheblichen Erleichterung der psychischen Spannung kommt und sich manchmal auch die psycho-neurotische Symptomatik bessert. Auch aus der Psychiatrie ist es bekannt, daß eine Grippe, eine Lungenentzündung o. a. gelegentlich eine Psychose zur vorübergehenden Ausheilung bringen können. Auf dieser Beobachtung beruhte ja letztlich auch die Einführung der körperlichen Therapien in der Psychiatrie. Mit Fieberkur, Schlafkur, Insulinkur und den Krampfbehandlungen mit Cardiazol und Elektroschock wurden künstlich Körperkrankheiten erzeugt (Beck 1981). Wenn man fragt, was denn nun eigentlich dem Patienten durch die körperliche Krankheit »erspart« bleibt, so ist es vor allem die Affektüberflutung und die seelische Desintegration. In manchen Fällen kommt es sogar zu einem spontanen Wechsel von psychotischen Schüben und körperlichen Erkrankungsphasen, wie es besonders bei der Colitis ulcerosa (Spiegelberg u. a. 1970), der Tuberkulose (Beck 1981), aber auch bei anderen Krankheiten gelegentlich beobachtet (Meng u. Stern 1954) wird. Ferner gibt es alternierende Verläufe vieler psychosomatischer Krankheiten (z. B. Asthma, Magengeschwür, Migräne, Magersucht, Fettsucht u. a.) mit depressiven Zustandsbildern. Unter diesem Gesichtspunkt legt auch der Befund, daß bei einem Drittel der Patienten mit einer »Erschöpfungsdepression« (Kielholz und Beck 1962) funktionelle Herzbeschwerden vorausgehen, die Annahme nahe, daß die Herzsymptomatik längere Zeit dazu dienen kann, die Gefahr einer Depression abzuwehren. Richter (1964) bewertet deswegen auch die hypochondrische Aufmerksamkeit dieser »Herzneurotiker« nicht als töricht, sondern als sehr sinnvoll. Solange die Patienten nämlich ihr Herz im Auge behalten, können sie z. B. einen Aggressionskonflikt an diesem Organ als einem greifbaren Partner austragen, anstatt dem unangreifbaren Selbsthaß der Depression anheimzufallen. Die Sorge um das Herz und die ganzen darauf bezogenen Vorbeugungsmaßnahmen dienen oft aber auch als Schutz vor völliger, unkontrollierbarer Angstüberflutung. So paradox es klingen mag, die Herzanfälle selbst und die Angst um das Herz sind für die Patienten immer noch erträglicher als die plötzliche Angst vor Hilflosigkeit und Verlassenheit, unerklärliche Todesängste oder gar die unbewußt bleibenden eigentlich angstauslösenden Motive (Trennung, Wut etc.). Es spricht also manches dafür, daß das körperliche bzw. psychosomatische Krankheitsgeschehen einen schützenden Vorgang darstellt und zu einem bestimmten Zeitpunkt die ökonomischste »Lösung« sein kann.

3. Die Organsprache

Die Wahl eines medizinkonformen Beschwerdebildes und der energiesparendsten Lösung machten bereits deutlich, daß die psychosomatische Krankheit bestimmte Funktionen zu erfüllen hat. Es soll nun noch ein dritter Gesichtspunkt angeführt werden, der darauf hinweist, daß die Wahl des Körpers als Symptomstätte einem aktiven Steuerungsvorgang entspringen kann. Die körperliche Reaktion ist nämlich in den meisten Fällen nicht blind, nicht zufällig irgendeine. Es stellt sich die Frage nach dem Sinn einer bestimmten Lokalisation, d. h. die Frage, warum ein Mensch zu einem bestimmten Zeitpunkt an einem bestimmten Organ erkrankt. Dazu ein berühmtes Beispiel: »Am 5. Juni zwischen 12 und 1 Uhr«, schreibt Georg Groddeck, »befiel mich mitten in der Arbeit eine große Müdigkeit, die nach einiger Zeit wieder verschwand. Am Nachmittag zwischen 4 und 5 Uhr erkrankte ich an Schluckbeschwerden. Der hintere Teil des Gaumens, die Gaumensegel und das Zäpfchen waren stark gerötet. In der Nacht vom 5. zum 6. Juni habe ich einen lebhaften Traum gehabt, was bei mir selten vorkommt. Am 6. Juni, einem arbeitsreichen Tage, steigerten sich die Schmerzen, die Rötung breitete sich weiter aus, und die Mandeln schwollen beiderseitig erheblich an. Der 7. Juni war ein Feiertag. Ich begann morgens, meinen Traum und das Symptom der Schluckbeschwerden zu analysieren, und gelangte zu dem Resultat, daß mein Unbewußtes, mein Es sich weigerte, eine Erkenntnis zu schlucken, die ihm unangenehm war. Diese Erkenntnis bezog sich darauf, daß bestimmte Einsichten in die Wechselverhältnisse zwischen dem Unbewußten des Menschen und seinem Leben nicht, wie ich jahrelang mir eingeredet hatte, mein geistiges Eigentum sind, sondern das Sigmund Freuds« (Groddeck 1917).

Hier stellte sich Groddeck genau die Frage, die eigentlich bei jeder Krankheit vom Kranken an sich selbst zu richten ist: Warum ich und nicht ein anderer, warum jetzt und nicht früher, warum an diesem und nicht jenem Organ? Über die Krankheit kann der Kranke mit sich selbst ins Gespräch kommen. Nach dem Prinzip der Stellvertretung sah V. von Weizsäcker das Verhältnis von Leib und Seele gerade darin, daß sie sich wechselseitig darstellen und zu erläutern vermögen (»Durch die Seele werden wir hellsichtig für die unbewußte Vernunft und Leidenschaft des Leibes, durch den Leib werden wir über die natürliche Notwendigkeit der Seele belehrt«, 1946). Um über die körperliche Krankheit Einblick in die seelische Verfassung zu gewinnen, bedarf es in vielen Fällen durchaus keiner Spezialkenntnisse oder solcher analytischer Fähigkeiten wie im obigen Beispiel. Allein das Hinhören auf die sprachliche Beschreibung einer Krankheit vermag schon sehr viel Einsicht zu vermitteln. So macht es einen Unterschied, ob jemand mit einer Erkältung sagt: »Ich habe die Nase voll«, und damit darauf hindeutet, daß er überfordert und nichts mehr aufzunehmen bereit ist, oder ob er sagt: »Ich bin verschnupft«, und damit einen Hinweis auf eine Kränkung gibt, auf die er »allergisch« reagiert. Sagt dagegen jemand, daß er *sich* angesteckt hat, macht er darauf aufmerksam, daß ihm jemand zu nahe gekommen ist bzw. daß ihm niemand zu nahe kommen soll. Wieder anders kann der Zusammenhang sein, wenn jemand sagt: »Ich habe mich erkältet.« Er kann damit gleichzeitig das Gefühl bezeichnen, daß ihm Kälte von jemandem entgegengeschlagen ist bzw. er selbst zu einer Abkühlung in einer Beziehung beigetragen hat. Sich unterkühlt fühlen oder trotz normaler Temperaturen gar frieren, kann die gleiche subjektive Reaktion auf eine Stimmung sein, wie sie sonst auf objektive Kälte oder Nässe erfolgt. Und noch einmal Groddeck (1926) in seiner unnachahmlichen Art der Anschaulichkeit: »Das Unbewußte antwortet mit einer erstaunlichen Präzision, etwa daß die Heiserkeit da sei, um zur flüsternden Mitteilung eines Geheimnisses zu zwingen, ...der Geruch aus dem Munde, um Bewerber fernzuhalten, die Kälte der Hände, um die heiße Empfindung zu verbergen...«

Vielfältige »Hinweise« gibt es auch bei anderen Erkrankungen. Magenpatienten können von sich sagen, daß ihnen etwas auf den Magen geschlagen ist, daß sie viel haben runterschlucken müssen, daß sie Ärger in sich hineinfressen, daß ihnen etwas schwer im Magen liegt, daß sie noch etwas verdauen müssen oder daß ihnen jemand etwas weggeschnappt hat, sie leer ausgegangen sind usw. Herzpatienten können ihre Beschwerden so beschreiben, als ob ihnen ihr Herz aus dem Leibe gerissen würde, es aus der Reihe tanzt, bis zum Halse schlägt oder stehenzubleiben droht und damit andeuten, daß es um Gefühle des Trennungsschmerzes, der Liebe, der Aufregung, des Verlassenwerdens geht. Letztere Beispiele sollen deutlich machen, daß es bei der Organsprache nicht nur um die Entschlüsselung des Sinns geht, sondern auch um das Wahrnehmen von Gefühlen, die bisher dem Patienten fremd und unzugänglich waren. Für die Erfahrung, die durch die Krankheit gemacht wird, sind die neuen körpernahen, sehr intensiven Erlebnisweisen vielleicht noch wichtiger. Da abgespaltene emotionale Persönlichkeitsanteile oft erst über die Körperkrankheit bewußt werden, sieht Beck (1981) in der gefühlsmäßigen Ich-Erweiterung einen der Hauptgründe dafür, daß Krankheit zu einem Schritt nach vorne führen kann.

Schließlich dient die Organsprache nicht nur der Selbsterfahrung des Patienten, sondern auch der indirekten Kommunikation mit anderen Menschen. Die Fülle der sprachlichen Redewendungen, die es praktisch zu allen Krankheiten gibt, zeigt, daß zumindest im Volksmund ein Wissen darüber vorhanden ist, daß bestimmte Organe mit bestimmten Inhalten in enger Beziehung stehen. Dadurch ergibt sich für den Kranken die Möglichkeit, über die Krankheit anderen seine Schwierigkeiten verschlüsselt mitzuteilen. Andere erkennen sogar häufig die Bedeutung einer Krankheit sehr viel schneller als der Betroffene selbst, weil er sich aus verschiedenen Gründen noch gegen das wehrt, was ihm seine Krankheit mitteilen möchte. Natürlich sind der Kommunikationsfunktion der Krankheit nach außen bestimmte Grenzen gesetzt. Erstens sind die Krankheiten, wenn sie auch Fingerzeige zu geben vermögen, nicht so spezifisch, daß sie stets die gleichen Inhalte betreffen. Immer gibt es Beziehungen zu mehreren möglichen Konflikten, Persönlichkeiten, auslösenden Situationen usw., wie genauere Untersuchungen beim Magengeschwür (Overbeck 1975) und Herzinfarkt

(Moersch et al. 1980) ergeben haben. Letztlich gibt es eine Spezifität ohnehin nur im Hinblick auf den einzelnen Patienten und nicht für eine Krankheit (Thomae 1980), und so soll das hier auch im Grundsätzlichen verstanden werden. Zweitens hängt, was kommuniziert werden kann, entscheidend vom unterschiedlichen Verständnis, der Wahrnehmungsbereitschaft und Wahrnehmungsfähigkeit der anderen ab. »So wie der Durchfall eines Examenskandidaten für die meisten Menschen als Ausdruck der Angst schon verständlich ist, kann für eine psychosomatische Arbeitsgruppe der Asthmaanfall eines jungen Mannes, der im Krankenhaus Besuch von seiner Mutter bekommt, als Abwehrreaktion verständlich sein.« (Bräutigam 1973).

4. Kreativität in der Krankheit

Mit letzterem wurde bereits angedeutet, daß der Mensch von seinen Organen einen Gebrauch machen kann, der über die Darstellung allgemeinverständlicher Zusammenhänge hinausgeht. Damit soll gesagt werden, daß der Mensch seine Organe für Kommunikations- und andere Zwecke in weit größerem Umfang einsetzen kann, als dies durch die biologische Funktion dieser Organe, ihre Entwicklungsgeschichte und ihre sozialen Verknüpfungen (s. Kap. IV, 2) vorgegeben ist. Das Asthma bronchiale mag hier als Beispiel dienen. Bereits der Asthmaanfall selbst ist mehr als nur ein graduell gesteigerter Ausdruck von Emotionen, er stellt eine neue Gesamtleistung dar, in der die verschiedensten Funktionen des Körpers zusammengefaßt sind. Er kann sowohl äußeren Umwelteinflüssen, wie physikalischen und chemischen Noxen, als auch inneren seelischen Einflüssen gegenüber eingesetzt werden, wenn es darum geht, sich bestimmten Gefühlen und Vorstellungen zu verschließen. Er kann unterdrückter Hilfe- oder Wutschrei (Overbeck 1978), Bruchstück eines Weinens oder die Imitation der keuchenden Coitusatmung sein (de Boor 1965). Diese Leistungseinheit ist eben nicht fixiert und nur durch bestimmte, identische Faktoren auszulösen, sondern stellt als Antwort eines Subjekts, die aus der vorhergehenden Situation nicht einfach kausal ableitbar und voraussagbar ist, eine kreative Gesamtleistung aus dem Reservoir der möglichen Reaktionen (Bräutigam 1954) dar. Die differenzierte psychosomatische Symptombildung unterscheidet sich gerade dadurch von entwicklungsgeschichtlich bedingten Organreaktionen, daß sie eine komplizierte Mehrleistung im Gebrauch körperlicher Funktionen darstellt. Der Mensch ist in erstaunlich hohem Maße in der Lage, seine Organe und Funktionen nach ganz persönlichen Motiven einzusetzen. Diese liegen allerdings nicht so leicht auf der Hand. Der Sinn wird oft erst aus psychotherapeutischen Behandlungen, Träumen, Fehlleistungen u. a. erschließbar, gerade weil es nicht um die allgemeine Verwendung eines Organs, sondern um die individuelle Variante geht. Dazu einige Beispiele: Eine Patientin hatte die Nacht über trotz normaler Zimmertemperatur so geschwitzt, daß sie zweimal das Nachthemd wechseln mußte und morgens froh war, daß sie schließlich aufstehen konnte. Vermutungen in Richtung auf eine »fliegende« Hitze und Fragen nach Angstträumen erwiesen sich als unfruchtbar. Beiläufig erwähnte sie, daß sie oft Termine zu vergessen pflege. Dabei fiel ihr plötzlich ein, daß sie am Vormittag einen wichtigen Termin gehabt habe, und daß sie am Vortage zu ihrer Freundin gesagt hatte, den dürfe sie auf keinen Fall »verschwitzen«, sonst sei sie »out«. Über diese pfiffige Art ihres Körpers, sie wach zu halten bzw. ein Verschlafen des Termins zu verhindern, mußte sie herzlich lachen. – Im vorigen Abschnitt waren einige naheliegende und häufige Zusammenhänge bei plötzlichen Erkältungen erwähnt worden. Diese vermochten einem Patienten jedoch nicht zu erklären, daß er von einer auf die andere Behandlungsstunde mit Halsschmerzen, Fieber und Schnupfen erkrankt war. Allerdings habe er sich nach der letzten Stunde eiskalt gefühlt, als ob er »dreimal« unter einer kalten Dusche gestanden habe. Nach einiger Zeit konnte er sich erinnern, daß drei Bemerkungen des Therapeuten wie ein »kalte Dusche« auf ihn gewirkt hätten. – Eine andere Patientin war wegen eines ungeklärten Gesichtsfeldausfalls überwiesen worden. Sie klagte darüber, daß ihr blinder Fleck ständig größer werde. Aus der Schilderung ihrer beruflichen Situation war zu entnehmen, daß sie sich schon länger überfordert fühlte, vor allem mit neuen Verfahrensweisen an ihrem Arbeitsplatz überhaupt nicht mehr zurechtkam und sich auch heftig gegen alles Neumodische wehrte. Dazu fiel ihr plötzlich ein, daß ein jüngerer Kollege vor einiger Zeit zu ihr gesagt hatte, sie sei ja »auf einem Auge blind«. – Eine einseitige Wangenröte ließ sich nach längerer Behandlungszeit aus folgendem Zusammenhang heraus erklären: Eine Patientin hatte in geselliger Runde, in der über Handarbeiten gesprochen wurde, erklärt, sie häkele am liebsten, ja es sei schon zwanghaft. Was sie besonders fasziniere, sei, daß man um ein Loch herum anfange, je weiter und größer das Deckchen werde, desto weniger interessiere es sie. Das schallende Gelächter, das dann wegen der Zweideutigkeit dieser Bemerkung ausgebrochen sei, habe sie tief beschämt, sie habe das Gefühl gehabt, sie habe einen Schlag ins Gesicht bekommen. So sind viele psychosomatische Symptombildungen einmalig, historisch einzigartig, vom Patienten für eine bestimmte Lebenssituation erfunden (Alexander 1951).

Während es sich bei den letzten Beispielen um originelle Verwendungen einer Organ*sprache* handelt, kann die Neuartigkeit der Organbenutzung in anderen Beispielen mehr in einer *bildhaften* Darstellung bestimmter Inhalte liegen. Am bekanntesten ist vielleicht die Scheinschwangerschaft, bei der durch Vorwölbung des Bauches, Fettansatz und Meteorismus bis hin zur Brustdrüsensekretion, morgendlichem Erbrechen, Gang und Haltung einer Schwangeren eine Schwangerschaft so imitiert wird, daß dieser Täuschung selbst erfahrene Gynäkologen erlegen sind. Erfindungsreichtum und Darstellungskünste der Patienten sind natürlich sehr unterschiedlich, hängen von der Persönlichkeit, ihrer Phantasie, ihrer Konfliktverarbeitung und der Symptomart (vgl. Kap. IV und V) ab. Im Grunde steht allen Menschen der Körper als trickreicher Partner zur Verfügung, einige bringen es jedoch zu einer besonderen Kunstfertigkeit, ihre Probleme auf die Bühne des Körpers zu jonglieren. Sie sind geradezu ein »psychosomatisches Faktotum«, dem es in jeder krisenhaften Situation gelingt, eine körperliche Krankheit mit entsprechendem Sinngehalt zu produzieren. Eine derart begabte Patientin erkrankte eines Tages an einem »Hexenschuß«. Die Erklärung ihrer gegenwärtigen beruflichen Überlastung – ein sonst wichtiger Zusammenhang – konnte wenig befriedigen. Es fiel auf, daß sie sehr unvorteilhaft angezogen war, so daß sie dies zusammen mit ihrem steifen Rücken und dem schlurfenden Gang wie eine alte Frau aussehen ließ. Erst die Erinnerung an einen Traum in der Nacht vor dem Hexenschuß brachte weiter. Sie hatte geträumt, sie sei eine Greisin, der kleine Buben »Hexe« nachschrien. Sie verstand allmählich, daß sie sich alt machen und bestrafen mußte, um die sie beschämenden sexuellen Gefühle, die sie dem wesentlich jüngeren Therapeuten gegenüber hatte, abzuwehren. Die gezielte Verwendung bestimmter Organe zu dem Zweck, individuelle Anfälligkeiten und Konfliktinhalte zum Ausdruck zu bringen, wird oft erst aus Träumen, die dem Krankheitsgeschehen vorausgehen oder parallel laufen, deutlich. In einem anderen Fall wurde während eines rezidivierenden Panaritiums (Nagelbettentzündung: »böser« Finger) durch Träume von männlichen Gliedern mit Fingernägeln die Infektionsanfälligkeit als besondere »Anfälligkeit« in einer konflikthaften sexuellen Verführungssituation verstehbar. Die gleiche Patientin hatte auch, wie sich aus bestimmten Einfällen ergab, mit ihrer Appendicitis »den Wurm, der in ihr steckte«, eliminiert und später eine hämorrhagische Cystitis (blutige Blasenentzündung) zur Darstellung eines Aborts (Schwangerschaftsabbruchs) verwendet. Solche Beispiele ließen sich endlos fortsetzen. Wenn man den panpsychistischen Gedankengängen Groddecks folgt, sind dabei keine Grenzen gesetzt. Er schreibt: »Das Es holt sich, was es braucht, Kälte, Streptokokken, Apfelsinenschalen…« (Groddeck 1923). Obgleich man diese enthusiastische Ansicht nicht vorbehaltlos teilen kann, bleibt doch festzuhalten, daß die psychosomatischen Störungen originelle individuelle Neuschöpfungen sein können, ja in gewisser Hinsicht wie Kunstwerke bewundert werden können.

Trotzdem sind diese Kreationen nicht Selbstzweck, nicht l'art pour l'art, sondern stellen in ihrem Ansatz Versuche dar, dem Patienten zu einer erweiterten Selbsterfahrung zu verhelfen. Im Sinne von Probehandlungen, wie beim Denken und Träumen, wird auf der körperlichen Ebene durchgespielt, was vielleicht später im sozialen Raum vollzogen werden soll. Das, was neu hervorgebracht wird, ist – im gelungenen Fall – nicht nur ein körperliches Symptom, sondern ein anderer Mensch, der sich nach der Krankheit als echter und wahrer erlebt, der durch eine Neuerfahrung mehr zu sich selbst gefunden hat (Beck 1981). Biographien berühmter Persönlichkeiten geben Einblick, wie oft eine Verschiebung der Kreativität von der körperlichen zur gestalterischen Ebene stattgefunden hat, so daß im günstigsten Fall echte Kunstwerke entstanden. Es gibt viele Zeugnisse dafür, daß Krankheit die Menschen verändert hat oder zur Quelle schöpferischen Gestaltens wurde (vgl. dazu Lange-Eichbaum 1967; Muschg 1976; Speck 1982).

5. Die Konfliktbewältigung

>»Das Krankheitssymptom ist verkappte Liebesbetätigung und alle Krankheit verwandelte Liebe.«
Dr. Krokowski in Thomas Mann,
»Der Zauberberg«[2]

Warum werden diese bewundernswerten Leistungen erbracht?
Diese Frage geht über das rein Deskriptive hinaus, sie zielt auf das
Verständnis der inneren Psychodynamik eines Menschen, der zu
einem bestimmten Zeitpunkt erkrankt. Es geht also von den
Krankheitsbildern, die eine bestimmte Art des Krankseins beschreiben, zu den Krankengeschichten, die das Krankwerden darstellen (Vogel 1956). Daß Krankheit in einem Zustand der Überforderung entsteht und zur Entlastung einer übermäßigen Spannung führt, wurde bereits angesprochen. Dabei handelt es sich in
vielen Fällen aber nicht um eine einfache Summierung von Belastungen, sondern bei genauerem Hinsehen sehr häufig um konflikthafte Zusammenhänge, die zu einer unerträglichen Spannung
führen. Diese Konflikte sind sehr vielfältig, sie können bewußt sein
und mit der äußeren Realität zusammenhängen, sie können aber
auch unbewußt sein und sich vorwiegend intrapsychisch abspielen
(z.B. zwischen Triebimpulsen, Über-Ich-Geboten und Ich-Kontrolle). Gerade die unbewußten intrapsychischen Konflikte muß
man wohl als die häufigste Ursache neurotischer und psychosomatischer Symptome ansehen. Die entgegengesetzten Impulse, die
sich widersprechenden Tendenzen des Konflikts führen zu einem
Anwachsen von Angst, Unlust, Schmerz, Scham- und Schuldgefühlen, so daß auf eine »Lösung« gedrängt wird. Die gefundene
Lösung läßt sich mehr oder weniger leicht in der Art des Symptoms
wiedererkennen.

Zum Beispiel können sexuelle Wünsche, die nicht in Einklang mit
den inneren moralischen Vorstellungen einer Person zu bringen
sind oder die für sie schwere Nachteile in der äußeren Realität
nach sich ziehen würden, verdrängt werden und in einem großen
hysterischen Anfall mit »arc de cercle« ihren Ausdruck finden. Sie
können auch in mehr oder weniger verhüllter Form in Blasenstörungen, Unterleibsbeschwerden, Hitzegefühl, Juckreiz usw. wirksam werden. Das heißt, daß Triebimpulse über unbewußte Phan-

tasien doch ausgelebt werden können, indem sie sich des Körpers bedienen und auf diesem Weg auch eine partielle Abfuhr erreichen. Im psychosomatischen Symptom wird aber nicht nur ein Triebbedürfnis indirekt befriedigt, meist kommt darin gleichzeitig auch eine Gewissensfrage oder ein inneres Strafbedürfnis zur Geltung. Dazu ein Beispiel: Eine Patientin mit einem ungeklärten linksseitigen zentralen Gesichtsfeldausfall klagte darüber, daß sie besonders häufig von Exhibitionisten belästigt werde. Ein Traum, in dem sich ihr eine dicke widerliche Schlange nähert und sie mit einem(!) Auge unverschämt anblickt, gab Anlaß, die Patientin auf ihre eigenen voyeuristischen Wünsche anzusprechen. Sie gestand, daß sie schon lange unter dem Zwang leide, Männern auf den Hosenlatz schauen zu müssen, und plötzlich fiel ihr ein, daß ihre Sehstörung nach einer kleinen ambulanten chirurgischen Operation das erste Mal aufgetreten war. Ein Assistent habe mit vorgewölbter Hose links ganz dicht neben ihrem Kopf gestanden. Sie habe ein Gefühl wie von einem Blitzschlag gehabt, das später aber auf die eintretende Kurznarkose zurückgeführt. Die Patientin verstand es nun so, daß sie ja dann »zur Strafe erblindet sei«[3].

Bei einigen Symptomen mischen sich Realitätseinsicht und Strafaspekt. So kann in einem Armschmerz zwar noch der Impuls zum Schlagen oder Stehlen u. a. zu entschlüsseln sein, durch den Schmerz wird jedoch die Ausführung der Gewalttat verhindert und der »Täter« gleichzeitig bestraft. Bei Migräneanfällen ist bekannt, daß diese oft einsetzen, wenn der Betroffene von heftigsten aggressiven Vorstellungen und Gefühlen einer nahen Bezugsperson gegenüber ergriffen ist. Beide Beispiele sollen zeigen, daß mit den Schmerzsymptomen komplizierte Konfliktlösungen gefunden werden können. Einerseits werden durch sie schädliche Folgen in der äußeren Realität verhindert, bzw. es wird vermieden, die Beziehung zu einer wichtigen Person aufs Spiel zu setzen, andererseits werden in ihnen aber doch bestimmte Vorstellungen und Gefühle ausgelebt. Wenn diese gleichzeitig im Gegensatz zu inneren moralischen Werten stehen, kann dem Strafbedürfnis noch zusätzlich durch die Schmerzhaftigkeit eines Symptoms stattgegeben werden. Für die vielen Patienten mit unerklärlichen und therapieresistenten Schmerzen scheint Krankheit als Strafe ein wesentlicher psychodynamischer Vorgang zu sein, der zu einem seelischen Gleichgewicht (zwischen Es und Über-Ich) führt. Man könnte sagen, es geht ihnen nur gut, wenn ihnen etwas weh tut, wobei bevorzugt die Organe betroffen sind, die tatsächlich oder nur in der Phantasie »gesündigt« haben (Kemper 1954). Am häufigsten sind es verständlicherweise die Extremitäten und die Genitalorgane. Das Paradebeispiel liefern die Unterleibsschmerzen der Frau, die auch nach der Entfernung von Gebärmutter und Eierstöcken bestehen bleiben, weil sie als Sühneleistung (Beck 1981) für das seelische Wohlbefinden unentbehrlich sind.

Sexuelle und aggressive Inhalte finden zwar sehr häufig in psychosomatischen Symptomen ihre Bearbeitung, prinzipiell ist die Vielfalt der Inhalte aber nicht beschränkt. Sie beziehen sich auf alle lebensimmanenten Konflikte und alle Entwicklungsphasen des Menschen. Trennungskonflikte zwischen Autonomiewünschen, Trennungsangst und Schuldgefühlen können z. B. durch eine Beinlähmung, die das Weglaufen verunmöglicht, oder durch eine plötzliche Herzsymptomatik, die weiter an eine beschützende Person bindet, gelöst werden. Besitzkonflikte um Nehmen und Geben werden besonders über Magen-Darmsymptome bearbeitet. Verlustängste können über eine hartnäckige Obstipation kompensiert werden, Schuldgefühle wegen parasitären Verhaltens umgekehrt durch eine Diarrhoe, nach dem Motto: »Ich nutze Euch zwar aus, aber ich gebe auch viel.« Schließlich geht es auch um Konflikte zwischen Triebbedürfnissen und Selbstvorstellungen. Das heißt, die Triebbedürfnisse kollidieren nicht so sehr mit der Realität oder dem Gewissen (internalisierten Tabus bzw. Moralvorstellungen), sondern mit dem Ich-Ideal und dem Selbstwertgefühl eines Menschen. Viele Magengeschwürpatienten erfüllen sich z. B. aus solchen inneren Gründen trotz der Magenbeschwerden nicht ihre starken Wünsche nach Passivität und Umsorgtwerden, weil es sich nicht mit ihrer Idealvorstellung vom Erwachsenen verträgt. Erst wenn sie infolge dieser inneren Versagung an einem Magengeschwür erkrankt sind, also Patienten sind, können sie diese Wünsche ohne eine Herabsetzung ihres Selbstwertgefühls intensiv ausleben (Cremerius 1971). Magersüchtige Patienten erleben es ihrerseits als schwere narzißtische Kränkung, wenn ihnen wieder einmal ein Freßdurchbruch passiert ist. Sie beziehen ihr Selbstwertgefühl mehr aus der gelungenen Triebunterdrückung, einem Gefühl der Unabhängigkeit, als aus der Befriedigung oraler Bedürfnisse. Auch in diesen beiden Beispielen ist zu sehen, daß über die psychosomatische Krankheit Ansätze zu einer Konfliktbewältigung gesucht werden. Viele psychosomatische Symptome sind daher mehr als eine Atempause, eine medizinkonforme Ausdrucksform, eine verschlüsselte Mitteilung, sie stellen – wenigstens vorübergehend – die Lösung eines Konflikts dar.

6. Krankheit als Selbstschutz

Heute gewinnen psychosomatische Krankheiten noch eine andere Bedeutung, nämlich die eines Schutzes vor Selbstentfremdung. Am Beispiel der jährlich genommenen Grippe wurde schon angesprochen, daß es hierbei auch um das »Recht auf Krankheit« (Musaph 1978) geht, um das Recht, auch einmal krank, überfordert, schwach sein zu dürfen. In diesem Zusammenhang ist zu verstehen – und auch, wenn nicht andere ernsthafte medizinische Gründe vorliegen, zu unterstützen! –, daß sich viele Arbeitnehmer gegen die jährliche Grippeschutzimpfung auflehnen, wenn sie sich dabei gegen die Forderung zur Wehr setzen, noch perfekter zu funktionieren. Wird die gesellschaftliche Forderung nach einem störungsfreien automatenhaften Funktionieren (s. Kap. v, 6) akzeptiert, entwickelt sich schnell daraus eine Fehlhaltung, nämlich die »Krankheit, nicht krank sein zu können« (Müller-Eckhard 1955). Die Folgen sind dann oft der plötzliche schwere Zusammenbruch, der Tod am Herzinfarkt im mittleren Lebensalter nach jahrelanger scheinbarer Gesundheit (s. Kap. iii, 3). Diesem Ereignis geht allerdings ein extremes Verleugnen von Erschöpfung, jahrelanges Unterdrücken von körperlichen Empfindungen und Übersehen von ersten Krankheitszeichen voraus. Der Körper wird rücksichtslos ausgebeutet, es kommt zu einer Körperentfremdung, zum Nichtmehr-verstehen von Signalen. Die Fähigkeit, krank sein zu können, kann daher einen Schutz vor physischer Selbstzerstörung bieten, ein lebensrettendes Regulativ sein.

Zur Beziehung zwischen psychosomatischer Krankheit und seelischem Selbstschutz seien hier zwei Beispiele angeführt. So bietet die Pubertätsakne manchmal eine hervorragende Entwicklungshilfe, wenn die Introversion, der notwendige Rückzug von der Umwelt zur Selbstfindung auf der Verhaltensebene nicht gelingt. Man sieht die schwere Akne besonders oft bei Jugendlichen, die glauben, alles mitmachen zu müssen und sich nicht entziehen zu dürfen. Aus Anpassungsgründen überfordern sie sich seelisch und körperlich, zeigen pseudosexuelles Verhalten und frühreifes Erwachsenengebaren. Es ist letztlich die Hautkrankheit, die sie davor schützen kann, Beziehungen einzugehen, mit denen sie sich völlig übernehmen würden. Sie »schreckt ab« und soll auch eine Weile abschrecken, nämlich während der Reifezeit. Die Bedeutung der Haut als Schutz für das Heranwachsen der Persönlichkeit ist schon in alten Volksmärchen und Mythen immer wieder thematisiert. Besonders in einigen Entwicklungsmärchen (Rosenkötter 1980) wird dieser Zusammenhang zum Ausdruck gebracht. In »Hans mein Igel« ist es die Stachelhaut, in »Allerleirauh« Pelz und verrußte Haut, im »Froschkönig« die kalte, glitschige Haut oder im »Dornröschen« die Dornenhecke, die eine Zeitlang abstößt oder abschreckt. Die Akne kann daher Jugendlichen eine zusätzliche Hilfe sein in einer Zeit, in der es um die Entwicklung innerer Werte und Selbstvorstellungen geht. Erwachsene lernen manchmal – allerdings meist erst in psychotherapeutischen Behandlungen –, die Akne als ein Signal für eine zu große augenblickliche Durchlässigkeit zu verstehen, bzw. dafür, daß sie gerade wieder einmal in einer Beziehung Gefahr laufen, ihr Selbst aufzugeben und sich auf diese Weise abgrenzen zu müssen.

Während die Akne mehr ein Beispiel dafür ist, wie ein Schutzzaun um das Selbst gezogen wird, vermittelt die nervöse Magersucht etwas von dem aktiven Kampf, der manchmal vonnöten ist, wenn es darum geht, eine Identität zu finden. Zunächst überangepaßt als besonders liebe Kinder, mit guten Schulleistungen und der unreflektierten Übernahme aller elterlichen Erwartungen hinsichtlich des eigenen Verhaltens, der Berufswahl usw., setzt irgendwann bei diesen »guten« Kindern eine Verweigerung ein. Die Patienten spüren, daß sie bisher nicht gelebt haben, sondern gelebt wurden, daß sie sich in einem entsetzlichen Loch der Orientierungslosigkeit, der Gefühlsunsicherheit, des Unwissens über sich selber befinden. In einem Kraftakt ohnegleichen lernen sie dann, sich selbst an einem Punkt zu erleben, nämlich an dem der Essensverweigerung. Sie widerstehen allen Verführungskünsten, Bitten und Drohungen, lassen sich durch keine Manipulationen einfangen und überwinden sogar ihren eigenen vitalen Hunger. Auf dem zentralen familiären bzw. mütterlichen Gebiet des gemeinsamen Essens entziehen sie sich, in einer Gesellschaft, in der alle Abspeckungssorgen haben, ragen sie heraus: Sie hungern zwischen vollen Schüsseln. Hungerkünstler zu sein ist die erste eigene Leistung, der erste selbstgewählte Beruf. Daraus gewinnen sie das erste Mal das Gefühl, daß sie sie selbst sind, anders als andere, etwas Besonderes (Overbeck 1984).

Schließlich soll noch auf eine weitere Beziehung zwischen Krankheit und Selbst aufmerksam gemacht werden. Wie der Volksmund weiß, hat Krankheit etwas mit Kränkung zu tun, d.h. mit einer seelischen Verletzung, einem Zusammenbruch von Idealen, dem Aufgebenmüssen bestimmter Ziele, dem Abschiednehmen von bestimmten Selbstvorstellungen hinsichtlich Leistungsfähigkeit, Begabung, Sexualität u.a.

Krankwerden in solchen Situationen ist Rückzug auf die gesicherte Bastion des Körpers und vorübergehende Wiederbelebung des frühen grandiosen Selbst. Beim »Wundenlecken« findet über die intensive und teils lustvolle Beschäftigung mit dem Körper eine allmähliche Wiederaufrichtung des erwachsenen Selbst statt. Beck (1980) hat bei Migränepatienten die Beobachtung gemacht, daß auch der Schmerz einen narzißtischen Reparationsversuch nach einer Kränkung (einer Verletzung des Selbst) darstellen kann. Die schmerzbedingte Überbesetzung des Körpers kann dazu dienen, die Kohärenz des Selbst zu wahren, indem die Selbstgrenzen physisch erfahren werden, ähnlich dem Kopf-an-die-Wand-schlagen bei Geisteskranken und verhaltensgestörten Kindern. Die körperliche Krankheit vermag daher in vielen Fällen nicht nur Schutz vor seelischer Desintegration, vor Selbstzerfall bieten, sie ist auch gleichzeitig schon ein Versuch zur Heilung des Selbst.

7. Der Krankheitsgewinn

In den vorhergehenden Abschnitten sollte deutlich gemacht werden, daß die psychosomatische Symptombildung viele Aspekte einer Anpassungsleistung enthält, die zum Schutz des Individuums erbracht wird und für den Kranken mit einer Reihe von Vorteilen einhergeht. Diese Vorteile lagen in der energiesparenden Arbeitsweise, der im Krankheitsrückzug liegenden Möglichkeiten des Aufschubs und der Neuorientierung sowie der Verhinderung eines akuten psychischen Zusammenbruchs. Seelische Bedürfnisse und Spannungen werden dabei langsamer, über den Körper wahrgenommen, im Sinne einer Organsprache ausgedrückt und in mehr oder weniger individuell verschlüsselter Form auch der Umgebung mitgeteilt. Durch die Wahl des Körpers als Symptomstätte wird – im Unterschied zu psychoneurotischen Symptomen – die Krankheit nicht weiter hinterfragt, sondern als Krankheit akzeptiert. Neben Entlastung, Kommunikation und Respektierung durch andere Menschen ermöglicht die psychosomatische Krankheit kathartische Affektabfuhr, individuelle und soziale Konfliktfreiheit sowie Schutz vor Selbstentfremdung. Damit sind die wesentlichen Elemente des *primären* Krankheitsgewinns genannt.

Wenn der psychosomatisch Kranke als Kranker voll akzeptiert wird, stellen sich für ihn darüber hinaus auch alle mit der Krankenrolle in unserer Gesellschaft verbundenen Vorteile ein. Das heißt, wenn die Krankheit erst einmal eingetreten ist, darf der Patient die sich aus dem Krankheitszustand ergebenden Möglichkeiten, den sogenannten *sekundären* Krankheitsgewinn, auch voll genießen. Dazu gehört wohl als wichtigste die vorübergehende Befreiung von Verantwortung und allen beruflichen Verpflichtungen. Hinzu kommt die Rücksichtnahme durch die Umgebung, Schonung und Pflege im familiären Bereich. Die Medizin hält u. a. auch wohltuende Behandlungsmaßnahmen (Bestrahlungen, Massagen, Bäder etc.) bereit, die Krankenversicherung wartet mit einem Genesungsurlaub, einer Kur auf. Oft sind es aber nicht so sehr die augenfälligen Vorteile als mehr kleinere Dinge des Alltags, die den eigentlichen Gewinn ausmachen. Für den Magenkranken werden nur noch bestimmte Speisen gekocht, die er mag; Kopfschmerzen erlauben es, eine Einladung abzusagen oder sich einer unangenehmen Aufgabe zu entziehen und sie anderen zuzuschieben; das asthmakranke Kind lernt, daß es noch nicht zu Bett muß oder nicht alleine zu schlafen braucht, wenn sich möglicherweise ein Asthmaanfall abzeichnet. Dabei ist oft nicht genau zwischen primärem und sekundärem Krankheitsgewinn zu unterscheiden, weil sie häufig fließend ineinander übergehen. Wenn zum Beispiel ein Ulcuskranker durch die Krankheit eine Sonderrolle erreicht, daran festhält und sich darin verwöhnen läßt, entspricht das ja auch seinem primär angestrebten Krankheitsgewinn, nämlich der schuldfreien Erfüllung der konflikthaften oralen Bedürfnisse, die

53

ursprünglich zur Krankheit führten. Wenn die Ehefrau eines Patienten, der einige Zeit nach der Operation wieder Beschwerden bekommt, von ihrem Mann ärgerlich sagte, daß er scheinbar »seine Krankheit brauche«, so machte sie gerade darauf aufmerksam, daß sich ihr Mann offensichtlich mit seiner Krankheit – und auch nur über diese – bestimmte Wünsche nach liebevoller Zuwendung, Rücksichtnahme und Schonung über Pflege und besondere Diätzubereitungen erfüllen konnte. In diesem Beispiel sind primärer Krankheitsgewinn (unbewußte Konfliktlösung für nicht akzeptable »orale« Passivitäts- und Abhängigkeitswünsche in der Krankheit) und sekundärer Krankheitsgewinn (Erfüllung derselben Wünsche als Folge der Krankheit durch die »orale« Gratifikation, die die Krankenrolle als solche – auch bei anderen Krankheiten – bereithält) praktisch identisch. Ähnlich liegt es auch bei der Herzneurose, wo primär ein Konflikt zwischen Autonomie- und Anklammerungswünschen zunächst zu einer vorübergehenden Lösung in der Herzsymptomatik führt. Die durch den Krankenzustand eingetretene Schonung wird dann sekundär dazu genutzt, sich dauerhaft ein familiäres Schonklima im Sinne eines Sanatoriums (Richter 1970) herzustellen bzw. die Anklammerung an eine bestimmte Person – als durch die Krankheit notwendig – noch zu verstärken. Auch im beruflichen Bereich neigen Herzneurotiker dann dazu, sich Aufgaben, die Anforderungen an Selbständigkeit und Verantwortung stellen, zu entziehen und sich in abhängiger Position einzurichten. Auf diese Weise kann es Patienten gelingen, einerseits Nutzen aus einer einmal eingetretenen Krankheit zu ziehen, andererseits sich durch dieses kompensatorische soziale Arrangement (Dührssen 1972) häufig jahrelang vor schwereren Neuerkrankungen, neuen Magengeschwüren, erneuten Herzanfällen etc. zu schützen. Daß z. B. Herzneurotiker viel älter werden als der Durchschnitt der Bevölkerung (Richter und Beckmann 1969), ist in diesem Zusammenhang sicher kein zufälliger Befund, sondern auf ihre Schonhaltung zurückzuführen.[4] Überhaupt ist ja unter Ärzten gut bekannt, daß die Patienten, die am häufigsten krank sind, die Patienten, die immer etwas haben, gerade diejenigen sind, die das biblische Alter erreichen. Bei solchen Patienten hat sich oft die gesamte Lebensführung so um die Krankheit herum strukturiert, daß sie sie praktisch nicht mehr aufgeben können – und deswegen auch intensivste therapeutische Anstrengungen meistens fruchtlos bleiben. Bei erheblichem sekundärem

Krankheitsgewinn kann die Verbesserung der Symptomatik nicht mehr die Verschlechterung der Gesamtsituation, die sie zur Folge hätte, aufwiegen.

Wenn man, auf das erste Kapitel dieses Buches rückblickend, noch einmal alle Möglichkeiten und Perspektiven, die sich dem einzelnen Menschen in der Krankheit eröffnen, Revue passieren läßt, könnte man zu Recht fragen: »Erhält Krankheit gesund?« Jedenfalls kann man sich der Erkenntnis nicht verschließen, daß Krankheit in vielen Fällen eine beachtliche adaptative Schutzfunktion übernimmt. Je mehr man sich mit psychosomatischen Krankheiten beschäftigt und sieht, was darin alles geleistet wird, desto mehr lernt man sie bewundern. Keinesfalls sollte man – wie es heute leider in psychotherapeutischen Fachkreisen nur allzu oft geschieht – psychosomatische Krankheiten vorschnell in die Nähe schwerer psychischer Defekte und hilfloser Versagensmuster rücken, selbst wenn es diese auch gibt (vgl. Kap. III). Dabei würde man sehr leicht dem weitverbreiteten Vorurteil aufsitzen, daß das rein Seelische höher zu bewerten sei als die körperliche Reaktion und damit die originäre Gestaltungskraft des Körperlich-Emotionalen weit unterschätzen. In seinem »Buch vom Es« sagt Groddeck (1923): »Die Erkrankung ist aber auch das Symbol, eine Darstellung eines inneren Vorgangs, ein Theaterspiel des Es, mit dem es verkündet, was es mit der Zunge nicht auszusprechen vermag« (Brief 13) oder: »Denn das unbewußte Es, nicht der bewußte Verstand schafft die Krankheiten. Sie kommen nicht von außen als Feinde, sondern sind zweckmäßige Schöpfungen unseres Mikrokosmos, unseres Es…«

III. Krankheit und Selbstzerstörung

> »Mit der Somatisierung betritt der Tod die Szene, und
> es wird jenes prozeßhafte Organgeschehen in Gang
> gebracht, das alle Ärzte immer als das Dämonische
> und Unerbittliche in der Krankheit erlebt haben und
> das es ihnen so schwer macht, anzuerkennen, daß
> psychologische Ursachen dahinterstecken können.«
>
> A. Jores, 1970

1. Die Persönlichkeitseinschränkung

Nachdem bisher so ausgiebig das »hohe Lied« auf die Krankheit
»gesungen« worden ist, erscheint es auf den ersten Blick sicher ver-
wunderlich, daß die gleichen Krankheiten auch unter dem gegen-
teiligen Gesichtspunkt der Selbstschädigung betrachtet werden
sollen. Die in jedem Organismus schlummernde Möglichkeit der
Zerstörung des Lebens kann auch durch psychische Prozesse in
Gang gesetzt werden. Die Tatsache, daß die Organkrankheit sich
zur heilenden Krise wenden kann, steht hiermit nicht in Widerspruch. Wie sich zeigen wird, hat Krankheit eben auch ihren Preis
und weist eine Reihe von schwerwiegenden Nachteilen auf. Ein erster prinzipieller Nachteil ist der, daß Krankheit immer eine autoplastische Lösung darstellt. Das heißt, die Lösung wird an der eigenen Person versucht und nicht dadurch, daß die Schwierigkeiten in
der äußeren Realität beseitigt oder andere Personen zur Veränderung ihres Verhaltens gebracht werden. Die Veränderung der eigenen Person im Kranksein ist aber immer mit irgendeiner Form der
Selbstschädigung verbunden, ob sie nun körperlich oder seelisch,
geringfügig oder groß, kurzzeitig oder langanhaltend ist. Potentiell bestehen sehr viele Gefahrenquellen in jeder, auch der kleinsten Krankheit. Der zweite prinzipielle Nachteil ist darin zu sehen,
daß die Lösung in der Krankheit auch mit Hilfe unbewußter seelischer Prozesse (s. Kap. IV) vor sich geht, und damit die Gefahr besteht, daß die krankheitsauslösenden Konflikte für eine bewußte
Bearbeitung unerreichbar werden. Ganze Erlebnisbereiche werden abgespalten, jede kleinste Aktualisierung führt nur mehr zur
Verstärkung der Verdrängung und damit der Krankheit und nicht
mehr zum Versuch der realitätsgerechten Bearbeitung. Dies wird
besonders der Fall sein, wenn über die Krankheit eine unbewußte

Konfliktlösung gefunden wurde (Kap. II, 5). Weniger trifft dies zu, solange dem Patienten selbst die Krankheit als vorübergehender Rückzug durchschaubar bleibt (s. Kap. II, 1, 2, 3) und ihm seine persönliche Krise bewußtseinsnah ist. Sind dagegen die Konflikte subjektiv nicht mehr existent und werden im Symptom die widersprüchlichen Motive kompromißhaft befriedigt, hat sich Krankheit, möglicherweise unkorrigierbar, als *Schein*lösung etabliert.

Krankheit kann zwar eine Krise kurzfristig entschärfen, sie stellt langfristig aber immer eine unteroptimale Lösung für jeden Menschen dar, weil sie seine weiteren Entfaltungsmöglichkeiten einschränkt. Da die ursächlichen Konflikte nicht mehr wirklich angegangen werden, bleibt solchen Krankheiten auch ein Hauch des Unwahrhaftigen, ein Geruch der Unehrlichkeit (Siebeck 1949). Obwohl die Krankheitsprozesse weitgehend unbewußt ablaufen, schimmert doch manch Tendenziöses durch. Um eigene Zweifel und die anderer Personen abzuwehren, wird sich der Patient häufig gedrängt fühlen, sein körperliches Kranksein noch glaubhafter zu machen und seine Beschwerden übertrieben schildern (Aggravation). Vielleicht wird er auch gelegentlich dazu greifen, Symptome anzugeben, die er nicht wirklich hat (Simulation), um seine Krankheit medizinkonform (s. Kap. II, 1) abzurunden oder einen bestimmten Krankheitsgewinn anzustreben. Trotzdem darf man das nicht vorschnell als arglistige Täuschung aburteilen, sondern man muß die Notlage zu verstehen suchen, aus der heraus die ganze Krankheit entstand und die Patienten zu dieser Äußerungsform greifen läßt. Wie die Überlagerung von unbewußten, vorbewußten und bewußten Prozessen Menschen verstricken kann und sie zum Gefangenen ihrer Scheinlösung werden läßt, zeigt am besten die sogenannte Rentenneurose. Dort hat sich aus einer zunächst als einmalig gedachten Konfliktlösung bei der Gratwanderung durch die Krankheit ein Dauerzustand entwickelt. Es wird ein ständiger Kampf um die Glaubhaftigkeit der Beschwerden geführt. In endlosen querulatorischen Gerichtsprozessen mit Krankenkassen und Rentenversicherungsträgern wird das Rentenbegehren durchgefochten oder um jedes Prozent an Minderung der Erwerbsfähigkeit gefeilscht. Die Angst vor einem Neuanfang ist so unüberwindbar groß geworden, daß die Krankheit nicht mehr aufgegeben werden kann, weil sie alleine die irrationalen Versorgungsansprüche legitimiert. Die Patienten geraten unversehens in eine schäbige verlogene Existenz mit ständig schlechtem Gewissen und sozialer Ächtung. Wenn bestimmte Persönlichkeitsmerkmale beim Patienten vorliegen und sich noch sekundäre Krankheitsgewinne in größerem Ausmaß einstellen, ist oft die betrübliche Entwicklung zu einer Rentenneurose kaum aufzuhalten. Aus dem Moratorium, der Chance zur Neuorganisation, ist eine endgültige »Flucht in die Krankheit« geworden.

Neben dieser rentenneurotischen Persönlichkeitsentwicklung, die sich als Folge nach jeder Krankheit einstellen kann, gibt es auch spezifische krankheitsbezogene Einschränkungen. Für Magersüchtige z.B. wird die Krankheit zum bestimmenden Lebensinhalt, in den sie sich verrennen. Ihr Gesichtskreis wird immer mehr auf das Magersein und das Magerwerden durch Fasten, Diäten, Erbrechen, Abführmittel eingeengt. Alle übrigen Lebensinteressen erlahmen, Kontakte werden abgebrochen, die Patienten sind schließlich nur noch magersüchtig! Eine gravierende persönliche Einengung bringt z.B. auch die Herzneurose mit sich. Die Patienten beobachten ständig ihr Herz, verlassen oft nur noch in Begleitung das Haus, schonen sich in jeder Hinsicht, indem sie körperliche Anstrengung, Aufregung, Sexualität, Trinken, Rauchen u.a. vermeiden. Durch ihre Krankheit gelingt es ihnen zwar, Angst, Depression, Aggression unter Kontrolle zu halten, sie werden dadurch aber gleichzeitig bis in ihre Lebensgewohnheiten und ihre soziale Stellung starken Einschränkungen unterworfen. Gerade bei Herzneurotikern findet sich oft sogar ein freiwilliger sozialer Abstieg, sie lassen sich beruflich zurückstufen und richten sich lieber in einer untergeordneten abhängigen Position ein als wieder selbständige Verantwortung zu übernehmen. Diese Beispiele sind vielleicht besonders drastisch, sie zeigen aber auf, was im Prinzip bei allen anderen psychosomatischen Krankheiten auch möglich ist, nämlich daß Krankheit, wenn sie den Patienten auf Dauer festlegt, auf Kosten seiner persönlichen Entscheidungsfähigkeit und seiner Entfaltungsmöglichkeiten geht.

2. Die Chronifizierung

Oft helfen leider die behandelnden Ärzte aus verschiedenen Gründen indirekt dabei mit, den Patienten bei der Scheinlösung Krankheit zu unterstützen. Sie bemühen sich zu lange, bei unklaren Beschwerden doch die organische Ursache zu finden, überbewerten gelegentlich diskrete Anomalien ohne eigentlichen Krankheitswert und tragen so manchmal eher zur (iatrogenen) Fixierung der Patienten an eine Krankheit als zu einer Gesundung bei. Natürlich spielt auch die Wechselseitigkeit der Arzt-Patient-Beziehung eine erhebliche Rolle, denn auch ohne die »Hilfe« des Arztes kommt es leicht zur Chronifizierung, wenn die Krankheit vom Patienten unbewußt festgehalten wird. Das ist einmal der Fall, wenn sich die Krankheit als Konfliktlösung eignet (s. o.). Zweitens kann es sein, daß die Selbstheilung (vgl. Kap. II, 6) durch die Krankheit nur von begrenzter Wirkung ist und nach einiger Zeit wiederholt werden muß. Der wiederholte Gebrauch der Krankheit führt dann zu intervallartigen Beschwerden, wie bei der Migräne und vielen Schmerzzuständen, oder zu chronisch rezidivierenden Leiden, wie z. B. der Ulcuskrankheit und vielen funktionellen Störungen. Drittens kann eine Krankheit schnell chronisch werden, wenn mit ihr ein erheblicher Krankheitsgewinn (s. Kap. II, 7) verbunden ist, und schließlich kann, je nach individueller Disposition, frühkindlichen Fixierungen und später einsetzenden Lernprozessen (vgl. Kap. IV), die Krankheit leicht zu einem generalisierten Antwortmuster werden. Es »schlägt dann gleich alles auf den Magen, den Darm, die Galle, das Herz«, wie die Patienten sagen. Aus einer akuten psychosomatischen Reaktion – in deren zeitlicher Begrenzung ja gerade das Potential zur Selbstheilung liegt – wird unversehens eine chronische Krankheit, mit der der Patient ständig zu tun hat, und die er schließlich unspezifisch gegen jede Form einer Belastung einsetzt. Es sind aber nicht nur die »Vorteile«, die den Patienten in seiner Krankheit festhalten, oft kann er aus eigener Kraft gar keine andere Lösung finden. Das ist besonders dann der Fall, wenn es im Verlaufe einer Krankheit nicht zu einer psychischen Regeneration, sondern im Gegenteil zu einer zunehmenden Verschlechterung der psychischen Leistungsfähigkeit kommt. Wenn unbewußte unreife seelische Prozesse die Oberhand gewinnen, so daß der Patient nicht mehr Herr im eigenen Haus ist, ergeht es ihm schließlich wie Goethes Zauberlehrling: »Die Geister, die ich rief, die werd' ich nun nicht los.« Als ein Beispiel dafür sei die Magersucht angeführt. Was zunächst harmlos als Schlankheitsfimmel beginnen kann, aus modischen Gründen, aus Konkurrenz mit anderen usw., verselbständigt sich nach und nach zu einer exzeßhaften Steigerung der

Gewichtsabnahme, und zwar je mehr das Magersein zum Lebensinhalt wird. Aus der anfänglichen Selbstkontrolle wird ein die Patienten beherrschender Zwang. Je mehr die Patienten jedoch fasten, desto mehr steigert sich der Hunger und desto häufiger kommt es zu Freßdurchbrüchen mit wahllosem Verschlingen jedweder vorhandener Nahrung (z.T. in gefrorenem Zustand aus dem Kühlschrank, z.T. mit Verpackung). Da dies beschämend und mit Schuldgefühlen erlebt wird, werden die einverleibten Speisen willentlich wieder erbrochen, die Anstrengungen zu hungern verdoppelt und sportliche Aktivitäten bis zur Erschöpfung vermehrt. Die Patienten geraten dabei nicht nur in einen körperlichen, sondern auch in einen psychischen Extremzustand. Die ständigen Kontrollverluste führen immer mehr zu einem Gefühl der Ineffizienz (Bruch 1971), das schließlich nur noch durch primitive Verleugnung des eigenen Zustandes oder durch Rückgriff auf realitätsferne infantile Größenphantasien und wahnähnliche Vorstellungen ausgeglichen werden kann oder mit der Flucht in einen rauschartigen Zustand endet (Overbeck 1982). Die Patienten können sich dann ohne fremde Hilfe aus diesem Teufelskreis nicht mehr befreien.

Bei psychosomatischen Störungen ist mit der psychischen Chronifizierung unauflöslich die körperliche Chronifizierung verbunden, und damit werden auch die Gefahren körperlicher Schäden immer größer. Es geht um Folgen, die sich aus dem prinzipiellen Nachteil der autoplastischen Lösung ergeben, nämlich, daß in jeder psychosomatischen Krankheit ja immer irgendwelche körperliche Funktionen verändert bzw. »mißbraucht« werden. Dies gilt schon für die psychosomatischen Symptome (Konversionssymptome, s. Kap. IV, 1), denen zunächst keine organisch faßbaren Veränderungen zugrunde liegen, die also nur subjektiv wahrgenommen werden. So kann sich z.B. an einer Körperstelle zunächst nicht nachweisbaren Schmerzes, schließlich dort eine Veränderung einstellen, weil der Körper auf die phantasierte Schädigung dieser Stelle so reagiert, als ob dort wirklich eine Verletzung stattgefunden hätte. Als Komplikation des zunächst rein subjektiven psychosomatischen Schmerzsymptoms treten dann Rötung, Schwellung, Blutung etc., also wirkliche Hautveränderungen auf. In noch ausgeprägterem Maße trifft man schließlich auf körperliche Schädigungen bei einigen der sog. funktionellen Syndrome. Immer wiederkehrende funktionelle Störungen stellen eine chronische Irritation eines Organs dar und können schließlich auch zu morphologisch faßbaren Organläsionen führen. Am bekanntesten für einen solchen Zusammenhang ist der Bluthochdruck. Ständige Engstellung der Blutgefäße führt schließlich zu einem Elastizitätsverlust, Fett- und Kalkeinlagerungen in den Gefäßwänden, deren eigener Mangelversorgung und Degeneration sowie der der angrenzenden Organe. Auch das Magengeschwür kann häufig das Endergebnis jahrelanger funktioneller Magenbeschwerden darstellen. Hinzu kommt, daß aus zunächst folgenlos ausheilenden Läsionen schließlich irreversible Organschädigungen werden. Chronische Magengeschwüre führen z. B. zu narbigen Verziehungen und dauerhaften Entleerungsstörungen des Magens. Selbst das Asthma bronchiale beginnt als zunächst rein funktionelle Störung mit Engstellung der Bronchien und Übersekretion, führt dann aber im Verlauf, durch sich leichter einstellende Infektionen und chronische Lungenblähung, zu irreversiblen Schäden und Untergang von Lungengewebe.

Je mehr sich im Verlauf einer psychosomatischen Krankheit bleibende körperliche Schäden einstellen, desto größer wird auch die Gefahr der lebensbedrohlichen Komplikationen. Es kann zum Gefäßverschluß oder der Massenblutung, zu einem Magendurchbruch und dem Tod im Asthmaanfall kommen. Außerdem ist mit chronischen körperlichen Krankheitsprozessen immer die Gefahr verbunden, daß sie eine Eigendynamik entwickeln und ihre therapeutische Beeinflussung immer schwieriger wird. So kommt es schließlich zur Zerreißung des ursprünglich sinnvollen psychosomatischen Simultangeschehens (Mitscherlich 1961), weil die Organe immer mehr unter den Einfluß eigengesetzlicher, biologischer Abläufe geraten, die in keinem unmittelbaren Zusammenhang mehr mit der jeweiligen psychosozialen Situation des betroffenen Individuums stehen. Sind zum Beispiel beim Rheumatismus die degenerativen und entzündlichen Veränderungen erst einmal in Gang gekommen, lassen sie sich nach aller bisherigen Erfahrung nur noch sehr schwer aufhalten. Hat bei der Colitis ulcerosa die Autoimmunisierung gegen die körpereigenen Zerfallprodukte der Darmwand eingesetzt, schreitet der Zerstörungsprozeß im Sinne eines Defektautomatismus (Mitscherlich 1961) unaufhörlich fort. Als Endprodukt chronischer Irritationen, körperlich immer mehr entgleisender Prozesse findet sich unter anderem auch die völlige Entartung in Form von Krebsgeschwülsten.

3. Die Anpassungskrankheit

Bei den bisher erwähnten Krankeiten handelte es sich überwiegend darum, daß der Krankheitsausbruch einen mehr oder weniger geglückten Versuch der Bewältigung einer Krise und der Lösung eines Konflikts darstellte. Der Krankheitszustand und die mit ihm verbundenen Vorteile boten dazu gewisse Möglichkeiten, wenngleich damit auch einige Gefahren verbunden sind, wie sie in den letzten beiden Kapiteln beschrieben wurden. Nun kann der Körper im Verlauf einer Krisenbewältigung auch auf eine Weise beteiligt sein, bei der es nicht gleich zu Krankheitserscheinungen kommt. Es wird zwar von körperlichen Funktionen ein krankhafter Gebrauch gemacht, diese machen aber keine Symptome, sie bleiben zunächst stumm. Man könnte verkürzt sagen, daß hier der sehr anspruchsvolle Anpassungsversuch darin besteht, zunächst die eigenen Anstrengungen zu verdoppeln und nicht auf die »schwächliche« Lösung des Krankenstatus und die damit verbundenen Vergünstigungen zurückzugreifen. Es soll nun belegt werden, wie solch ein psycho-physisches Verhalten, das zunächst der Anpassung und Lebensbewältigung dient, als Dauereinstellung zu schwersten körperlichen Schäden führt. Als Beispiel mag der Herzinfarkt dienen, der als Todesereignis häufig so kommentiert wird: »Er wurde gefällt wie ein Baum...; Aus völliger Gesundheit starb plötzlich und unerwartet...«.

Der Herzinfarkt wird allgemein als das Ergebnis einer chronischen Streßreaktion gesehen. Schäfer und Blohmke (1977) haben in jüngster Zeit die Wirkung des psychosozialen Streß am Beispiel des Herzinfarkts differenziert in seinen komplexen Wechselbeziehungen zwischen äußeren Belastungen und inneren Antwortmustern, körperlichen und seelischen Faktoren aufgezeigt. Sie gehen davon aus, daß der Herzinfarkt Folge einer Auseinandersetzung mit vielen, relativ unspezifischen sozialen Bedingungen sein kann und letztlich ein Beispiel des Versagens in dieser Auseinandersetzung darstellt. Als soziale Stressoren kommen sozio-kultureller Wandel und sozio-kulturelle Inkongruenz in Frage, also z. B. Verstädterung oder Auswanderung, Leben in einer ethnisch-religiösen Minderheit oder Festhalten an überholten Traditionen etc. Niedrigere soziale Schicht und schlechtere Ausbildung können sich als belastende Faktoren erweisen. Ferner kommen professionelle Überforderung und Arbeitsunzufriedenheit in Betracht. Alle diese Faktoren sind zwar belastend, aber nicht an sich schon krankmachend. Erst wenn sie emotional als Sorgen, Angst, Aggression wirksam werden und in bestimmter Weise mit physiologischen Reaktionen (s. Kap. IV, 4) einhergehen, können sie körperliche Dauerschäden nach sich ziehen. Ob nämlich eine psychophysische Streßreaktion erfolgt, hängt nicht von den sozialen Stressoren allein ab, sondern auch von der individuellen emotionalen Reaktion darauf, also von der Persönlichkeit. Sie ist damit ein entscheidender Faktor in der verhaltensmäßigen Auseinandersetzung mit der sozialen Umwelt. Demgegenüber können auch die sogenannten körperlichen Risikofaktoren in den Hintergrund treten. Dies zeigt das Beispiel der »paradoxen« Herzinfarktpatienten, die keine erhöhten Werte des Blutdrucks, des Blutzuckers, der Blutfette und des Gewichts haben, aber aufgrund ihrer chronischen Streßreaktionen schließlich an einem Infarkt erkranken. Umgekehrt gibt es Patienten, die sogenannten »Escapers«, die alle o. g. körperlichen Risikofaktoren einschließlich Rauchen und Bewegungsmangel zeigen, aber keinen Herzinfarkt erleiden, wenn sie keinen psychosozialen Dauerstreß erleben.

Es sind verschiedene für Herzinfarktpatienten typische Persönlichkeitsstrukturen beschrieben worden, wovon wohl am bekanntesten und am häufigsten der sogenannte Typ A nach Rosenman ist (Rosenman und Friedman 1963, 1970). Diese sogenannte Risikopersönlichkeit wird als aktiv-reaktiv, hart arbeitend, leistungsorientiert, Verantwortung übernehmend und dominant beschrieben. Sie sei ehrgeizig, erfolgsgetrieben, aggressiv und konkurrenzbereit, wirke emotional immer unruhig, getrieben, in Zeitnot, unbeherrscht in Gestik und Motorik. Nun handelt es sich bei dieser Persönlichkeitsstruktur nicht um eine angeborene Verhaltensvariante. Die Entwicklung solcher Persönlichkeiten hat einen biographischen Hintergrund. Eine Forschungsgruppe um E. Moersch (1980) hat die hinter dieser Persönlichkeitsbeschreibung liegenden intrapsychischen Konflikte und Abwehrmuster untersucht. Es stellte sich heraus, daß die traumatischen Erfahrungen, deren Wiederholung die Patienten unbewußt fürchten und die sie durch ihr Verhalten vermeiden wollen, auf unterschiedlichen biographischen Lebensstufen stattfanden und die damit verbundenen Konflikte und Formen der Beziehung zu anderen Menschen ebenfalls unterschiedlich waren. So können schmerzliche Enttäuschungen in bezug auf verläßliche Versorgung und Zuwendung zu unkorrigierbarem Mißtrauen, der peinlichen Vermeidung jeder Abhängigkeit und dem krampfhaften Bemühen um Autarkie führen. Bei anderen werden Ängste vor Besitz- und Machtverlust so funktionalisiert, daß ständige angespannte Wachsamkeit herrscht und die Kontrolle über Dinge und Personen nie aus der Hand gegeben werden kann. Entwicklungsgeschichtlich spätere Rivalitätskonflikte und Unterlegenheitsängste können sich in permanentem Konkurrenzverhalten und im Bemühen, stets der Beste zu sein, äußern. Das Verhalten dient jedoch keineswegs nur der Konfliktvermeidung und Angstabwehr, es trägt gleichzeitig auch das narzißtische Hochgefühl der Patienten, indem damit ideale Selbstvorstellungen verwirklicht werden. Ist das Ideal-Ich der oral-narzißtischen, anal-narzißtischen, phallisch-narzißtischen Entwicklungsstufen jedoch übersteigert, kann es seinerseits wieder pathogen wirken. Völlig autark sein zu wollen, absolute Kontrolle anzustreben und stets der Größte sein zu müssen, wirkt sich destruktiv aus, so daß man den schließlichen Herzinfarkt auch als Folge einer narzißtischen Störung auffassen kann. Hochgespannte Selbstvorstellungen und ein strenges Gewissen führen bei den meisten Patienten weiterhin zu einer sehr harten, rigiden Abwehr. Dabei fällt besonders auf, wie extrem diese Patienten ihre Wünsche, Gefühle und schließlich auch ihren eigenen Krankheitszustand verleugnen. Da die Krankheit für sie Abhängigkeit, Kontrollverlust, Unterlegenheit bedeutet, leiden alle Patienten schließlich an der »Krankheit, nicht krank sein zu können«.[1] Um solche unerträglichen Selbstvorstellungen abzuwehren, verdoppeln sie statt dessen meist noch ihre Anstrengungen auf der psychosozialen Ebene und erhöhen bzw. überfordern damit weiter ihre körperliche Leistungsbereitschaft, so daß sich schließlich die Herzinfarktpatienten aus unterschiedlicher Motivation heraus auf der gemeinsamen Krankheitsendstrecke des seelisch-körperlichen Dauerstreß zusammenfinden.

Die Wirkung des psychosozialen Streß gilt in modifizierter Form auch für andere Krankheiten. Streß kann in der Erschöpfungs-

phase z. B. auch zu einem Magengeschwür, zu einer Schilddrüsenüberfunktion u. a. führen (vgl. Kap. IV, 4). Zu welcher Krankheit
es kommt, hängt sehr von individuellen biologischen, lebensgeschichtlichen und psychologischen Faktoren ab. Andererseits ist es
wichtig zu sehen, daß »im Streß zu sein« ein Verhalten, ein »way
of life« ist, das nicht nur auf die individuelle Psychodynamik zu reduzieren ist, sondern in deutlicher Wechselbeziehung zu bestimmten Normen der Leistungsgesellschaft steht. Die aus diesem Verhalten resultierenden Krankheiten stellen daher Anpassungskrankheiten par excellence dar. Auf die Überformung individueller Konflikte durch gesellschaftliche Leitbilder wird später noch
ausführlicher eingegangen (s. Kap. V, 4).

4. Die archaische Körperreaktion

Bisher wurde davon ausgegangen, daß psychosomatische Reaktionen – sei es nun, daß sie sich gleich als Krankheit äußern oder
erst später mit ihren Folgen manifest werden – zunächst immer als
gezielte Anpassungsversuche beginnen. Psychosomatische Krankheiten können nun allerdings auch auf eine Weise entstehen, bei
der das sinnvolle psychosomatische Simultangeschehen sehr viel
früher zerrissen ist oder von Beginn an gar nicht besteht. Während
die ersteren psychosomatischen Krankheiten zumindest in ihrem
Ursprung produktiven Charakter haben (vergleichbar den kom-
pensierten Neurosen und psychosozialen Arrangements), gibt es
psychosomatische Krankheitszusammenhänge, in denen die körperlichen Störungen einer passiven Anpassung entspringen. Sie
gleichen Reflexen, stellen schablonenhafte, primitive, phylogene-
tisch festgelegte physiologische Reaktionsmuster dar, die wenig
oder nichts mehr von einem Versuch differenzierter Konfliktbearbeitung erkennen lassen. Waren die bisher beschriebenen psychosomatischen Symptome oft sinnhafte und originelle Produkte im
Medium einer differenzierten Körper- und Organsprache, sind
diese nicht als qualifizierte Anpassungsleistungen anzusehen, sondern treten sozusagen an Stelle eines organisierten Bewältigungsversuchs[2] auf.

So kann man bei einigen Patienten mit psychosomatischen Störungen eine Neigung zu unmittelbarer leiblicher Innervation in Span-

nungssituationen beobachten. Dies kann in Form plötzlich einschießender unwillkürlicher Bewegungen geschehen, als Koordinationsstörung beim Gehen, Laufen und manuellen Verrichtungen jeder Art. Unfälle und Verletzungen finden sich in der Vorgeschichte solcher Patienten gehäuft. Die sogenannte Unfallpersönlichkeit (Dunbar 1943) mag z. T. auf diese Weise erklärbar sein, zu einem anderen Teil ist sie allerdings auf gleichzeitig auch vorhandene Schuldgefühle und Selbstbestrafungstendenzen zurückzuführen. Ferner kommt es bei solchen Patienten in akuten Spannungssituationen schnell zu Sehstörungen (z.B. zu Doppelbildern), Störungen des Gleichgewichts und der Temperaturregulation (z.B. plötzliches Schwitzen, Frieren, Fieber). Manchmal läßt sich auch beobachten, wie während der Untersuchung zu einem bestimmten Zeitpunkt akut Organbeschwerden einsetzen: eine Atemnot, ein Stuhldrang, ein Juckreiz, ein Herzrasen, ein Schmerz. Dabei ist es oft weder für den Patienten noch für den Untersucher möglich, diese Reaktionen in einen Sinnzusammenhang zu einem bestimmten Gesprächsthema zu setzen. Bevor ein Konfliktbereich erkennbar wird bzw. artikuliert werden kann, kommt es zu diffusen vegetativen Störungen. Vielen Patienten mit psychosomatischen Störungen gelingt es kaum, Spannungen verbal in Suspension zu halten, sie drängen eher auf motorische Abfuhr oder setzen sie in stereotype Handlungen um (Bewegungsunruhe, Herumkramen, sinnloses Herumfahren etc.).

Es gibt also Anhaltspunkte dafür, daß es bestimmte »psychosomatische« Patienten mit der psychischen Verarbeitung sehr schwer haben. Bevor sich Konflikte bei diesen Patienten psychisch kristallisieren, setzen offenbar bereits somatische Reaktionsformen ein. Diese Beobachtungen haben zur Annahme einer seelisch-körperlichen Diskontinuität (Sami-Ali 1969) geführt: Ein spezifisch gestalteter Zusammenhang zwischen bestimmten seelischen Konflikten und bestimmten psychosomatischen Krankheiten scheint nicht zu bestehen. Das psychosomatische Symptom ist hier dementsprechend nicht als psychische Leistung anzusehen, sondern als diffuses reflexhaftes Antwortmuster, das einer Phantasievorstellung, einer sprachlichen Äußerung, einem Traum oder einem kreativen Körpersymptom zuvorkommt. Es kann nicht überraschen, bei solchen Patienten dicke Krankenakten zu finden, da das körperliche Reagieren offensichtlich die gewohnheitsmäßige, habituelle Belastungsantwort dieser Patienten darstellt. In der Vorgeschichte finden sich sowohl sehr viele wechselnde Krankheiten (z. B. vor einem Herzinfarkt ein Rheuma, ein Magengeschwür, eine Tuberkulose, eine Neurodermitis, Darminfektionen etc.) bei ein und derselben Person als auch eine weit in die Kindheit zurückreichende Krankengeschichte. Alle diese Beobachtungen legen nahe, die psychosomatischen Syndrome bei solchen Patienten unter entwicklungspsychologischem Aspekt als lebensgeschichtlich frühe Reaktionen zu begreifen. Unter diesem Gesichtspunkt rechnet auch Schur (1955), einer der bedeutendsten psychosomatischen Forscher, körperliche Reaktionsweisen, wenn sie nur das Äquivalent eines affektiven Zustands darstellen, früheren Entwicklungsstadien eines noch relativ undifferenzierten Individuums zu (s. Kap. v, 1), und Ammon (1974) spricht von archaischen Ich-Reaktionen.

Es wurde weiter oben schon darauf hingewiesen, daß bei vielen psychosomatischen Krankheiten psychische Vorläufer, wie Angst- und Spannungsgefühle, Schlaflosigkeit etc. anzutreffen sind, so daß die psychosomatische Symptombildung immer gewisse Zeichen eines aktuellen psychischen Versagens trägt. Diesem Versagen kann jedoch erstens eine lange psychoneurotische bzw. psychosoziale Bewältigungsphase vorausgegangen sein, so daß das psychosomatische Krankheitsgeschehen einer zweiten Stufe des Krankseins gleichkommt, die erst eintritt, wenn es zu einer Erschöpfung der rein psychischen Anpassungsleistung kommt. Zweitens kann die körperliche Krankheit immer noch in einem erkennbaren Sinnzusammenhang zu dem auslösenden Konflikt stehen, und drittens zeigt die Krankheit selbst bereits Ansätze eines Bewältigungsversuchs. Davon sind aber quantitativ und qualitativ die primären psychosomatischen Reaktionen und Krankheiten zu unterscheiden, die in enger Verbindung mit einem psychischen Entwicklungsdefekt der Persönlichkeit stehen (s. Kap. v, 2) und als biologische Reaktionen »physiologischer Ich-Vorläufer« (Stefanos 1975) verstanden werden konnen. Psychosomatische Krankheiten dieser Art sind weitgehend der psychischen Gestaltungskraft – oder wie von Uexküll (1963) sagt: der Kommandogewalt des Ichs – entzogen. Sie sind ohne spezifische Inhaltsbedeutung, stellen sinnfremde Somatisierungen dar und entbehren damit wesentlicher Selbstheilungstendenzen.

5. Krankheit aus Hoffnungslosigkeit

Im folgenden soll auf einen psycho-somatischen Zusammenhang aufmerksam gemacht werden, der wiederum anders liegt als die bisher erwähnten. Es geht um einen seelischen Zustand, der in auffallendem Maße mit körperlichen Störungen einhergeht: den Zustand der Hoffnungslosigkeit. Dieser Zustand scheint die synthetischen Fähigkeiten der Persönlichkeit derart zu beeinträchtigen, daß es zum Auftreten unkontrollierter und entgleisender körperlicher Prozesse kommt (s. Kap. v, 1). Ging es im vorigen Abschnitt um körperliche Reaktionen bei primären Mängeln des Ich, handelt es sich hier um eine sekundäre Ichschwäche, die unter bestimmten Ereignissen eintritt.

Schon bei Tieren kann man beobachten, daß sie in ausweglosen Situationen in einen Zustand der Akinese verfallen (z. B. lassen sich manche Ratten in einem Glasaquarium schon nach kurzer Zeit untergehen) oder daß Wildtiere nach Gefangenschaft in einen Zustand der völligen Hinfälligkeit geraten und schließlich sterben. Auch Tiere können anscheinend die Aussichtslosigkeit ihres Bemühens in irgendeiner Form erleben und sich dann gewissermaßen aufgeben (Jores 1970). Beim Menschen liegen die Umstände nicht wesentlich anders, auch für ihn muß das Leben einen Sinn haben. Der Gesundheitszustand des Menschen hängt sehr wesentlich von seiner Beziehung zur Umwelt, und wie er diese deutet, ab. Krankheiten entstehen daher sehr oft in dem Augenblick, in dem der Mensch erlebt, daß er mit seiner Umwelt nicht mehr fertig werden kann. Erfahrungsberichte aus Konzentrations- und Kriegsgefangenenlagern des Zweiten Weltkrieges weisen immer wieder darauf hin, daß die Frage des dortigen Überlebens weitgehend davon abhing, ob die Hoffnung aufrechterhalten werden konnte, noch einmal aus dieser Situation herauszukommen (Jores 1970). Diejenigen, die das nicht aufbringen konnten, erkrankten besonders schnell an Tuberkulose, Cholera, Typhus u. a. und starben. Ohne ein Ziel und ohne die Chance irgendeiner Entfaltungsmöglichkeit sind Menschen für Krankheiten aller Art anfälliger. Diese schon im 19. Jahrhundert verbreitete Einsicht beschreibt Freud (1905) folgendermaßen: »Anhaltende Affektzustände von depressiver Natur wie Kummer, Sorge und Trauer setzen die Ernährung des Körpers im ganzen herab, verursachen, daß die Haare bleichen, das Fett schwindet und die Wandungen der Blutgefäße krankhaft verändert werden. Umgekehrt sieht man unter dem Einfluß freudiger Erregungen, des Glücks, den ganzen Körper aufblühen und die Person manche Kennzeichen der Jugend wiedergewinnen. Die großen Affekte haben offenbar viel mit der Widerstandsfähigkeit gegen Erkrankung und Ansteckung zu tun; es ist ein gutes Beispiel daran, wenn ärztliche Beobachter angeben, daß die Geneigtheit zu Lagererkrankungen und zur Ruhr bei den Angehörigen einer geschlagenen Armee sehr viel bedeutender ist als unter den Siegern.«

Engel und Schmale (1969) haben in sorgfältigen Studien besonders am Beispiel der Colitis ulcerosa untersucht, in welcher Weise Hilflosigkeit und Hoffnungslosigkeit einen Krankheitsausbruch herbeiführen können. Sie stellten fest, daß regelhaft jedem Erkrankungsbeginn und auch jedem neuen Krankheitsschub ein sogenanntes »Given up-giving up-Syndrom« vorausgegangen war. Dieser Komplex »Aufgeben-Aufgegebensein« soll einen Zustand beschreiben, der etwa mit den Worten »zu viel«, »es nützt alles nichts«, »ich halte es nicht mehr aus«, »ich gebe es auf« etc. von den Patienten beschrieben wird. Während bei Hilflosigkeit immerhin noch das Gefühl bestehen kann, daß dieser Zustand beendet werden könnte, wenn Hilfe von außen käme, fühlen sich Patienten bei Hoffnungslosigkeit nicht nur selbst machtlos, sondern auch außerhalb jeder Möglichkeit, Hilfe von anderen zu benutzen. Alles geht mit der Erwartung einher, daß keine Aussicht auf Änderung besteht. Bei Colitiskranken ist dieses Gefühl auch ausdrucksmäßig erkennbar: Sie wirken oft kraftlos, in sich zusammengefallen, abwesend und still resigniert.

Die Hoffnungslosigkeit spielt nicht nur für das Aufkommen von Krankheit eine Rolle, sie beeinflußt auch wesentlich den Krankheitsverlauf. So hat sich gezeigt, daß die Länge eines Krankenhausaufenthaltes bzw. die Rekonvaleszenz ganz entscheidend davon abhängen, ob die Kranken selbst die Hoffnung auf Genesung wiedergewinnen oder nicht. Man weiß, daß Medikamente erst richtig anschlagen, wenn die Einstellung der Patienten dazu positiv erwartungsvoll ist, ja daß sogar – wie die Versuche mit Placebos (Scheinpräparaten) gezeigt haben – die seelischen Kräfte des Menschen ebenso effektiv sind wie das stärkste Arzneimittel, wenn es darum geht, körperliche Prozesse in Gang zu bringen. Nicht umsonst ist die alte ärztliche Frage nach dem Appetit so wichtig, weil Appetit sich ja nicht nur auf die Nahrungsaufnahme richtet, sondern signalisiert, daß das Leben wieder einen Reiz gewinnt. Bei jeder Krankheit wurde das Wiederauftreten des Appetits immer als gutes Zeichen gewertet. Auch der Erfolg eines operativen Eingriffs ist sehr von der Erwartung abhängig, die daran geknüpft wird. So wird immer wieder beobachtet, daß trotz gelungener Operation Kranke in einen nicht beeinflußbaren Schockzustand geraten und dann aus »unerklärlichen« Gründen nicht mehr aufwachen. Jores (1970) hat darauf hingewiesen, daß es sich beim Tod im medizinisch nicht zu durchbrechenden Asthmaanfall oft um einen »psychogenen Tod« handelt. Er beschreibt den Tod von Asthmapatienten, die in eine für sie völlig aussichtslos erscheinende Lebenssituation geraten waren, weil sie sich unfähig fühlten, eine Konfliktsituation in dem einen oder anderen Sinn zu lösen. Um einen »psychogenen Tod« im wahrsten Sinne des Wortes, nämlich ohne vorhergehende Krankheit und ohne jegliche nachweisbaren körperlichen Veränderungen, handelt es sich bei dem sogenannten »Voodoo-Tod«, den Cannon (1920) bei Polynesiern beschrieben hat. Junge, organisch völlig gesunde Männer aus primitiven Völkerkulturen sterben innerhalb weniger Tage ohne ersichtlichen Grund, teils weil sie sich in ihrer magischen Vorstellungswelt einbilden, verhext worden zu sein, teils weil sie aus ihrer Lebensgemeinschaft ausgestoßen wurden.

Beim sogenannten Pensionierungstod in unserer zivilisierten Gesellschaft spielt die seelische Selbstaufgabe ebenfalls eine große Rolle. Alte Menschen sterben sehr häufig unmittelbar nach ihrer Pensionierung, wenn sie keine Möglichkeit mehr sehen, ihr Leben weiter sinnvoll zu gestalten, oder das Gefühl bekommen, nicht mehr gebraucht zu werden, ja überflüssig oder gar eine Last zu sein. Jores und Puchta (1969) berichteten, daß von Beamten einer Hamburger Behörde, die 1945 aus politischen Gründen entlassen wurden, nach einem Jahr $1/3$ und nach fünf Jahren $2/3$ verstorben waren und das, obwohl das Lebensalter bei einem Teil nur zwischen 30 und 40 Jahren lag. Sie haben die Verstoßung aus ihrem Beruf, die Auflösung ihrer sozialen Existenz nicht überlebt.

Der Sinn des Lebens wird aber nicht nur aus dem Beruf, sondern vor allem auch aus der Beziehung zu anderen Menschen gewonnen. So kann z. B. nach dem Verlust des Partners das Leben für die Hinterbliebenen keinen Sinn mehr haben. Schon lange ist bekannt, daß Witwen und Witwer eine höhere Krankheits- und Sterblichkeitsrate haben als Verheiratete der gleichen Altergruppe (Joraschky und Köhle 1979). Nach dem Partnerverlust tritt im Durchschnitt gegenüber dem vorherigen Zustand eine deutliche Verschlechterung der Gesundheit ein. Es wurde im Vergleich zu Verheirateten ein Ansteigen von Infektionskrankheiten, Rheuma, Herzkrankheiten, Asthma, Schmerzsyndromen und vegetativen Beschwerden gemessen. Besonders auffallend ist der enge zeitliche Zusammenhang zwischen Partnerverlust und Tod des Hinterbliebenen. So sterben etwa 12% der Witwen bzw. Witwer noch im gleichen Jahr bzw. erhöht sich in den ersten sechs Monaten die Sterblichkeitsrate um 40% gegenüber gleichaltrigen Verheirateten.

Was für die Erwachsenen gilt, trifft in noch viel höherem Maße für Kleinkinder zu. Darauf wurde man durch den »Hospitalismus« aufmerksam. Damit wird das Phänomen beschrieben, daß in Hospitälern und Heimen trotz guter Ernährung, bester Hygiene und ärztlicher Versorgung die Säuglinge nicht gedeihen, dahinsiechen und an epidemischen Infektionen erkranken, wenn die eigene Mutter fehlt. Spitz (1957) konnte in seinen berühmt gewordenen Untersuchungen feststellen, daß Säuglinge nach der Trennung von der Mutter zunächst mit Weinerlichkeit, Appetit- und Gewichtsverlust, dann mit völligem Rückzug von der Umwelt reagierten und sich schließlich in einem Zustand der Lethargie befanden. In dieser Zeit kam es dann auch zu erhöhter Infektionsanfälligkeit und einem rapiden Ansteigen der Sterblichkeit.

6. Krankheit als Selbsttötung?

>»Mit einer Bewegung ihres Willens konnte sie ihn
noch einmal bei den Händen fassen, den Leib, das
träge Tier, ihn hinwerfen, und er war nicht mehr der
Herr über sie.«
A. Döblin: »Die Tänzerin und der Leib«

Im voraufgegangenen Abschnitt stellte sich heraus, daß Hoffnungslosigkeit und Selbstaufgabe Bedingungen sein können, die in
letzter Konsequenz zum Tode führen. Die Gefahr des tödlichen
Ausgangs war aber auch schon bei den »gutartigen« psychosomatischen Krankheiten gegeben, da es dabei durchaus auch zu Komplikationen kommen kann. Ferner wurde am Beispiel des Herzinfarktes ausgeführt, wie ungünstige emotionelle und körperliche
Anpassungsreaktionen schließlich irreversible, lebensbedrohliche
Gefäßschäden zur Folge haben. Nun soll jedoch die Frage ange-
schnitten werden, inwieweit manche Krankheiten auch unter dem
Gesichtspunkt eines aktiven Selbstzerstörungsprozesses zu betrachten sind. Damit ist die Frage verbunden, ob auch der Tod ge-
wünscht oder gewollt wird und nicht nur als Komplikation oder
Folge eines schädlichen Verhaltens eintritt. Kann die Krankheit
»ein Selbstmord auf Raten« sein? Zielgerichtete selbstzerstörerische Tendenzen finden sich z. B. bei der Magersucht, auch wenn
diese aus einem krankhaft eingeengten Erlebnisfeld resultieren.
Unbeirrbar und oft auch durch Hilfe von außen nicht mehr beein-
flußbar, steuern sie auf ihre Selbstvernichtung zu. Ähnlich wie
beim Suizid wird ein psychisches »Überleben« angestrebt, das auf
Kosten der physischen Existenz geht (A. Overbeck 1979). Autode-
struktiv wirken sich hier die wahnhaften Größenvorstellungen der
tief regredierten Patienten aus, das grandiose Selbst (... ohne Nahrung auskommen, schwerelos sein etc.), das über alles, das Ich, die
Realität, die Triebe, den Leib, Gewalt gewinnt und buchstäblich
über Leichen (auch die eigene) geht. Daß die Magersucht bei weniger regressiven Patienten gerade das gesunde Selbst stärkt, seiner
Entwicklung Flankenschutz gibt, macht noch einmal mehr die
Gratwanderung in der psychosomatischen Krankheit deutlich.
  Bei vielen Unfallpatienten findet sich suizidales Verhalten in versteckter Form. Abgemilderte Selbstzerstörungstendenzen liegen
den masochistischen, selbstquälerischen Haltungen bei Patienten

mit Rheuma, Gallensteinleiden, bei Krebspatienten (s.u.) und allgemein bei Patienten mit Schmerzsyndromen zugrunde. Selbstbestrafungsaspekte sind offenkundig bei Patienten mit Neurodermitis, Migräne u.a. Es liegt nahe anzunehmen, daß hier nach außen gerichtete Aggressivität unterdrückt und gegen die eigene Person gewandt wird. Dieser psychologische Mechanismus »der Wendung gegen das Selbst« spielt sicher bei der Aggressionsverarbeitung eine wichtige Rolle, er befriedigt aber bei den psychosomatischen Krankheiten nicht ganz, weil er zwar das Verhalten der Patienten erklären kann, aber über den direkten Zusammenhang von Autoaggression und körperlicher Störung zu viel offen läßt. Zu dieser Frage macht die allerdings sehr spekulative Theorie Freuds vom Todestrieb (1932) eine direktere Aussage. Er postulierte in Analogie zu Beobachtungen aus der Biologie, daß es immer ein Werden und Vergehen, einen Auf- und Abbau organischer Substanz gibt, auch ein Gleichgewicht beim Menschen zwischen Selbsterhaltungs- und Lebenstrieben (Eros) einerseits und selbstzerstörerischen Impulsen und Todestrieb (Thanatos) andererseits. Sind die Lebenstriebe aus irgendeinem Grund geschwächt, kommt es zu einem Überwuchern der destruktiven Vorgänge und schließlich zum Tod. Der Gleichgewichtsgedanke daran mutet durchaus modern an. So weiß man, daß es z.B. normalerweise im menschlichen Körper immer eine gewisse Zahl entarteter Zellen gibt, die aber bei intakten Abwehrkräften des Körpers unter Kontrolle bleiben. Bei Viruskrankheiten vermehren sogar die Zellen selbst das Virus, bereiten sich und evtl. dem ganzen Organismus den Tod, wenn der Prozeß nicht durch immunologische Vorgänge aufgehalten wird. Die Möglichkeit zu Krankheit und Tod schlummert also in jedem Menschen.

Was an der Todestriebtheorie problematisch ist, ist die Annahme eines angeborenen Selbstzerstörungstriebes. Hier ist es viel wahrscheinlicher, von in der menschlichen Entwicklung erworbenen Aggressionstrieben auszugehen, die sekundär eine selbstzerstörerische Wirkung entfalten können. Diese Annahme wird durch die klinische Beobachtung gestützt, daß im Vergleich zu neurotischen Störungen bei psychosomatischen Krankheiten Triebkonflikte aus frühen Entwicklungsphasen, vorzugsweise des 1. und 2. Lebensjahres, eine besonders große Rolle spielen und hier wiederum weniger die erotischen Triebkomponenten die Konflikte ausmachen als die aggressiven Impulse. Es handelt sich dabei um sehr archaische Emotionen destruktiv-mörderischer Art, wie Verschlingungs- und Verschmelzungstendenzen, Vernichtungswünsche, Wut, Neid und Gier (Kutter 1980). Gewagt erscheint in diesem Zusammenhang die schlichte und unbewiesene Behauptung, daß es bei den Menschen der griechischen Mythologie und der englischen Rosenkriege keine psychosomatischen Symptome gegeben hätte, weil bei den Tantaliden und Herrschergeschlechtern der York und Lancaster das Morden ein Ersatz für psychosomatische Symptome gewesen sei. Wichtiger daran ist allerdings die Frage, was denn mit den aggressiven Impulsen geschieht, die nicht einfach als Mord und Totschlag ausgelebt werden können. Da es sich um leidenschaftliche Emotionen handelt, ist anzunehmen, daß, wenn deren Abfuhr eine äußere oder innere Blockade entgegensteht, der gesamte »Affektbetrag« (Freud 1894) im Körper gestaut wird, daß er zwangsläufig sonst ungestörte körperliche Funktionen in Mitleidenschaft zieht und es damit zu einer psychosomatischen Symptombildung kommt (s. Kap. IV, 2; V, 1). Auf diesem Weg wäre also durchaus die Einleitung eines schließlich in Selbstzerstörung mündenden Krankheitsprozesses durch aggressive bzw. autoaggressive Vorstellungen und Emotionen denkbar.

Abschließend soll an *dem* Beispiel für Selbstzerstörung überhaupt, nämlich der Krebserkrankung, diskutiert werden, welche psychosomatischen Wege dort in Betracht gezogen werden können. In einer Übersichtsarbeit von Baltrusch (1975) erscheinen die gleichen ursächlichen Momente wie auch bei den oben genannten schweren psychosomatischen Krankheiten, nämlich Hoffnungslosigkeit, chronischer psychosozialer Streß und Anpassungsverhalten. Krebskranke werden von Grossarth-Maticek (1976) als normenkonform, leistungsbewußt und perfektionistisch beschrieben: »Sie setzen sich mehr als andere Menschen verschiedensten Umweltgefahren aus, sie mißachten dabei Gefahrensignale und Frühsymptome, die andere beunruhigen würden. Sie schonen sich nicht, sorgen nicht für Ruhe und Erholung, um sich zu regenerieren. Sie stellen die eigene Person zurück, scheuen sich Gefühle zu äußern, Konflikte zu artikulieren und offen auszutragen. Sie verdrängen Aggressivität und idealisieren statt dessen ihre Mitmenschen.« Alle Untersuchungen an Krebspatienten stimmen darin überein, daß durch masochistische Haltungen und Tendenzen zur Aufopferung, durch Konfliktverleugnung und Harmonisierung ein chronischer psychosozialer Streß entsteht, der die Patienten immer mehr in eine ausweglose Situation hineintreibt, die manchmal auch für Außenstehende schon als verfahren erkennbar ist.[3] Ursächlich für dieses Verhalten wird – übrigens ähnlich wie auch für den Herzinfarkt, die Colitis ulcerosa und die Hyperthyreose beschrieben – eine Störung des Urvertrauens angesehen. Im Kindesalter erlebte Enttäuschungen, Trennungen und Verluste führen einmal dazu, sich vor neuerlichen schmerzlichen Erfahrungen durch forcierte Unabhängigkeit, frühe und oft zu große Verantwortungsübernahme zu schützen. Zweitens kann daraus ein Verhalten resultieren, sich besonders gefügig an die Erwartungen der Umwelt anzupassen und Auseinandersetzungen – im wörtlichen Sinne – um jeden Preis zu vermeiden. Daß die Aggressionsverarbeitung bei Krebspatienten und vielen anderen psychosomatischen Patienten mißlingt, gibt einen Hinweis darauf, daß es sich hier um ein zentrales psychosomatisches Problem handelt, das bisher leider viel zu wenig erforscht ist.

Auch wenn die oben genannten seelischen Konflikte und Haltungen nicht nur bei Krebspatienten gefunden werden und sie auch nicht allein ausschlaggebend für die Krebsentwicklung sein können – sondern in Wechselwirkung mit anderen Faktoren genetischer, immunologischer, metabolischer, endokriner Art, körperlichen Vorkrankheiten und Einflüssen durch physikalische oder chemische Noxen gesehen werden müssen –, kommt ihnen im Gesamtkontext der Krebsentstehung und für den Verlauf der Krebserkrankung ein besonderes Gewicht zu. Dies haben vor allem die Untersuchungen bestätigt, die nicht bei schon Krebskranken retrospektiv[4], sondern noch vor Diagnosestellung prospektiv durchgeführt wurden. Wirsching u. a. (1981) konnten z. B. bei einer Studie an Frauen, die wegen eines Brustknotens zur chirurgischen Probeentnahme kamen, an Hand vorher festgelegter Hypothesen allein aufgrund des psychologischen Befunds mit großer Sicherheit voraussagen, welche dieser Frauen an Brustkrebs krank waren und welche nicht. Die Autoren erkannten die Brustkrebspatientinnen daran, daß sie im Kontakt verschlossen oder überschüttend anklammernd waren, daß Gefühle wie Angst oder Traurigkeit entweder verleugnet wurden oder inadäquat durchbrachen, daß die Patientinnen sich entweder extrem optimistisch gaben oder offen resignierten. Ferner hoben sie ihre Selbständigkeit besonders hervor, betonten ihren starken Einsatz für andere und schilderten ihre Umwelt harmonisierend. Es bleibt zwar immer noch etwas offen, ob es sich bei diesen Befunden um wirklich prämorbide, d. h., der Krankheit lebenslang vorausgehende, Anpassungshaltungen handelt, oder ob diese seelischen Einstellungen extreme und etwas starre Bewältigungsmechanismen der jetzigen zugespitzten Lebenssituation sind, zumal der gesamte Krankheitszustand sicher auch manchen Patientinnen schon länger – auch ohne Diagnose – vorbewußt sein mag. Die mit diesen Haltungen einhergehenden körperlichen Prozesse (s. Kap. IV, 4) sind aber in jedem Fall von Bedeutung, ob rein ursächlich oder für den Krankheitsverlauf.

IV. Zur Entstehung
psychosomatischer Symptome

> »Wenn man sich von der Psychoneurose zur organi-
> schen Krankheit begibt, muß man auch den Schritt in
> die Realität hinein länger machen... Hier sind die
> körperlichen Vorgänge eben nicht nur ein Schatten,
> welcher die psychischen Vorstellungen abbildet, son-
> dern das Körperliche ist auch ein solider Kahn, auf
> dem die Psyche ihre Fahrt in einer wirklichen Welt
> unternimmt.«
>
> V. von Weizsäcker (1954, S. 163)

In den voraufgegangenen Kapiteln wurden Verbindungen hergestellt zwischen gesellschaftlicher Entwicklung und Krankheitsform, wurde nach der Funktion von Krankheit gefragt, wurde auf
häufig beobachtete Zusammenhänge zwischen psychosozialen
Faktoren und Krankheitsausbruch aufmerksam gemacht. Es stellt
sich nun die Frage: Wie geht diese Umwandlung in körperliche
Krankheit vor sich? Wie geschieht die Vermittlung von Seelischem
in Körperliches? Solange man dazu keine gesicherten wissenschaftlichen Erklärungen gibt, macht man es Kritikern allzu leicht,
alles als unbewiesene Behauptungen, als reine Spekulation, als
überinterpretierte Zufälligkeiten, als philosophisch, unsolide
– oder wie auch immer die gängigen Argumente lauten mögen –
zurückzuweisen. Hier helfen auch die anschaulichen Fallbeispiele,
die zur Illustration herangezogen werden, nicht. In verkürzter
Darstellung können sie nicht überzeugen, sie wirken wie Geschichten aus einer Märchenstunde, es haftet ihnen etwas Tendenziöses an. Der mysteriöse Eindruck wird auch leider dadurch verstärkt, daß heute seelisch-körperliche Zusammenhänge immer
noch als »Geheimnis Psychosomatik« (Staelman 1979) verkauft
werden. Seit Freud, der als erster von dem »rätselhaften Sprung«
vom Seelischen ins Körperliche gesprochen hatte, ist dieser Sprung
nicht mehr so geheimnisvoll wie in den Anfängen der Entwicklung
von Psychoanalyse und Psychologie. Es ist zwar noch längst nicht
alles erforscht, es gibt aber doch inzwischen solide wissenschaftliche Erkenntnisse über die psychosomatischen Vorgänge, wie sie in
umfassender Weise z. B. durch von Uexküll (1979) und Hahn

(1979) niedergelegt wurden. Der Sprung vom Seelischen ins Körperliche ist im Prinzip auch nicht rätselhafter als der vom Seelischen in verschlüsselte psychotische, neurotische und psychosoziale Symptome. Er ist nur insofern komplexer, als neben seelischen Vorgängen auch der Körper einbezogen wird und dadurch zusätzlich andere Ebenen der wissenschaftlichen Betrachtung notwendig werden.

Allerdings ist es das Dilemma des Leib-Seele-Problems und damit auch der psychosomatischen Medizin, daß Leib und Seele zwar eine unauflösliche Einheit sind, daß es aber in den Wissenschaften vom Menschen nicht möglich ist, diese Einheit mit einem Ansatz zu erfassen. Wiederholte Versuche in dieser Richtung (z.B. der Gestaltkreis von V. von Weizsäcker 1947; Motiv und Stimmung bei Th. von Uexküll 1963; die Daseinsanalyse von M.Boss 1954) können zwar auf philosophischer Ebene die Einheit denken und erhalten, sie geben aber für den praktischen Umgang mit dem Patienten allzu wenig her. Dieser verlangt für Untersuchung und Diagnostik, wenn auch nicht gleich zu Anfang (s. Kap. VI, 2), aber doch im Verlauf und zur Vertiefung, schon eine gewisse Spezialisierung auf die eine oder die andere Ebene. Ebenso läßt sich Therapie auch nicht philosophisch machen, sondern erfordert oft hochdifferenzierte körpermedizinische oder seelische Behandlungsverfahren. Das hat zur Folge, daß nur ein methodenpluralistischer Zugang (Thomae 1980) möglich ist. Die psychosoziale Seite des psychosomatischen Gesamtzusammenhangs läßt sich nun einmal adäquat nur mit psychologischen (Psychoanalyse, Tiefenpsychologie, Lernpsychologie u. a.) und sozialwissenschaftlichen Methoden angehen, die körperliche Seite nur mit naturwissenschaftlichen Methoden (Pathophysiologie, Biochemie etc.). Dabei muß der Nachteil in Kauf genommen werden, daß diese verschiedenen Ansätze nebeneinander stehen bleiben und sich nicht leicht zu einem Ganzen zusammenfügen lassen. Diese Lücke ist auch nicht durch die Modellvorstellungen zur Entstehung psychosomatischer Symptome zu schließen. Es gibt zwar Hinführungen zu der jeweils anderen Ebene, so z.B. von der endokrinologischen Streßforschung zum psychosozialen Streß und den Life-events oder umgekehrt von der Lernpsychologie zur »psycho-physiologischen Persönlichkeit«, die Grenzübergänge bleiben aber schwierig. Die psychoanalytische Methode erfaßt nur den Umschlagplatz be-

stimmter psychosomatischer Störungen, wie der Konversionssymptome, zureichend, ihre Erklärungsversuche zu anderen körperlichen Prozessen sind naiv analogisierend oder rein spekulativ.

Es soll nicht verschwiegen werden, daß die im folgenden zur Erklärung der psychosomatischen Symptombildung herangezogenen
Konzepte nicht nur unterschiedliche seelisch-körperliche Ebenen
des psychosomatischen Kontexts betreffen, sondern auch unterschiedlichen wissenschaftlichen Positionen entspringen. Das
heißt, daß manchmal auch gleiche Vorgänge je nach wissenschaft-
lichem Standort in zwei Sprachen – etwa psychoanalytisch oder
lernpsychologisch – beschrieben werden könnten. Hier soll aber
aus Gründen der Anschaulichkeit so vorgegangen werden, daß bestimmte Konzepte jeweils dort herangezogen werden, wo sie eine
bestimmte Symptomart besonders gut verstehen lassen. Die breite
Palette psychosomatischer Symptome, die sich in den Kap. II und
III auftat, läßt ohnehin nicht erwarten, daß es für diese Verschie-
denartigkeit der Zusammenhänge ein einheitliches Erklärungsmodell geben könnte.

1. Konversion und Hypochondrie

Es macht z. B. einen wichtigen Unterschied für die Art eines psychosomatischen Symptoms, ob dieses seelischen oder körperlichen Prozessen nähersteht. Deshalb wird gewöhnlich auch von
drei großen Bereichen psychogener Störungen mit körperlicher
Symptomatik ausgegangen: den Konversionsneurosen, den funktionellen Syndromen und den Psychosomatosen. Diese Einteilung
bezieht sich unter medizinischem Aspekt auf die objektive Nach-
weisbarkeit eines somatischen Befundes. Konversionssymptome
können rein subjektiv, d. h. ohne jeglichen somatischen Befund
sein, wie z. B. Schmerz, ein Taubheitsgefühl u. a. Den funktionellen Syndromen entsprechen meßbare, flüchtige körperliche Ver-
anderungen, vor allem vegetative Reaktionen wie z. B. Darmmoti-
litätsstörungen, Herzarrhythmien u. a. Bei den Psychosomatosen
finden sich in der Regel auch morphologisch nachweisbare Organläsionen, wie z. B. beim Ulcus duodeni, der Colitis ulcerosa, dem
Asthma bronchiale. Dieses Schema mag zur groben Orientierung
ausreichend sein, ein Verständnis der Symptome erwächst aber

erst aus der Betrachtung ihres unterschiedlichen Entstehungsmodus.

Bei *Konversionssymptomen* handelt es sich um den Versuch, einen umgrenzten psychischen Konflikt durch eine bestimmte Art der Einbeziehung des Körpers zu lösen. Der Begriff Konversion (Freud 1893) sollte zunächst auch nicht mehr aussagen, als daß seelische Inhalte in körperliche Symptome umgesetzt werden. Die erste Vorstellung Freuds dazu war, daß im Körpersymptom die konflikthaften Triebimpulse abgeführt bzw. wenigstens teilweise befriedigt werden. Er erkannte, daß im »arc de cercle« – den Rumpf- und Beinbewegungen, dem Verdrehen der Augen und dem Stöhnen beim großen hysterischen Anfall –, der unter Frauen in Wien um die Jahrhundertwende beinahe epidemisch auftrat, Coitusbewegungen imitiert wurden. Er konnte entdecken, daß im Globusgefühl verpönte Fellatiowünsche befriedigt wurden, in bestimmten motorischen Anfällen aggressive Schlageimpulse oder – wie bei den Kriegszitterern – Angst abgeführt wurden. Erkennbare Triebabfuhr bzw. Ersatzbefriedigung waren aber nur die ersten typischen Aspekte eines Konversionssymptoms. Bald zeigte sich, daß im Symptom auch – oder gleichzeitig – Bestrafungstendenzen zur Wirkung kommen. Der Schreibkrampf konnte z. B. so verstanden werden, daß hier Bewegungen blockiert werden, die unbewußt an sexuelle Masturbationspraktiken erinnern und deswegen unterdrückt werden müssen. An Beispielen von neurologisch nicht erklärbaren Armlähmungen bzw. Armschmerzen konnte nachgewiesen werden, daß diese im Anschluß an Situationen entstanden waren, in denen ein Impuls zum Zuschlagen dagewesen war. Die Armschwäche hatte dafür unfähig gemacht und der Armschmerz noch dafür bestraft. Im Symptom können also auch Straftendenzen repräsentiert sein bzw. es findet eine Kompromißbildung zwischen Triebimpulsen und Strafbedürfnissen statt (vgl. auch Kap. II, 5).

Damit wurde deutlich, daß sozusagen der ganze Es-Über-Ich-Konflikt auf die körperliche Ebene transponiert wird. Konflikthafte Vorstellungen und Gefühle werden verdrängt und in die Körpersprache »übersetzt«. Der Körper dient als Bühne zur Darstellung eines unbewußten Konflikts. Schon für Freud wurde damit die symbolische Funktion eines psychosomatischen Symptoms zum wichtigen Kennzeichen einer Konversion. Allerdings ist das

Ausdrucksgeschehen nicht immer so leicht wie in den obigen Beispielen zu erkennen, der Symbolgehalt der Körperstörung kann u. U. sehr schwer zu entschlüsseln sein. Das hängt damit zusammen, daß die Konversion ein komplexes psychodynamisches Geschehen ist, bei dessen Zustandekommen verschiedene seelische Abwehrvorgänge in unterschiedlichem Ausmaß beteiligt sein können (Rangell 1969). Zur Verschleierung des Konflikts trägt z. B. häufig die sogenannte »Verschiebung von unten nach oben« bei. Auf diese Weise kommen dann sexuelle Konflikte nicht im Genitalbereich, sondern als Schluckstörung, Erbrechen, Kopfdruck[1], Nasenschwellung, Schwindelgefühl u. a. zum Ausdruck. Ferner spielt bei der Verschlüsselung die Identifizierung eine wichtige Rolle. Freud hat Beispiele gegeben, wie Patientinnen an einer Lähmung oder an einem Husten erkrankten, weil die beneideten Ehefrauen der Geliebten, an deren Stelle sie sich wünschten, an solchen Krankheiten litten. Auch die massenhaften Ohnmachten und Anfälle in Mädchenpensionaten ließen sich auf solche Identifizierungen zurückführen. Die Tatsache, daß beobachtete oder so vorgestellte Krankheiten durch die Konversion imitiert werden, macht besonders auf die Bedeutung des »schauspielerischen« Elements aufmerksam. Daran anknüpfend und in Anlehnung an die neuere Psychologie des Selbst hat Mentzos (1980) darauf hingewiesen, daß das Gemeinsame und Spezifische aller Konversionsvorgänge darin besteht, daß für den äußeren und für den inneren (Über-Ich) Beobachter unbewußt etwas inszeniert wird. Diese sogenannte hysterische Konfliktabwehr dient der Änderung der Selbstrepräsentanz, d. h. der Betreffende möchte vor den anderen und sich selbst anders erscheinen als er ist. Verpönte Triebwünsche, Angst, Kränkung, Scham- und Schuldgefühle werden auf diese Weise abgespalten, wenn sie mit der eigenen Selbstvorstellung unverträglich sind. Dies kann allein auf der psychischen und sozialen Ebene durch bestimmte »dramatisierende« Verhaltensweisen geschehen, meist wird aber mit den Konversionssymptomen auch die Veränderung der Körperrepräsentanz zur »Untermauerung« herangezogen. Die Armlähmung eines Diebes unterstreicht: »Ich habe nichts gestohlen, denn ich kann ja die Hand gar nicht bewegen«, das theatralische Abknicken der Beine beim Gehen beweist dem Patienten und den Ärzten: »Ich kann wirklich nicht mehr gehen«, und soll so unbewußt Hilflosigkeit überzeugend demonstrieren. Wie sich ein Patient präsentiert, hängt ganz von seinen persönlichen Vorstellungen ab und wird nicht begrenzt durch die tatsächlich vorgegebenen anatomischen Verhältnisse. So ist es vorgekommen, daß eine Patientin an rechtsseitigen Herzbeschwerden litt (trotz Linkslage des Herzens), weil sie annahm, daß das Herz wie alle guten Dinge rechts sitze (Mentzos 1980). Bei Gliedertaubheit oder Gliederschmerzen ist bekannt, daß die Patienten ihre Sensibilitätsausfälle oder das Schmerzgebiet nach ihren laienhaften Vorstellungen erleben, nämlich abschnittweise und gürtelförmig begrenzt als ganze Hand, ganzer Unterarm, Oberarm etc. Diese Gebietsausfälle können aber durch keine organisch-neurologische Erkrankung, durch keine Nerven- oder Rückenmarksverletzungen je hervorgerufen werden. Außerdem ist bekannt, daß bei Konversionssymptomen nicht die Befunde zu erheben sind, die bei entsprechender organisch bedingter Störung zu erwarten wären. Bei konversionsbedingter Blindheit reagieren z.B. die Pupillen normal, bei Lähmungen findet sich kein Muskelschwund, die Reflexe sind intakt.

Die Frage ist: Warum können die Patienten trotzdem nicht sehen, hören, fühlen, gehen? Freud (1893) hat dazu die anschauliche Antwort gegeben, daß niemand zwei Herren dienen kann. Das heißt, daß die Endstrecke, die Organe, der ganze Körper im Prinzip funktionstüchtig sind, aber die Befehle der Zentrale, des Gehirns, sind widersprüchlich. Die Funktionsstörung entsteht dadurch, daß zwar bewußt gegangen, gefühlt, gesehen werden soll, dasselbe aber gleichzeitig durch stärkere Gegenimpulse verhindert wird, die von unbewußten Vorstellungen ausgehen und gerade diese Funktionen besetzt und für ihre Dienste in Anspruch genommen haben. Durch diesen Zusammenhang erklärt sich auch das besonders bevorzugte Verbreitungsgebiet der Konversionssymptome am Körper: Motorik, Haut, Sinnesorgane, alles, was bewußten Steuerungs- und Wahrnehmungsprozessen unterliegt, ist auch den unbewußten Impulsen und Vorstellungen zugänglich. Das heißt allerdings nicht, daß die Konversion nicht auch maßgeblich an anderen Körperstörungen beteiligt sein kann, die die inneren, vom sogenannten unwillkürlichen vegetativen Nervensystem versorgten Organe betreffen. Wie weit das möglich ist, hängt davon ab, ob auch der innere Körper durch Erfahrungen in die persönliche Vorstellungswelt einbezogen wurde und somit verfügbar ist (s. das Körper-Ich, Kap. v, 1). Ebenso können Konversionsvorgänge zumindest einleitend auch bei den psychosomatischen Störungen eine Rolle spielen, die schließlich morphologisch faßbare Veränderungen aufweisen (vgl. Kap. IV, 5). Den Einflußbereich konversionsneurotischer[2] Vorgänge auf den Körper kann man sich wahrscheinlich gar nicht groß genug vorstellen. Sie spielen vor allem bei den produktiven Aspekten von Krankheit, also wenn es um einen originellen Weg, eine Konfliktlösung, eine ausdruckshafte Mitteilung geht, eine praktisch unverzichtbare Rolle.

Die *hypochondrischen* Symptome sollen nun an dieser Stelle beschrieben werden, weil sie ebenfalls eine wichtige und häufige Form der psychosomatischen Symptombildung darstellen und weil sie den Konversionssymptomen in mancher Hinsicht ähnlich sind. Wie die letzteren sind die hypochondrischen Symptome auch sehr oft rein psychogene, also lediglich subjektiv empfundene Störungen ohne nachweisbare Veränderungen. Gibt es einen körperlichen Befund, so handelt es sich meist nur um eine geringfügige Störung, die oft in geradezu grotesker Weise überbewertet wird. Bei der sogenannten Carzinophobie (Krebsangst) werden z.B. in übertriebener Weise kleinste Unregelmäßigkeiten körperlicher Funktionen (vor allem der Verdauung) oder bisher nicht beachtete normale Körperstellen (wie z.B. die untere Vorwölbung des Brustbeins) als untrügliches Zeichen dafür gewertet, daß nun eine Krebserkrankung ausgebrochen ist. Psychodynamisch handelt es sich dabei darum, daß Befürchtungen und Ängste verschoben, in den Körper projiziert oder sekundär dort festgemacht werden. Die Hypochondrie resultiert wie die Konversion aus komplexen neurotischen Vorgängen, ihre bevorzugten Abwehrmechanismen sind aber Projektion und Introjektion. Dies macht oft schon die Schilderung der Symptome deutlich. Wenn es einen Patienten würgt, ihm den Kopf zermeißelt, elektrische Schläge gibt, der Körper wie auf eine Folter gespannt ist, die Augen hervorquellen und die Flammen aus dem Hals schlagen, sind z.B. die aggressiv-destruktiven Phantasien unübersehbar, die der Patient bei sich verdrängt und auf den Körper projiziert und die nun von dort auf ihn zurückkommen. Umgekehrt lassen sich an den Symptomen auch die Eigenschaften von Personen erkennen, die in das Körperinnere aufgenommen (introjiziert) werden. Da hämmert es im Kopf, sitzt im Nacken, nimmt die Luft weg, liegt schwer im Magen, durchbohrt den Rücken etc. Vereinfacht ausgedrückt wird die Aggression ge-

gen eine nahe Bezugsperson durch Projektion in den Körper, ihr
drohender Verlust aber durch ihre »Einverleibung« abgewehrt.
Das Ergebnis davon ist oft, daß diese Patienten sich sehr intensiv
mit ihrem Körper beschäftigen, sich von ihren realen Bezugspersonen völlig zurückziehen, ja sie durch ihre Körpersymptome »erset-
zen« (vgl. Kap. v, 2). M. Klein (1960) hat auf ähnliche, im Grunde
sehr komplizierte Vorgänge bei Melancholie und Depression hingewiesen, A. Garma (1953) hat herausgearbeitet, welche Rolle die
Introjektion der zerstörerischen, beißenden (oral-sadistischen)
Mutter bei Magenkranken spielt.[3] Manchmal wird auch der gesamte Beziehungskonflikt auf den Körper verschoben und dort
symbolisch von beiden Partnern dargestellt. Das bekannteste Beispiel hierfür ist die herzhypochondrische Form der Angstneurose.
Die Patienten bleiben dem Herz (Mutter) ständig bei der Hand
(Puls fühlend), verlieren es nie aus den Augen (Selbstbeobachtung), gehorchen seinen Anweisungen (Schonung, Ruhe) oder
werden furchtbar von ihm bestraft, wenn es tobt und rast!

2. Affektkorrelat und Organmodus

Seelische Konflikte können sich nun noch auf eine ganz andere
Weise im körperlichen Bereich bemerkbar machen, als dies oben
beschrieben wurde. Konflikte sind praktisch immer mit irgend-
welchen Emotionen verbunden. Jede Emotion ist aber ein seelisch-
körperliches Simultangeschehen, d. h. sie ist unabdingbar mit körperlichen Begleiterscheinungen verknüpft. Diese bezeichnet man
auch als Affektkorrelate bzw. Affektäquivalente.[4] Die große
Gruppe der vegetativen *funktionellen* Syndrome, die in der gesamten Medizin zwischen 15 und 30% aller Störungen ausmacht, entsteht überwiegend auf diese Weise. Hierunter fallen insbesondere
die funktionellen Störungen im Bereich des Herz-Kreislauf-Sy-
stems, des Atemwegsystems, des Magen-Darm-Trakts, der Harn-
und Geschlechtsorgane und das, was jeweils unter vegetativer Dystonie verstanden wird. Hier sind einzuordnen bestimmte Typen
von Schlafstörungen, sexuelle Störungen, profuses Schwitzen, Fieber, Erröten und andere, diffuse, in ihrer Intensität und Lokalisation schnell wechselnde Symptome. Diese »stabile Instabilität«
oder »diffuse Bestimmtheit« ist geradezu ein Charakteristikum
der funktionellen Syndrome ebenso wie ihre unentschiedene Äu-

ßerungsform, die meist sowohl körperliche Beschwerden als auch seelische beinhaltet. Da die Funktionsstörung flüchtig (wie z.B. eine Störung des Herzrhythmus, der Darmmotilität u.a.) und mit medizinisch-technischen Mitteln oft nur schwer nachweisbar ist, sind die funktionellen Syndrome von den Konversionssymptomen rein phänomenologisch nur schwer abzugrenzen. Psychologisch gibt es ebenfalls Überschneidungen, da auch vegetative Funktionsstörungen in gewissem Umfang Teil eines Konversionsgeschehens sein können oder sekundär in neurotische Prozesse einbezogen werden (vgl. Kap. IV, 5 und V, 1). Prinzipiell handelt es sich bei den funktionellen Syndromen aber um einen anderen psychosomatischen Vorgang. Die funktionellen Syndrome präsentieren keine symbolhaften Darstellungen des Verdrängten (wie im Fall der Konversionssymptome), sondern sie sind physiologische Korrelate der emotionellen Spannungen, die bei Konflikten und Belastungen entstehen.

Ähnlich wie die funktionellen Syndrome können sich auch die sogenannten *Psychosomatosen* auf der Grundlage von psycho-physiologischen Affektkorrelaten bzw. Affektäquivalenten entwikkeln. Im Gegensatz zu den oben genannten psychosomatischen Erscheinungsbildern lassen sich aber bei den Psychosomatosen organische Veränderungen nachweisen. Die klassischen Psychosomatosen sind die sieben von Alexander (1951) benannten Krankheitsbilder (»holy seven«): Asthma bronchiale, Ulcuskrankheit, Colitis ulcerosa, essentielle Hypertonie, rheumatoide Arthritis, atopisches Ekzem und Hyperthyreose. Möglicherweise kommt es bei diesen Krankheiten im Unterschied zu den funktionellen Störungen der gleichen Organe dadurch zu Organläsionen, daß entweder bereits eine angeborene oder erworbene Organschwäche (Organminderwertigkeit; somatisches Entgegenkommen) besteht oder es sich um physiologische Dauerreaktionen der vegetativen Organe auf lang anhaltende bzw. periodisch wiederkehrende emotionale Zustände handelt. Als dritte Möglichkeit wird heute noch die Art der unbewußten Konfliktverarbeitung in Betracht gezogen, die eine gänzlich andere zu sein scheint als die bei Psychoneurosen. So handelt es sich auch im Unterschied zur Konversion (s.o.), bei der man das körperliche Symptom als sekundäre Somatisierung eines Konfliktes auffassen kann, bei den Psychosomatosen häufig um eine primär somatische Reaktion auf konflikthaftes

Erleben. Man neigt heute zu der Ansicht, daß ein Teil der Psychosomatosen grundlegende »präverbale«, vor der Sprachentwicklung stattfindende Reaktionsmuster sind, die als stabile, wenig beeinflußbare körperliche Antworten seit der frühen Kindheit bestehen (vgl. Kap. III, 4 und V, 1).

Eine sehr plausible Erklärung zur Entstehung der Psychosomatosen und chronischer funktioneller Syndrome ist nach wie vor die von Alexander (1951) vorgetragene These, daß diese Krankheiten auf Dauererregungszustände innerhalb des vegetativen Systems zurückzuführen sind, die durch die Blockierung bestimmter Strebungen entstehen. Alexander geht dabei (in Anlehnung an die Notfallreaktionen des Physiologen Cannon [1928]) von zwei psychophysiologischen Grundmustern[5] aus. Das erste ist das sogenannte fight-flight-pattern. Bei der Vorbereitung auf Kampf oder Flucht in Notsituationen befindet sich der Organismus von Mensch und Tier im Zustand der sogenannten sympathischen Innervation. Die für die jeweilige Situation notwendigen adaptiven vegetativen Reaktionen (wie Erhöhung des Blutdrucks, der Muskelspannung, des Blutzuckers usw.) werden in Gang gesetzt, solange wie die Notwendigkeit erhöhter Anstrengungen andauert. Sobald Kampf oder Flucht oder andere Aufgaben überstanden sind, geht der Organismus in den Ruhestand über und die physiologischen Prozesse kehren zum Normalen zurück. Das ist nicht der Fall, wenn nach der Aktivierung vegetativer Vorgänge zum kämpferischen Einsatz keine Handlung zustande kommt oder unbewußt weiter am Kampf festgehalten wird. Wenn sich dies wiederholt ereignet, bleiben einige der adaptativen physiologischen Reaktionen bestehen (Bereitstellungsfragmente). Immer dann, wenn die Ausdrucksmöglichkeit von Konkurrenz, Aggressions- und Feindseligkeitshaltungen im Willkürverhalten gehemmt ist, gerät das sympathisch-adrenerge (neurohormonale) System in einen Dauererregungszustand. Die vegetativen Symptome entspringen aus der festgehaltenen sympathischen Erregung. Dies wird von Alexander anschaulich gemacht am Beispiel des Hochdruckpatienten, der nach außen aggressionsgehemmt und beherrscht erscheint, innerlich aber unter Spannung steht. In gleicher Weise kann bei der Migräne der Schmerzanfall z.B. innerhalb weniger Minuten enden, wenn der Kranke sich seines aggressiven Affekts bewußt wird und ihm offenen Ausdruck verleiht. Hyperthyreose, Herzneurose

86

(bestimmte Formen), Arthritis werden von Alexander ebenfalls auf unbewußt persistierende Kampfhaltungen zurückgeführt.[6]

Das zweite Grundmuster ist das sogenannte withdrawal-conservation-pattern. Beim Rückzug von nach außen gerichteter Aktivität gerät der Organismus in den Zustand der sogenannten parasympathischen Innervation. Dieser Rückzug von der Handlung ist für den ruhenden, verdauenden und aufbauenden Organismus charakteristisch und kann mit dem Ausdruck »vegetativer Rückzug« belegt werden. Manche Patienten reagieren z. B. auf die sich ergebende Notwendigkeit zu Selbsterhaltungsanstrengungen paradoxerweise mit einem gefühlsmäßigen Sich-Zurückziehen vor der Handlung in einen Abhängigkeitszustand. Dies ist etwa der Fall bei Kranken, die immer dann einen chronischen Erschöpfungszustand entwickeln, wenn sie versuchen, sich einer konzentrierten Tätigkeit zuzuwenden. Umgekehrt können sich in den Fällen, bei denen die Befriedigung von Wünschen nach Versorgtwerden, Rückzug und Passivität entweder wegen innerer Abweisung dieser Neigungen oder aus äußeren Versagungen blockiert ist, körperliche Fehlfunktionen manifestieren, die diesem unterdrückten vegetativen Rückzug entsprechen. So lassen z. B. manche hyperaktiven Ulcuskranken in ihrem äußeren Verhalten keinerlei Anzeichen von Passivitäts- und Geborgenheitswünschen erkennen, ihr Magen verhält sich aber mit seiner überschießenden Säurereproduktion so, als ob sie ständig mit Nahrung, Zuwendung, Verwöhnung »gefüttert« werden möchten. Von der gesamten »Stimmung« (von Uexküll 1963) mit ihren regressiven Tendenzen und Wünschen bleibt also nach Verdrängung des gefühlsmäßigen Anteils nur noch das zugehörige körperliche Bereitstellungsfragment bestehen. Diarrhoe, Colitis und Asthma werden von Alexander ebenfalls in Zusammenhang von dauerhaft unterdrückten, im äußeren Verhalten keine Entlastung findenden emotionalen Bedürfnissen nach Geborgenheit und Abhängigkeit gesehen.

Die Frage, wodurch es innerhalb der beiden psycho-physiologischen Grundmuster zu verschiedenen vegetativen Reaktionen und psychosomatischen Störungen kommt, wird von Alexander damit beantwortet, daß differenzierten emotionalen Zuständen ebenso differenzierte physiologische Reaktionsweisen entsprechen. Die Spezifität der bei vegetativen Störungen wirksamen psychodynamischen Faktoren muß nach Alexander in der Konstellation des

Grundkonflikts gesucht werden, in der in unterschiedlichem Mischungsverhältnis die verschiedenen psychologischen Faktoren wie Angst, verdrängte feindselige und erotische Antriebe, Abhängigkeitsbestrebungen, Minderwertigkeits- und Schuldgefühle etc. in Erscheinung treten. Die psychosomatische Reaktion wird weiter von der Art abhängen, in der sich die motivierende psychologische Kraft äußert. Aggression kann sich in sehr verschiedener Weise bemerkbar machen, und es können sich dabei verschiedene Organe und körperliche Funktionen einschalten. Feindseligkeit kann sich z. B. durch körperlichen Angriff ausdrücken, sei es auf dem Wege über die Extremitätenmuskulatur oder durch Besudeln, Anspeien usw. oder aber durch Beschimpfungen und Vernichtungsphantasien. Die physiologischen Funktionen, die dabei einer Aktivierung oder Hemmung unterworfen werden, werden entsprechend verschieden sein und sich in krankhafter Weise z. B. eher als funktionelles Muskelsyndrom bzw. rheumatische Arthritis, als Kopfschmerz bzw. Migräne oder auch als vegetatives Bereitstellungsfragment in Form einer Hypertonie äußern. Die Alexanderschen Untersuchungen sind zum Teil durch sorgfältige Blinddiagnoseexperimente und Vorhersagestudien (Mirsky 1958) darin bestätigt worden, daß spezifische psychodynamische Konfliktkonstellationen eine gewisse Korrelation in spezifischen vegetativen Innervationsmustern finden können. Das ist nicht zu verwechseln mit einem bestimmten Persönlichkeitsbild und darf auch nicht als lebensbegleitende Konstante verstanden werden, die Ausschließlichkeit für einen Menschen besitzt. Die Spezifität bezieht sich vor allem auf eine bestimmte Konflikt*situation*[7] und einen bestimmten Konfliktzeitraum.

Es bleibt die Frage, inwieweit sich auch die körperlichen Affektkorrelate einem sinnverstehenden Zugang erschließen können. Alexander (1943) selbst hat solche psychosomatischen Symptome für psychologisch »sinnlose«, mechanische Folgen bestimmter emotioneller Zustände gehalten und sie streng von den verstehbaren Ausdruckskrankheiten (Konversionssymptomen, s. o.) unterschieden. Es ist aber fraglich, ob sich eine so strenge Trennung zwischen hier Ausdruckskrankheiten mit symbolischen Symptomen und dort vegetativ-psychosomatischen Krankheiten mit bloßen psycho-physiologischen Korrelaten durchhalten läßt. Auch Konversionssymptome und alle neurotischen Symptome – ein Waschzwang, eine Agoraphobie – sind aus dem Kontext allgemeinen Verstehens herausgefallen und nur mittels Hypothesen über komplexe unbewußte Motivationen einem Verstehen zuzuführen. Umgekehrt gibt es einige vegetative Reaktionen, als Korrelate bestimmter Affekte, die sehr allgemeinverständlich sind. So versteht jeder sofort das Bauchweh eines Schulkindes oder den Durchfall eines Examenskandidaten als eine Angstäußerung, auch wenn die Betroffenen das Gegenteil versichern. Die Frage ist freilich weniger die, ob die anderen je nach ihrer Erfahrung die Symptome eines Kranken hinsichtlich bestimmter Zusammenhänge erschließen können, sondern ob die Betroffenen selbst ihre Symptome in den Dienst einer Mitteilung, einer Kommunikation stellen können (vgl. auch Kap. v, 1). Hierbei ist zu bedenken, daß körperliche vegetative Vorgänge nicht nur genetisch festgelegt, an bestimmte Affekte gebunden sind, sondern daß sie ihrerseits von Anfang an aus dem Umweltbezug, in dem sie stehen, auch bestimmte psychische Qualitäten erwerben können. So gewinnen die Funktionen des oberen Magen-Darm-Traktes durch das Gefühl, das mit der Fütterung beim Säugling einhergeht, früh die Bedeutung von Versorgtwerden, Pflege, Zuwendung in sehr weitreichendem Sinn. Das hat zur Folge, daß rückwirkend analoge Gefühle und Wünsche diese Organfunktionen auch in Gang setzen können bzw. sich über eine Störung dieser Funktionen äußern. Die vegetativen Fehlfunktionen gewinnen dadurch Mitteilungscharakter, werden zur Organsprache (vgl. Kap. ii, 3) und sind relativ allgemeinverständlich, solange sie den regelhaften Entwicklungsstufen des Menschen folgen.

Seit der frühen Kindheit besteht nämlich eine ganz enge Kopplung zwischen seelischen Erlebnisweisen und vegetativen körperlichen Abläufen, werden in den sogenannten oralen, analen und genitalen Entwicklungsstufen mit den einzelnen Organsystemen bestimmte Formen des Umweltbezuges erfahren. Die hieraus entstehende Organsprache gilt natürlich besonders für jene Organe, die in frühkindlicher Entwicklung und Erziehung im Brennpunkt der Beziehungen zur Umwelt stehen. Im einzelnen kann man folgende *Organmodi* (Erikson 1951) beschreiben: Rezeptiv einverleibendes Erleben und Verhalten steht in besonderem Bezug zu Funktionen des oberen Verdauungstraktes, der Atmung, der sexuellen Funktionen der Frau und der fünf Sinnesorgane. Im captativen Verhalten wird durch aktives Aufnehmen, Zupacken etwas genommen und festgehalten. Hier hat die orale Zone zunächst vorherrschende Bedeutung, dann aber auch die Motorik des Menschen und bestimmte genitale Vollzüge. Berühren und Berührtwerden als Erleben und Verhalten ist eine elementare Form des Kontakts, der Nähe, der Intimität. Dieser Modus ist besonders eng mit der Haut als Organsystem verbunden. Das retentive Verhalten betrifft die Möglichkeit des Zurückhaltens, des Festhaltens von Besitz. Es ist eng mit der analen Ausscheidungsfunktion verknüpft. Die eliminierenden analen und urethralen Funktionen sind eng verbunden mit den Bedeutungen Ausstoßung, Weggeben, aber auch Unterwerfung oder Protest u. a. Im expansiven Verhalten schließlich geht es um Entfaltung, um Eindringen, Aktivität. Für den Mann steht dieser Umweltbezug im besonderen Zusammenhang zu Motorik und Genitalität.

Die Entwicklung der Organmodi verläuft allerdings nicht nur nach allgemeinen – kulturspezifischen! – entwicklungspsychologischen Gesetzmäßigkeiten, sondern wird durch die individuelle Biographie, die persönliche Vorerfahrung variierend mitbestimmt. Ein Kind, das z. B. von Anfang an Berührungen und Hautkontakt nicht als zärtliche Anlehnung, sondern als Bestrafung oder Mißhandlung erlebt hat, kann später als erwachsene Frau bei einem ersten zärtlichen Hautkontakt mit einem Mann ein rational kaum begreifbares Unbehagen und Angst empfinden, schließlich sogar einen Juckreiz, eine Urtikaria oder ein neurodermitisches Ekzem entwickeln (Bräutigam 1973). Im allgemeinen kann man also zunächst unter Einbeziehung des entwicklungspsychologischen Gesichtspunkts davon ausgehen, daß bestimmte Organreaktionen wahrscheinlich mit bestimmten Umweltbezügen und seelischen Erlebnisfeldern verbunden sein können. Dadurch wird es möglich, einen Teil der psychosomatisch-vegetativen Krankheiten als Organsprache zu verstehen, die sowohl kommunikative Funktion wie auch gewisse Aspekte einer kathartischen Affektabfuhr und einer symbolischen Selbstdarstellung besitzt.

3. Die gelernte psychosomatische Reaktion

Es sei vorweg gesagt, daß es sich bei den im folgenden zu beschreibenden psychosomatischen Störungen nicht um grundsätzlich andere handeln muß, als sie auch schon in den beiden vorhergehenden Kapiteln beschrieben wurden. Der Unterschied liegt mehr in einem anderen wissenschaftlichen Erklärungsmodell. Während die o. g. psychoanalytischen Konzepte sehr um den grundlegenden spezifischen Zusammenhang zwischen bestimmten Affekten und bestimmten physiologischen Abläufen und vor allem um den unbewußten Gehalt eines Symptoms bemüht sind, geht die Lerntheorie davon aus, daß es beliebig viele Zusammenhänge gibt, je nachdem welche »zufälligen« Verknüpfungen (Konditionierungen) sich im Leben eines Individuums ergeben haben. Dementsprechend interessiert konzeptbedingt auch nicht die entwicklungspsychologisch determinierte Organsprache, nicht der individuell in einem körperlichen Symptom verschlüsselte unbewußte Konflikt, sondern vor allem die Frage, welche körperliche Reaktion (ungünstigerweise) konstant an welchen Reiz gekoppelt ist.

Szasz (1947) berichtete z. B. über einen Magenpatienten, der als Kind bei jeder kleinsten Regung von Ärger und Wut sofort von seiner Mutter gefüttert wurde. In einer Lebenssituation, die für ihn mit Ärger verbunden war, erkrankte er bald an einem Magengeschwür, weil seine Magenreaktion zeitlebens an diesen Affekt gekoppelt wurde. Das soll allerdings nicht heißen, daß Wut und Magenreaktion nur über falsches Lernen verknüpft sein können. Was für das zitierte Beispiel einleuchtend ist, trifft für andere Patienten so nicht zu. Wut und Ärger können auch über die (unbewußte, infantile) Vorstellung, die gehaßte Person zu zerstören, zu verschlingen oder einen schweren Brocken herunterschlucken und verdauen zu müssen etc. (also über einen oral-aggressiven Organmodus), zu unphysiologischen Mageninnervationen führen. In ähnlicher Weise gibt es Körperbeschwerden, die sowohl als Konversion begriffen werden können als auch als Lernvorgänge interpretierbar sind. Wenn Freud den unerklärlichen Husten einer seiner Patientinnen als Konversion auffaßte, so ging er in seinem Beispiel davon aus, daß sich die Patientin dadurch mit der auch hustenden Ehefrau des Geliebten identifizierte. Der Wunsch, an deren Stelle zu sein, und die Bestrafung dafür, nämlich krank zu sein, sind in dem Symptom kompromißhaft befriedigt. Lerntheoretisch ließe sich das Symptom so erklären, daß die Patientin zunächst durch Imitation der Ehefrau (Lernen am Modell) auch anfing zu husten. Durch das häufige zeitliche Zusammentreffen von Husten und Stell-Dich-ein mit dem Geliebten wurde der Husten außerdem zu einem bedingten Reflex, der schließlich sogar dann eintrat, wenn sie nur an diesen Mann dachte. Von einem bedingten Reflex kann man hier sprechen, weil der Husten nicht auf einen Primärreiz (Fremdkörper, Gas etc.) erfolgt, sondern auf eine sekundäre Verknüpfung mit einer Situation, einer Vorstellung hin. Da die Lerntheorie per Definition auf die Konstruktion komplizierter unbewußter Vorgänge verzichtet, läßt sie im Vergleich zum psychoanalytischen Erklärungsmodell allerdings einige Fragen offen. Zum Beispiel beantwortet sie nicht die Frage, was außer dem zeitlichen Zusammentreffen und dem Zufall die zusätzliche Motivation für die Entstehung des Symptoms ist, dafür, daß unter den vielen, gleichzeitig angebotenen Reizen einer Situation nur einer ausgewählt wird (z.B. der Husten und nicht ein bestimmter Augenaufschlag, eine Geste der Rivalin). Dazu gehört auch die Frage, warum gerade dieses Symptom zu einem dauerhaften bedingten Reflex wird, während tausend andere Verhaltensweisen der Patientin aus dieser Situation (wie angenehme Gefühle, körperliche Erregung u.a.) nicht durch die Gedankenverbindung an diesen Mann hervorgerufen werden können, also nicht zu bedingten Reflexen werden. Trotz dieser Lücken – die in anderer Weise bei den anderen Konzepten auch vorhanden sind – kann kein Zweifel darüber bestehen, daß bei der Entstehung psychosomatischer Störungen Lernvorgänge eine wichtige Rolle spielen. Die Lerntheorie vermag den Anteil bewußter und vorbewußter Lernprozesse auch adäquat zu analysieren und sie therapeutisch anzugehen. Vor allem die Chronifizierung (s. Kap. III, 2) und der sekundäre Krankheitsgewinn (s. Kap. II, 7) werden sehr stark durch Lernvorgänge hervorgerufen. Die Chronifizierung wird sogar wesentlich dadurch eingeleitet, daß eine bestimmte körperliche Reaktion durch Wiederholung in einer bestimmten Situation allmählich zu einem bedingten Reflex wird, also klassisch konditioniert wird.[8] In zahlreichen experimentellen Studien (Pawlow 1953, Skinner 1953 u.a.) wurde nachgewiesen, daß praktisch alle Körperfunktionen zu *bedingten Reflexen* werden können: die Herztätigkeit, Gefäßreaktionen, Magen-Darm-Tätigkeit, Wärmehaushalt, Stoffwechsel, Nierenfunktion etc. Durch die Erzeugung sogenannter experimenteller Neurosen konnten im Tierexperiment sowohl Verhaltensstörungen wie auch vegetative Störungen bis hin zu somatischen Schäden (z.B. irreversible Hypertonie, coronare Ischämie usw.)

hervorgerufen werden. Die Übertragung dieser Befunde auf den Menschen erscheint im Hinblick auf theoretische Interpretationsmöglichkeiten aber problematisch. Abgesehen von der grundsätzlichen Schwierigkeit, tierexperimentelle Ergebnisse auf den Menschen zu übertragen, wird in experimentellen Situationen mit Menschen, wegen der Notwendigkeit der Gleichhaltung und Isolierung bestimmter Reizfaktoren, die Gesamtsituation so reduziert und artifiziell, daß sie nicht mehr den natürlichen Bedingungen des Menschen entspricht. Zur sozialen Umwelt des Menschen gehört die Offenheit gegenüber einer Vielzahl von Reizen, die Möglichkeit und Notwendigkeit der Wahl (Bräutigam 1973). Die Lernvorgänge bei psychosomatischen Störungen beim Menschen müssen daher als sehr kompliziert strukturiert aufgefaßt werden, insofern wahrscheinlich noch Konditionierungen höherer Ordnung (Beres 1968) und zweite Signalsysteme (z. B. Worte als spezielles Signalsystem des Menschen für die ersten Signale, d. h., die eigentlichen Vorgänge) hinzukommen. Auch ist es in der natürlichen Umgebung des Menschen nicht so leicht überschaubar, von welchen Bedingungen es zusätzlich abhängt, ob es z. B. zu einer Reizgeneralisierung oder zu einer allmählichen Löschung (Extinktion) kommt. Über Reizkonditionierung oder Reizlöschung entscheiden letztlich wohl doch nicht Zufälligkeiten, sondern in der jeweiligen Persönlichkeit (Biographie, Konflikte etc.) liegende Faktoren.

Beim sekundären Krankheitsgewinn spielt das sogenannte *operante Lernen*[9)] eine große Rolle, d. h. daß der Krankheitszustand durch die mit ihm verbundenen Vorteile festgehalten wird. Für den Magenkranken werden nur noch bestimmte Speisen gekocht, die er gerne mag; der an Kopfschmerzen leidenden Sekretärin tippt die Kollegin noch schnell ein paar Seiten, wenn die Schmerzen auftreten; und die Asthmatikerin braucht nicht an einer ihr unangenehmen Familienfeier teilzunehmen, weil ihr das starke Parfüm, das Tanten und Cousinen verwenden, nicht guttut (Franke 1981). Ursprünglich ging man beim Menschen zunächst von der Grundvorstellung aus, daß operantes Lernen lediglich willkürliches Verhalten (Motorik, Eßverhalten wie bei der Fettsucht und der Magersucht etc.) beeinflussen könne, klassisches Konditionieren dagegen die vegetativen Funktionen. Inzwischen gilt als erwiesen, daß es beide Möglichkeiten der Beeinflussung gibt (vgl. Schonecke 1979). Die bekanntesten Beispiele für klassische Konditionierungsvorgänge finden sich beim Asthma bronchiale und der sogenannten Herzneurose. In der Anamnese funktioneller Herz-Kreislaufbeschwerden etwa läßt sich der Vorgang der Reizgeneralisierung besonders häufig nachweisen. Die Beschwerden treten in einer zunehmend größer werdenden Anzahl von »spezifischen« Situationen auf. Ebenso können Asthmaanfälle zu Reaktionen auf immer unterschiedlichere Reize werden. Aus einer ursprünglich monovalenten Allergie gegenüber Blütenpollen kann z.B. leicht eine polivalente Allergie gegen Gras, Staub, Pferdehaare etc. werden. Schließlich kann schon das Bild einer Blume oder die Vorstellung einer Wiese, ein bestimmtes Wort einen Asthmaanfall auslösen. Dies zeigt, wie somatische Störungen durch Umwandlung von vorher neutralen Reizen in spezifische Reize (Reizgeneralisierung) und durch Konditionierung höherer Ordnung ausgelöst werden können. Beim Asthma spielt allerdings zusätzlich auch das operante Lernen noch eine Rolle (s.o.). Vor allem Kinder lernen es sehr schnell, Asthmaanfälle »taktisch«, zur Erreichung bestimmter Ziele einzusetzen.

Für einige psychosomatische Störungen spielt dabei die *gleichzeitige* Konditionierung eine große Rolle, d.h. daß die Vorgänge des klassischen und operanten Konditionierens zeitlich zusammenfallen. Ein Willkürverhalten wird operant konditioniert, wobei gleichzeitig einhergehende vegetative Veränderungen eine systematische Beziehung zum Willkürverhalten aufweisen und damit indirekt mit beeinflußt, also klassisch konditioniert werden. Nimmt man z.B. an, daß die Vermeidung aggressiven Verhaltens sozial immer wieder belohnt wird, aber gleichzeitig von Blutdruckerhöhungen begleitet ist, so können durch das häufige Auftreten dieser Vermeidungshaltungen sich hohe Blutdruckwerte als bedingter Reflex einstellen und schließlich zu einer labilen Hypertonie führen. Ähnlich kann man auch das peptische Magenulcus interpretieren, nämlich daß bestimmte, in ihrer Befriedigungs- und Abfuhrmöglichkeit behinderte Gefühle mit einer erhöhten HCL-Pepsin-Gastrin-Sekretion einhergehen und damit die Gefahr einer Geschwürbildung erhöhen. Auch hier könnten die gleichen Situationen, die zu dauerndem Vermeidungsverhalten führen (wie z.B. zu dem pseudounabhängigen, überkompensatorischen Aktivitätsverhalten mancher Ulcuspatienten), gleichzeitig vegetativ autonome Reaktionen mitbedingen. In dieser Erklärung ist übrigens unschwer die Parallele zu Alexanders Hypothese von verdrängten Affekten und zugehörigen psychophysiologischen Korrelaten wiederzuerkennen. Auch die Lerntheorie geht davon aus, daß das affektive Verhalten körperliche Reaktionen einbezieht und daß diese, sofern die Reize intensiv und andauernd wiederholt werden, zu einer Gewebsschädigung führen. Das Problem der Organwahl erklären die Lerntheoretiker allerdings nicht affekt- bzw. konfliktspezifisch wie Alexander, sondern durch die »psychophysiologische Persönlichkeit«. Es wird davon ausgegangen, daß sich bis zum 6. Lebensjahr individuelle Muster vegetativer Reaktionsbereitschaft auf Belastungen herausbilden, die dann konstant bei verschiedensten Umständen aktiviert werden und zeitlebens stabil bleiben. Mit diesen individuellen Abweichungen in Intensität und Muster der vegetativen Reaktionen (der individuumspezifischen Reaktionen, s. Kap. v, 1) erklärt die Lerntheorie auch das Auftreten der immer gleichen psychosomatischen Erkrankungen (z.B. »alles schlägt auf den Magen«) unter sehr verschiedenartigen Bedingungen und Belastungen.

4. Die psychosomatische Streßantwort

Seit Selye (1953) die Begriffe Streß (Zustand der körperlichen oder seelischen Überlastung), Stressor (den Streß erzeugender Reiz) und Streßreaktion (Antwort des Organismus auf den Reiz) entwickelt hat, ist es möglich geworden, manche psychosomatischen Krankheiten auch im Rahmen dieses Krankheitsmodells zu verstehen. Psychosomatische Symptome als Streßfolge aufzufassen, bringt speziell eine neue Perspektive des Verständnisses, nämlich die Belastung als objektive Größe zu erfassen. Wurden bisher die Symptome als Ausdruck eines Konflikts, als zu einem bestimmten Affekt gehörend, als persönlich falsch gelernte Reaktion verstanden, so interessiert sich die Streßforschung mehr für die gleichförmige überindividuelle Reaktion auf Belastungen. Der Suche nach krankhaften subjektiven Fehlverarbeitungen wird die Suche nach »an sich krankheitsverursachenden« Ereignissen und Umweltfaktoren entgegengesetzt. Darauf wird in Kap. v, 6 noch näher eingegangen werden. Selbstverständlich kann ein Reiz immer nur dann zu einem Stressor werden, wenn er eine Auswirkung auf das Erleben und Verhalten einer Person hat. Diese Wirkung kann ein Reiz aber einmal allein durch die objektive Größe der Belastung bekommen, ein andermal mehr durch seine subjektive Bedeutung. Unabhängig davon, in welchem sonstigen Ergänzungsverhältnis objektive und subjektive Faktoren einer Belastung stehen, erlebter Streß führt in jedem Fall zu bestimmten Anpassungsregulationen, die zunächst nicht schädlich sein müssen, aber im Verlauf der Zeit in krankhafte Störungen umschlagen können (vgl. die Anpassungskrankheiten, Kap. III, 3). Die Kenntnis des phasenhaften Ablaufs des Adaptationssyndroms (nach Selye) mit Alarmstadium, Anpassungsphase und Erschöpfungsphase und den jeweils dazugehörenden seelischen und körperlichen Begleiterscheinungen ist inzwischen besonders für das Verständnis der physiologischen Abläufe bei psychosomatischen Krankheiten von großer Wichtigkeit geworden.

An *Streßreaktionen* finden sich beim Menschen Änderungen der kognitiven, affektiven und physiologischen Funktionen sowie Verhaltensänderungen. Die Veränderung von kognitiven Funktionen und Verhaltensmustern bezieht sich besonders auf die Aktivität, die Leistungseffektivität, die Wahrnehmungsgenauigkeit, Urteilsfähigkeit, Problemlösungsverhalten etc. An affektiven Störungen wurden vor allem Auftreten von Angst, Aggression, Depression und Panik beobachtet sowie Veränderungen der Psychomotorik, wie Stottern, Tremor und verschiedene Störungen des Ausdrucksverhaltens. Einen besonderen Stellenwert im Rahmen der medizinischen Streßforschung haben natürlich die physiologischen Reaktionen und das Auftreten körperlicher Symptome. Die körperlichen Wirkungen des Streß sind jedoch so vielfältig, daß es wenig Sinn hätte, diese alle im einzelnen aufzuzählen. Statt dessen sollen hier nur die grundlegenden Bahnen skizziert werden, über die der Streß seine Wirkung entfaltet. Gesteuert wird das komplexe Geschehen vom vegetativen Nervensystem und vom Hypotalamus, der seinerseits wieder die Nebennierenrinde und das Nebennierenmark zu vermehrter Ausschüttung von Hormonen veranlaßt. Die *vegetativ-nervalen* Reaktionen auf streßhafte Reize entsprechen im wesentlichen den in Kap. IV, 2 bereits erwähnten Notfallfunktionen des autonomen Nervensystems bei Kampf bzw. Rückzug. Allerdings werden hier die Bereitstellungsreaktionen nicht nur auf extreme Situationen nach dem Alles-oder-Nichts-Prinzip bezogen, sondern auf ein gleitendes Verhaltenskontinuum, welches von tiefem Schlaf und Inaktivität über Dösigkeit, normale Vigilanzebenen schließlich zu Ekstase, Wut und höchster Erregung verläuft. Diesem Kontinuum entsprechen Aktivierungen physiologischer Prozesse. Dabei zeigte sich, daß Streßsituationen in der Regel zu einer Erhöhung des Aktivierungsniveaus und damit des Blutdrucks, der Puls- und Atemfrequenz, der Leitfähigkeit der Haut, der Temperatur, der Schweißabsonderung, der Muskelspannung usw. führen.

Wie schon angedeutet, geht die zweite Wirkung des Streß über den Weg der *Hormonausschüttung*. Eine Zeitlang stand dabei die Reagibilität der Nebennierenrindenhormone in der Streßsituation so im Mittelpunkt der Forschung, daß diese Reaktion mit dem Streß gleichgesetzt wurde. Eine Vielzahl von experimentalpsychologischen Untersuchungen bestätigte die gesteigerte Exkretion von Nebennierenrindenhormonen in unterschiedlichen Reizsituationen (Krankenhauseinweisungen, chirurgische Eingriffe, psychiatrische Interviews, Examina, Wettkämpfe, Kältereiz, Kriegssituation etc.). Nachgewiesen wurde, daß die Nebennierenrindenhormone bei der Entstehung von Hypertonie, Magengeschwür, Asthma, Rheumatismus, Herz- und Nierenleiden eine große Rolle spielen. Unter den endokrinen Funktionen gilt zweitens die Aktivität des Nebennierenmarks als sensitiver Indikator für Streßreaktionen. Ebenfalls in zahlreichen Streßexperimenten konnte ein Anstieg der Katecholaminausschüttung (Adrenalin und Noradrenalin) bestimmt werden. Danach scheint Adrenalin primär in Situationen ausgeschüttet zu werden, die Flucht oder Kampf ermöglichen und besonders die Aktivität des Organismus steigern, während die Noradrenalinausschüttung besonders für Dauersituationen typisch zu sein scheint, die unvermeidbar und unausweichlich sind. Die Untersuchung der Katecholamine in der Streßforschung hat in den letzten Jahren erheblich an Aktualität gewonnen, da sie eine Mittlerfunktion in dem komplexen soziopsychobiologischen Gleichgewicht haben, das bei der Entstehung des Herzinfarktes eine Rolle spielt.

Schließlich bewirkt Streß eine Veränderung der *Immunitätslage* des Menschen. Klinische und experimentelle Untersuchungen in jüngster Zeit (Amkraut und Solomon 1974) zeigten, daß psychosoziale Faktoren die Funktionen des Immunsystems beeinflussen können. Wie dabei das Zusammenspiel von seelischen, neuroendokrinen, physiologischen und biochemischen Veränderungen im einzelnen abläuft, ist allerdings äußerst schwer zu erforschen. Die wesentliche Veränderung, die der Streß induziert, besteht aber letztlich darin, daß sich das Gleichgewicht zwischen Noxen, Giften, Fremdkörpern, Erregern einerseits und körpereigenen Abwehrstoffen andererseits zuungunsten der letzteren verschiebt. Das bekannteste Beispiel hierfür liefern die Infektionskrankheiten. Die Anfälligkeit für Infektionen in persönlichen Krisenzeiten (vgl. Kap. II, 2) beruht z. B. auf diesem Mechanismus. Länger dauernde seelisch belastende Momente setzen die Widerstandskraft (Resistenz) des Organismus herab, so daß es bei zufällig eintreffenden oder auch schon länger vorhandenen Infektionserregern leichter zum Ausbruch einer Krankheit kommt. Bekannt ist auch, daß Menschen, die sich in einer bestimmten Umgebung unwohl fühlen und sich vor Ansteckung fürchten, trotz aller Vorkehrungsmaßnahmen prompt an einer Erkältung erkranken, während eine schöne Frau, wie Groddeck schrieb, die sich ihrer Wirkung bewußt ist, auch bei Winterkälte und entblößtem Dekolleté nicht krank wird. Ein solches Hochgefühl mag auch eine der Ursachen dafür sein, daß Magersüchtige trotz niedrigsten Gewichts und leichter Kleidung auch im Winter praktisch nie eine Erkältung bekommen. Daß selbst hochinfektiöse Bakterien nicht in jedem Fall zur Erkrankung führen, wurde eingangs schon bei der Cholera erwähnt.

Von brennendem Interesse ist augenblicklich die Frage, ob die Veränderung der Immunitätslage nicht auch bei der Entstehung der Krebserkrankung von großer Wichtigkeit ist. In Kap. II, 6 wurde ausgeführt, daß Krebserkrankungen oft in aussichtslosen Lebenslagen nach jahrelangen vorausgehenden Belastungen und persönlichen Verlusten auftreten. Die mit diesem Dauerstreß einhergehende Resistenzminderung könnte möglicherweise zur Folge haben, daß das körpereigene Immunsystem nicht mehr ausreichend in der Lage ist, die immer in gewisser Zahl anfallenden entarteten Körperzellen zu vernichten (Bahnson 1979). Tierexperimentell lassen sich jedenfalls Zusammenhänge zwischen Streß, Veränderung des Immunsystems und Krebsentstehung eindeutig nachweisen (Bammer 1981). Beim Menschen wurden bisher ähnliche Ergebnisse an Frauen mit Brustkrebs und Gebärmutterkrebs erhoben (siehe bei Wirsching 1979), die allerdings noch vorsichtig interpretiert werden müssen. Schließlich sei erwähnt, daß die veränderte Immunitätslage auch bei den allergischen Krankheiten (Asthma, Ekzeme etc.) und den sogenannten Autoimmunkrankheiten (z. B. Rheumatismus, Colitis ulcerosa) eine wichtige Rolle spielt. Ob man die bei diesen Krankheiten überschießende Antikörperproduktion, die schließlich sogar eigenes Körpergewebe zerstört, als »Autoaggression« auch im übertragenen Sinne (vgl. Kap. III, 6) auffassen kann, ist allerdings fraglich. Dazu weiß man noch zuwenig über die komplizierte Wirkungskette zwischen psychosozialen Faktoren und immunologischen Steuerungsvorgängen.

Insgesamt kann die Streßforschung für die Erklärung psychosomatischer Krankheiten ein breites medizinisches Fundament zur Verfügung stellen. Ihre Spezifitätshoffnungen mußte sie inzwischen aber erheblich zurückstecken. Die Erwartung einer überindividuellen körperlichen Reaktion auf einen bestimmten Reiz hat sich nur bei banalen experimentellen Situationen, wie z. B. beim Kältereiz, erfüllt, auf den so ziemlich alle Menschen eine Gänsehaut und eine Pulsbeschleunigung bekommen. Eine Anwendung auf Auseinandersetzungen mit komplexen psychosozialen Situationen zeigte sehr bald die Grenzen des Konzepts überindividueller stereotyper Reaktionen durch die Vielfalt angetroffener Reaktionen und unterschiedlicher persönlicher Deutungen der Situation. Größere Bedeutung scheint die individuelle Reaktionsspezifität zu besitzen, d. h. die Tendenz, auf unterschiedliche Situationen mit einem ziemlich gleichbleibenden Muster physiologischer Reaktionen zu antworten. Die Streßforschung erhofft – ähnlich wie die Lerntheorie – von der Bestimmung individueller physiologischer Reagibilitätsmuster neue Erkenntnisse über die Disposition des einzelnen für bestimmte Erkrankungen zu gewinnen.

5. Die körperlich-seelische Wechselwirkung

In den letzten beiden Kapiteln blieb jeweils die Frage ziemlich offen, warum jemand an einem bestimmten Organ erkrankt. Bei Konversionssymptomen konnte dies eindeutig mit der symbolischen Eignung eines Organs für einen bestimmten Konfliktinhalt beantwortet werden. Die Organmodi gewannen ihre spezifische Bedeutung aus dem zwischenmenschlichen Bezug, in dem sie stehen und über den sie im Sinne einer Organsprache Mitteilung machen können. Die physiologischen Korrelate eines Affekts sind dagegen mannigfaltig, die körperlichen Reaktionen unter einer Belastung lassen eine große Spielbreite von in Frage kommenden Organen zu. Daß darunter nur ein Organ krank wird und dieses Organ bei manchen Patienten immer – auch bei sehr unterschiedlichen Affekten und Situationen – reagiert, wurde von Lerntheorie und Streßforschung noch etwas vage auf die psychophysiologische Persönlichkeit bzw. die individuumspezifische Streßreaktion zurückgeführt. Eine erworbene Stabilität vegetativer Reaktionsmuster und eine bestimmte angeborene somatische Verletzlichkeit (Vulnerabilität) wurden in Betracht gezogen. Da man nun bei Neugeborenen in der Tat eine sehr unterschiedliche Magensaftsekretion findet, kann man auch davon ausgehen, daß die Säuglinge, die von Geburt an eine vermehrte Magensäureproduktion besitzen, eine Prädisposition für eine Ulcuskrankheit mitbringen, und zwar nach dem auch heute noch in etwa gültigen Motto: »Ohne Säure kein Ulcus«. Das Entscheidende ist nun aber nicht der genetische Faktor als solcher, sondern daß er sich sofort auf die sozialen Beziehungen dieser Säuglinge auswirkt: Vermehrte Magensekretion geht mit vermehrtem Nahrungsverlangen einher. Stets hungrige und unruhige Säuglinge laufen aber viel mehr Gefahr, frustriert zu werden oder die Mütter zu überfordern als normale Kinder. Enttäuschungen wie übermäßige Verwöhnungen können sich so sehr leicht in einer oralen Charakterentwicklung fixieren. Diesen Zusammenhang konnte Mirsky (1961) in einer Untersuchung an gesunden amerikanischen Rekruten bestätigen. Er war in der Lage, in 64 % der Fälle allein aufgrund psychologischer Verfahren die Diagnose der Magenhypersekretion richtig zu stellen. Zehn dieser untersuchten Rekruten, die bis dahin noch nie an einem Magengeschwür erkrankt waren, sagte er sogar aufgrund ihrer Persönlichkeitshaltung voraus, daß sie während der Militärdienstzeit erkranken würden, was auch bei sieben tatsächlich eintraf. Dieses Beispiel soll zeigen, daß die mit der oralen Fixierung einhergehenden Haltungen diese Menschen leicht und immer wieder in Situationen stellen, die für sie sehr konflikthaft sind. Wenn dabei die Umgebung nicht sehr entgegenkommend ist oder diese Menschen die Situation nicht doch schließlich selbst befriedigend modifizieren können, ist die Gefahr der Frustration sehr groß. Die ständige Fehldeutung der Außenwelt als einer Umgebung, die in übertriebenem Maß Verwöhnung gewähren soll, setzt nun ihrerseits die Magenfunktionen, die von frühester Entwicklungszeit an solche Erwartungen gebunden sind, zu oft in Gang. Hier schließt sich der Kreis.

In Verallgemeinerung der Mirskyschen These hat Engel (1955) vorgeschlagen, für die Gruppe von Störungen, die einen solchen Zirkel ausweisen, den Ausdruck *somatopsychisch-psychosomatisch* zu verwenden. Es handelt sich um Erkrankungen, bei denen die prädisponierenden biologischen Faktoren von Geburt oder früher Kindheit an direkt oder indirekt an der Entwicklung des psychischen Apparates beteiligt sind. Diesen Einfluß können sie dadurch gewinnen, daß sie besonders auf die mitmenschlichen Beziehungen einwirken und sie in bestimmter Weise zu verändern vermögen. Konstitutionelle Besonderheiten an Magen und Darm, Haut und Motorik dürften auf diese Weise nachhaltige Wirkungen entfalten, da sie im Brennpunkt von Erziehung und Pflege der Kinder stehen. Konstitutionelle Eigenheiten können aber auch zu besonderen Erotisierungsvorgängen führen, wie z.B. die hypermotorische Aktivität zum Muskelerotismus bei Arthritispatienten, Hypersensibilität und Hauterotik zu Exhibitionismus bei Dermatitispatienten usw. Ferner können diese körperlichen Einflüsse durch frühzeitige Einbeziehung in den seelischen Primärprozeß auch den Träumen, Phantasien, sprachlichen Bildern, Sprecheigentümlichkeiten, Körperhaltungen, Gesten ihren Stempel aufdrücken und sich schließlich in »Einstellungen« und »spezifischen Haltungen« niederschlagen (wie z.B. das Sich-Verschließen bei Asthmatikern, Grace u. Graham 1952). Alles zusammen gewährleistet dann eine Spezifität im Hinblick auf das Erleben und natürlich auch die Umstände, die sich als psychisch belastend erweisen können. Entsprechende Erlebniszusammenhänge setzen ihrerseits rückwirkend die Organreaktionen in Gang. Gegenwärtig ist die Zahl der Störungen, die man als somatopsychisch-psychosomatisch bezeichnen kann, aufgrund mangelhafter Kenntnisse aber noch gering. Sie umfassen gerade so eben die »klassischen« psychosomatischen Krankheiten (s. Kap. IV, 2).

Auf eine andere Form des somatischen Entgegenkommens hat

Freud (1904) bei den Konversionssymptomen und den hypochondrischen Beschwerden hingewiesen. Angeborene, erworbene oder aktuelle körperliche Veränderungen werden hier sekundär in bereits bestehende neurotische Verarbeitungsmuster einbezogen und können dadurch wiederum erheblich verstärkt werden. Ferner kann eine geringfügige Verletzung zum Anlaß genommen werden, um latenten Gefühlen von Hilflosigkeit und Schwäche endlich Ausdruck geben zu können. Die Aggravation der Beschwerden dient dazu, die Lücke zwischen der wirklich eingetretenen Behinderung und den unbewußt erlebten Gefühlen zu schließen und auch nach außen stichhaltig unter Beweis zu stellen. Das ist z.B. der typische Zirkel bei vielen Rentenneurosen. Ähnliches gilt für die meisten hypochondrischen Symptome, bei denen an kleinsten körperlichen Unregelmäßigkeiten Ängste und Befürchtungen festgemacht werden, die eigentlich aus ganz anderen Schwierigkeiten und Konflikten stammen. Diese kleinen Abweichungen lassen einerseits die Angst berechtigt erscheinen, verstärken sie andererseits aber auch bis zu neuen körperlichen Angstsymptomen wie Herzrhythmusstörungen, Durchfällen, Blasenbeschwerden etc. Der Wechselwirkungszusammenhang zwischen schweren Unfällen, Operationen, organischen Leiden und neurotischen Verarbeitungsmustern wurde schon lange gesehen und fand bei Freud (1896) in der traumatischen Neurose und bei Fenichel (1967) in der Pathoneurose seinen Niederschlag.

In diesem komplizierten Wechselspiel seelischer und körperlicher Faktoren vermischen sich dann auch leicht die verschiedenen Symptomarten miteinander. Störungen an der Haut liefern dazu die interessantesten Beispiele (Engel und Schmale 1969): Bei körperlicher Verletzung reagiert die Haut z.B. mit Schmerz, Jucken, Entzündungen. Diese Reaktion kann auch durch hypnotische Suggestion einer Verletzung aktiviert werden. Das spricht dafür, daß das gleiche auch für Konversionen gelten mag, bei denen eine phantasierte Schädigung der Körperoberfläche eine Rolle spielt. Neben der Schmerzempfindung kommt es also in dem Bereich, der von der Reaktion auf die Phantasie erfaßt ist, auch zu vegetativen Erscheinungen wie Rötungen, Schwellungen, Blutaustritt u.a. Falls zusätzlich eine Wechselwirkung zwischen diesen Erscheinungen und anderen bereits vorhandenen somatischen Faktoren (entzündlichen, allergischen, toxischen) bestünde, ließen sich so auch

Fälle von ekzematöser Dermatitis, Urtikaria, Purpura, Stigmatisierung u. a. erklären, deren Lokalisierung deutlich symbolisch determiniert ist. Natürlich erlangt eine Hautstelle, wenn sie einmal erkrankt ist, unabhängig von der ursprünglichen Ätiologie sehr leicht eine seelische Repräsentanz und kann daher wieder zum Ort für künftige Konversionsreaktionen werden. Immerhin ist möglich, daß ein Konversionsmechanismus bei der Entstehung vieler somatischer Störungen, die bisher nicht im Zusammenhang mit einer Konversion betrachtet wurden, eine Rolle spielen kann. Die Konversion wäre dabei ein psychischer Mechanismus, der die sogenannten »Ausstoßungsschemata« (Wolff 1961) z.B. an der Haut, den Schleimhäuten, dem oberen Respirationstrakt oder dem oberen und unteren Magen-Darm-Trakt auslöst. Man muß jedoch im Auge behalten, daß hier die Konversion nur für die Wahl des Ortes bzw. Körperteils und die Wahl der ausgelösten Ausstoßungsbahnung verantwortlich ist, nicht aber für die weiteren körperlichen Prozesse oder die Entwicklung der Läsion selbst. Letzteres ist eine Komplikation in Gestalt einer Körperreaktion, deren Entwicklung von der Wechselwirkung mit anderen prädisponierenden Faktoren abhängig ist. Daher haben die Läsion selbst (wie etwa das Ulcus duodeni) und die aus ihr sich ergebenden Symptome weder eine primäre symbolische Bedeutung, noch dienen sie primär der Abwehr. Das verständlichste Beispiel dazu ist die Hyperventilationstetanie. Die Konversion führt über ein bestimmtes psychisches, mit der Atmung zusammenhängendes Konzept (z.B. keuchende Coitusatmung) zwar zu exzessiver Atmung (Hyperventilation), die Symptome der Paraesthesie, Schwindel und Tetanie, sind aber keine Konversion mehr, sondern Folgen der respiratorischen Alkalose und der Hypocalcämie, die als Komplikation der Hyperventilation auftreten.

Diese Auffassung soll die Unterscheidung verschiedener, psychosomatischen Störungen zugrundliegender Mechanismen nicht verwischen. Es soll nur die Aufmerksamkeit auf die Tatsache lenken, daß sich diese Prozesse überlappen, abwechseln, ergänzen oder schließlich alle zusammen an der Entstehung einer psychosomatischen Krankheit beteiligt sein können. Dieses Ineinandergreifen ist nicht eine Unschärfe der Terminologie, sondern liegt in der Natur der Sache. Psychosomatische Krankheiten beruhen auf zirkulären bzw. spiralförmigen, sich wechselseitig steuernden körperlichen und seelischen Prozessen. Im Laufe der Erkenntnisfortschritte ist man immer mehr von der linear-monokausalen Krankheitsauffassung abgekommen. Fragen nach einseitigen Ursache-Wirkungszusammenhängen verlieren an Bedeutung. Schon von Weizsäcker (1940, 1946) meinte, daß der Kausalbegriff zu eng ist, um das psychophysische Verhältnis darzustellen, und auch problematisch ist, da es kein Beobachtungsmittel gebe, um in irgendeinem Fall zu bestimmen, wer angefangen habe, die Psyche oder das Soma. Indem von Weizsäcker den »Gestaltkreis« auf die Medizin anwandte, schuf er ein Modell, das den heutigen systemischen Vorstellungen sehr nahe kam. Die Einführung des Subjekts in die Biologie war die Voraussetzung für *systemtheoretisches* Denken: Keine Ebene der körperlichen oder seelischen Organisation ist bedeutsamer als irgendeine andere. Eine Störung auf einer Organisationsebene kann alle anderen Ebenen beeinflussen. Eine Anwendung dieser Perspektive findet sich dann vor allem bei Engel (1955 u. 1970) mit den somatopsychisch-psychosomatischen Krankheiten (s. o.). Das systemtheoretische Konzept ist sicher das komplizierteste Konzept über die Psychosomatosen, entspricht aber am meisten der Wirklichkeit der zirkulären Prozesse, die sich in dem bio-psychosozialen System bzw. dem »Situationskreis« (von Uexküll 1979) der Patienten abspielen und aus dem Aufeinanderwirken und den Wechselbeziehungen biologischer, intrapsychischer, interpersoneller und soziokultureller Faktoren entstehen.

Die weitreichendste Konsequenz dieses kybernetischen (Regelkreis-)Ansatzes ist die, daß der ganzheitliche psychosomatische Zugang zu *allen* Krankheiten eröffnet wird. Die Spaltung in *hier* psychisch bedingte körperliche Krankheiten und *dort* rein organisch bedingte Krankheiten kann dadurch überwunden werden. Organische, schwere, lebensbedrohliche und chronische Krankheiten sowie körperliche Behinderungen und Verstümmelungen nach Operationen setzen immer psychische Prozesse in Gang, die ihrerseits wieder körperliche Auswirkungen haben. Gerade in jüngster Zeit nimmt die Einsicht immer mehr zu, daß die Kenntnis der persönlichen psychischen und sozialen Faktoren bei diesen Krankheiten genauso wichtig ist wie bei den sogenannten psychosomatischen Krankheiten im engeren Sinn. Welche günstigen oder ungünstigen Bewältigungs- oder Abwehrmechanismen Patienten zur Verarbeitung ihrer Krankheit anwenden, beeinflußt ganz ent-

scheidend den Krankheitsverlauf und die Behandlungsmöglichkeiten. Diese Krankheiten unterscheiden sich darin nicht von vielen sogenannten »psychosomatischen« Krankheiten (Ulcuskrankheit, Asthma, Colitis, Herzinfarkt, Rheumatismus u. a.), bei denen
ja schließlich auch ein chronischer Krankheitszustand mit Organläsionen vorliegt, mit dem sich die Patienten entsprechend ihrer
Persönlichkeit und ihren sozialen Bedingungen auseinandersetzen
müssen. Vielleicht verzichtete aus diesem Grunde auch schon G.
Groddeck darauf, psychosomatische Krankheiten von anderen organischen Krankheiten abzusondern. Der Begriff »psychosomatisch« kommt bei ihm übrigens gar nicht vor (Siefert 1979), sein –
allerdings noch sehr spekulatives – Krankheitskonzept galt für alle
Krankheiten.

v. Die Dispositionen
zur psychosomatischen Erkrankung

Im folgenden Kapitel wird es um die Voraussetzungen gehen, die ein Individuum zur psychosomatischen Erkrankung oder auch zu einer bestimmten Art der psychosomatischen Symptombildung disponieren. Diese Voraussetzungen zu kennen ist besonders wichtig, wenn man nach präventiven Ansätzen der Krankheitsverhütung sucht. Es geht also um die (sehr schwer zu beantwortende) Frage, warum ein Individuum überhaupt bei Belastung eine psychosomatische Krankheit entwickelt und nicht anders reagiert bzw. auf andere Art krank wird, z.B. mit einer Neurose, einer Verhaltensstörung, einer Psychose etc. Auf eine wichtige Disposition, nämlich die Bedeutung des biologischen Faktors (des somatischen Entgegenkommens) für Lebensgeschichte und psychosomatische Krankheitsentwicklung, wurde bereits im letzten Kapitel ausführlich eingegangen. Bei der Erörterung der verschiedenen psychosomatischen Symptombildungen stellte sich aber auch heraus, daß es ebenso in der Persönlichkeit liegende Faktoren sind, die darüber entscheiden, ob eine Situation als Streß empfunden wird oder nicht, ob ein Reiz zur Konditionierung führt oder wieder gelöscht wird, welche Formen vegetativer Reaktionsmuster erfolgen oder welche Konversion gewählt wird. Es wird sich im folgenden zeigen, daß es dabei nicht einfach um bestimmte Persönlichkeitstypen geht, sondern um den gesamten psychosozialen Rahmen, in dem die Persönlichkeitsentwicklung stattfindet. Die Darstellung des Zusammenhangs zwischen Persönlichkeitsentwicklung und psychosomatischen Erkrankungen wird daher unter mehreren Gesichtspunkten vorgenommen werden. So muß erstens nach der Struktur des Ichs und deren Bedeutung für Entstehung und Art psychosomatischer Krankheiten gefragt werden. Zweitens muß den Objektbeziehungen (den verinnerlichten frühen Beziehungen) von psychosomatisch Kranken und ihrer daraus resultierenden Krankheitsgefährdung Aufmerksamkeit geschenkt werden. Weiterhin müssen krankmachende Einflüsse aus der Familie und gesellschaftliche Bedingungen, die zum psychosomatischen Krankheitsverhalten sozialisieren, beachtet werden. Dabei wird jeweils zu beobachten sein, welche dieser Bedingungen die psychosomatische Krankheit in Richtung einer Anpassungsleistung lenken können oder welche dieser Bedingungen zu den Voraussetzungen gehören, die einen Zusammenbruch und eine Selbstzerstörung wahrscheinlich machen. Nach diesen über die Persönlichkeitsentwicklung indirekt Einfluß nehmenden Bedingungen werden dann abschließend auch einige äußere Umweltfaktoren, die direkt zu psychosomatischen Krankheiten disponieren, diskutiert.

1. Die Ich-Disposition

Im Altertum haben Hippokrates und nach ihm Galen bestimmte Temperamente – Sanguiniker, Choleriker, Melancholiker und Phlegmatiker – beschrieben. Den Sanguinikern wurde eine Neigung zu Kreislaufkrankheiten, dem Choleriker zu Gallenleiden usw. zugesprochen. In jüngster Zeit hat die psychologische Konstitutionstheorie von Kretschmer bestimmte Zusammenhänge gefunden: Z. B. die Neigung zur Lungentuberkulose und zum Magengeschwür beim Leptosomen; zum Rheumatismus, zur Arteriosklerose beim Pykniker; zur Epilepsie und zur Migräne beim Athletiker usw. Die klassische psychosomatische Arbeit der charakterologischen Richtung stammt von F. Dunbar (1943), die ein charakteristisches Persönlichkeitsprofil der Unfallpersönlichkeit beschrieb (impulsive, ungeordnete und jeder spontanen Regung nachgebende Menschen, die ihre Aggressionen gegenüber anderen Menschen nicht unter Kontrolle halten können und aus unbewußtem Schuldgefühl heraus auch eine Tendenz zur Selbstbestrafung zeigen). Moderne Untersuchungen zur Relation von Persönlichkeitsmerkmalen und Krankheit arbeiten mit metrischen und projektiven Tests sowie mit Fragebögen, in denen der Patient selbst seine Eigenschaften, sein Erleben und Verhalten charakterisiert. Die hier ermittelten Daten und Profile sind zwar exakt, die Schwäche dieser Untersuchungen liegt aber in dem statisch-deskriptiven Charakter der erhobenen Merkmale und darin, daß die Zuordnung solcher Persönlichkeitsmerkmale zu einer Krankheit allein noch nichts aussagt über ihre Bedeutung für deren Entstehung. Es bleibt z. B. offen, ob manche typischen Wesenszüge von Patienten schon vor der Krankheit da waren oder ob sie krankheits- oder behandlungsabhängig sind, also durch die Krankheit, Isolierung, Krankenhausaufenthalte etc. entstanden sind. Aus Tests allein ist auch nicht zu erschließen, ob ein Persönlichkeitsmerkmal sehr randständig in der psychodynamischen Krankheitskonstellation oder zentral wichtig ist. Aus der Häufung eines Merkmals bei einer Krankheitsgruppe kann jedenfalls noch nicht auf eine ursächliche Beziehung geschlossen werden. Dazu bedarf es eines tieferen psychodynamischen Krankheitsverständnisses, das letztlich aus jedem Einzelfall neu gewonnen werden muß.

Die Einflußmöglichkeiten des Ichs

Mehr in die Tiefe geht denn auch die Frage nach der Mitwirkung des Ichs beim psychosomatischen Krankheitsgeschehen (Overbeck 1977). Es sei zunächst daran erinnert, daß bei den verschiedenen Symptombildungen (vgl. Kap. IV) Art und Ausmaß der Ich-Beteiligung recht unterschiedlich sind. Wird die körperliche Reaktion wesentlich durch die individuelle somatische Disposition mitbestimmt (z.B. bei Streßreaktionen, konditionierten vegetativen Mustern und somatopsychisch-psychosomatischen Fixierungen), so ist die Einflußmöglichkeit des Ichs auf Organwahl und -reaktion relativ gering einzuschätzen. Größer ist dagegen seine Mitwirkung bei der stimulusspezifischen Reaktion.[1] Hier ist die körperliche Reaktion reiz- (trieb-, affekt-, konflikt-)spezifisch, wie z.B. bei bestimmten Affektkorrelaten und Organmodi, die sich durch die psychophysiologische Reifung des Menschen als durchschnittliche Antwortmuster herausentwickelt haben. Der größte psychische Freiheitsgrad besteht jedoch bei den motivationsspezifischen Reaktionen. Dort ist die körperliche Reaktion eine ganz durch persönliche psychologische Motive beeinflußte originelle Neuverwendung eines Organs, wie sie sich besonders bei den konversionsneurotischen und hypochondrischen Symptombildungen findet. Wenn man anhand der verschiedenen Symptombildungen durchaus eine erste Orientierung über das wahrscheinliche Ausmaß der Ich-Beteiligung gewinnen kann, so sollte man doch nicht in den Fehler verfallen, die Mitwirkung des Ichs bei vegetativen Störungen und psychosomatischen Krankheiten im engeren Sinne vorschnell auszuschließen. Erstens können die konversionsneurotischen Anteile bei vegetativ-funktionellen Störungen und psychosomatischen Krankheiten erheblich sein (s. Kap. IV, 5), und zweitens kann die Ich-Beteiligung bei phänomenologisch gleichen Beschwerden sehr unterschiedlich sein (Overbeck 1979). Dazu zwei Beispiele:

So können z. B. nächtliche vegetative Anfälle von Herzklopfen und Atemnot symbolische Darstellungen eines Geschlechtsverkehrs, also Konversionssymptome sein. Sie können aber auch das einfache körperliche Korrelat eines erlebten Angstzustandes oder das Äquivalent nicht bewußt werdender Angstaffekte sein, das nach einer Reizgeneralisierung in verschiedensten Situationen auftritt. Ähnlich kann auch ein Asthmaanfall bei einem Patienten die Imitation einer belauschten Urszene (das Keuchen der Eltern beim Geschlechtsverkehr) sein, bei einem anderen Patienten den Organmodus des Sich-Abgrenzens mit einem Rückgriff auf bereitliegende entwicklungsbedingte psychophysiologische Verhaltensmuster darstellen und ist bei einem Dritten die körperlich konditionierte Reaktion bei Angst-, Wut- oder Traueraffekten.

Die Einflußmöglichkeiten des Ichs sind im Einzelfall also sehr unterschiedlich und nicht durch den vegetativen Innervationsbereich begrenzt, sondern durch die jeweilige persönliche Erfahrung. Auf die Bedeutung solcher Erfahrungen wurde schon bei den Organmodi hingewiesen, die vom Ich im Sinne einer »Organsprache« eingesetzt werden. Freilich kann man dem entgegenhalten, daß diese Organe zumindest in ihren Grenzflächen auch von der Willkürmotorik und -sensorik erfaßt werden und daher die Einflußmöglichkeiten des Ichs noch relativ groß sind. Aus dem Studium des autogenen Trainings und aus Hypnoseexperimenten ist aber bekannt, daß rein vegetative Vorgänge – z. B. Magensaftsekretion, Hautdurchblutung, Atem- und Herzfrequenz etc. – allein durch Vorstellungen massiv verändert werden können. Durch Wahrnehmung von Organtätigkeiten, durch Kenntnisse, durch Pflege und Zuwendung oder durch Erfahrungen negativer Art (wie Krankheiten und Schmerzen) kommen auch innere Organe in dem Maße, wie sich differenzierte seelische Vorstellungsrepräsentanzen dieser Organe bilden, sehr weitgehend in den Bereich der dem Ich zur Verfügung stehenden Ausdrucksmuster. Ferner gibt es eine Vielzahl von Variablen, die durch die Reaktion der Umgebung auf eine Krankheit entstehen und damit schließlich die Bedeutung einer körperlichen Störung in einer bestimmten Umwelt ausmachen. Wenn es so zu dem kommt, was Margolin (1953) die »Funktionsphantasie« von den inneren Organen nennt, dann stehen auch vegetativ innervierte Organe in bestimmten Fällen dem Ich des einzelnen Patienten zur Verfügung. Lickint (1970) hat dargelegt, daß eine auf diese Weise entwickelte Innenleibordnung zum verfügbaren Körperschema gehört und damit der Wahrnehmung und Steuerung des *Körper-Ichs* unterliegt. Ein besonders gut entwickeltes, bis weit in den vegetativen Organbereich hineinreichendes Körperschema ist daher die Voraussetzung dafür, daß vegetative Symptome gezielt als Anpassungsleistung verwendet werden können. Dafür spricht unter anderem auch, daß viele Patienten gerade an den Organen erkranken, die sie in besonderer Weise »besetzt« haben, sei es als Quelle besonderer Empfindungs- und Genußfähigkeit, sei es durch schmerzhafte Erfahrungen. Solche Organe stehen dann gleichermaßen für die Äußerung seelisch-körperlichen Wohlbefindens wie auch dessen Störung zur Verfügung. Wäre es nicht so, daß im Verlauf des Sozialisationsprozesses eine zunehmende Aneignung des Organismus stattfindet, durch die der Organismus eine identitätsbildende Funktion erlangt und durch die verhaltensrelevante physiologische Leistungskapazität der Steuerung durch das psychische System unterworfen wird (Brede 1972), dann wären schließlich alle Ansätze, psychosomatische Störungen unter dem Gesichtspunkt der Kommunikationspathologie zu verstehen, fruchtlos.

Der Ich-Zustand

Für die Frage der günstigen oder ungünstigen Einschätzung einer psychosomatischen Krankheit, sowie überhaupt als eine der entscheidenden Bedingungen ihres Entstehens, ist der Ich-Zustand näher zu untersuchen. Erfahrungsgemäß ist die Neigung zur körperlichen Erkrankung besonders groß, wenn sich ein Mensch in einer seelischen Überlastung befindet. Auch wenn die körperliche Krankheit einige Vorteile mit sich bringt (s. Kap. 11), handelt es sich bei der körperlichen Krankheitsantwort im Grunde doch um eine Regression, ein Zurückweichen und Zurückgreifen auf entwicklungsgeschichtlich frühere Reaktionsmuster. Schur (1955) hat zum Verständnis dieses Vorgangs die entscheidenden Grundlagen beigesteuert. In seinem entwicklungspsychologischen Konzept von *De- und Resomatisierung* beschreibt er im leiblichen und seelischen Verhalten eine Progression und eine Regression: einen Aufbau und einen Rückschritt, der sich zwischen unbewußten, leibnäheren, elementareren Stufen und bewußten, differenzierteren Wahrnehmungsleistungen und Vorstellungen bewegt. Es ist aufgrund direkter und indirekter Beobachtungen anzunehmen, daß Stimmungen, Gefühle, Affekte, überhaupt emotionelle Zustände sich aus ursprünglich rein körperlichen Befindlichkeiten entwickeln. Im Verlaufe der Zeit differenzieren sich dann die einfachen Qualitäten Lust und Unlust, Spannung und Entspannung in Gefühle wie Zufriedenheit, Freude, Vertrauen, Liebe, Hoffnung, Zärtlichkeit einerseits sowie Angst, Wut, Schmerz, Ekel, Trauer, Hilflosigkeit und Hoffnungslosigkeit andererseits. Schließlich können sich die Gefühle noch weiter »verinnerlichen«, sich mit nur kleinen Erregungsqualitäten an Empfindungen, Vorstellungen und Gedanken heften. Die Überwindung diffuser Entladungsphänomene somatischer Art, die Desomatisierung, stellt einen progressiven Entwicklungsschritt dar. Damit verbunden ist der Übergang von seelischen Primärprozessen (direkte Triebabfuhr, Austauschbarkeit der Objekte, assoziative Verdichtungen und Verschiebungen) zu Sekundärprozessen (Befriedigung kann aufgrund von Symbolisierungsfähigkeit aufgeschoben werden, Denken und Sprechen mit realitätsangepaßten Lösungen ist möglich). Auch die partielle Neutralisierung von sexueller Libido und Aggressivität wird allmählich möglich, sie kann zu ichgerechten, realitätsangepaßten Leistungen, zur Sublimierung etc. verwendet werden. Diese Entwicklung und Differenzierung geschieht parallel zur kontinuierlichen Kommunikation mit den wichtigsten Beziehungspersonen. Haben die körperlichen Befindlichkeiten vorwiegend noch die Funktion von Indikatoren und Reglern innerhalb der intra-individuellen Homöostase (z.B. Hunger, Schmerz), so gewinnen die psychischen emotionellen Zustände zusätzlich eine zentrale Bedeutung für die interpersonelle Interaktion und Homöostase. Sie signalisieren Zufriedenheit oder Unzufriedenheit, teilen Bedürfnisse mit. Kleinste Gefühlsquantitäten reichen dann aus, um frühzeitig Reaktionsmuster zu mobilisieren, die eine Änderung des unbefriedigenden Zustandes herbeiführen.

In Streßsituationen, die durch intrapsychische Prozesse und kontrolliertes Verhalten nicht mehr gemeistert werden können, kommt es zu einem Versagen solcher diskreten Regulationen, zu einer emotionellen Übererregung und gleichzeitigen Reaktivierung der dazugehörigen körperlichen Systeme, also der somatischen Vorläufer des Emotionalen. Eine solche Resomatisierung ist der allgemeinste und häufigste Modus, durch den psychosomatische Veränderungen herbeigeführt werden. Er ist Teil eines umfassenderen Regressionsvorgangs des Ichs. Unter diesem Gesichtspunkt kann man z. B. die essentielle Hypertonie nicht nur als körperliches Korrelat eines Dauerzustandes der unterdrückten Wut (so etwa nach Alexander) ansehen, sondern als Resomatisierung eines emotionellen Zustandes, der beim Säugling innerhalb der frühkindlichen psychosomatischen Funktionseinheit vorwiegend somatisch ausgedrückt wurde und erst später im Laufe der Entwicklung desomatisiert wurde (z. B. in aggressives Verhalten, Beschimpfungen etc.). Eine solche regressive Resomatisierung kann auch bei psychisch »Gesunden« in einer Krise, unter sehr belastenden Umständen einsetzen. Wenn es sich dabei um kurzfristige Krankheiten wie Fieber, Angina, Durchfälle oder auch ein einmaliges Magengeschwür oder einen Asthmaanfall etc. handelt, spricht man eher von psychosomatischen Reaktionen als von psychosomatischen Krankheiten, da leib-seelische Reaktionen ja zu den normalen menschlichen Verhaltensweisen gehören. Resomatisierung tritt allerdings leichter bei einer Einschränkung der Ich-Funktionen auf. Diesen Sachverhalt veranschaulicht die Freudsche Ergänzungsreihe, nach der prämorbide Persönlichkeitsstruktur und traumatisierendes Ereignis in einem reziproken Verhältnis zueinander stehen, d. h. daß es bei »gesunder« Persönlichkeitsstruktur schon eines sehr schwerwiegenden Traumas bedarf, um eine Krankheit auszulösen, bei einer psychisch eingeschränkten Persönlichkeitsstruktur (s. u.) dagegen schon ein viel geringfügigeres Ereignis zur Auslösung einer Krankheit führen kann. Handelt es sich um eine vorübergehende Ich-Schwäche, ist die Chance entsprechend groß, daß die Somatisierung bald wieder rückgängig gemacht werden kann. Besteht eine langdauernde Ich-Verarmung, z. B. durch Hilflosigkeit und Hoffnungslosigkeit (s. Kap. III, 5 u. 6), ist die Wahrscheinlichkeit groß, daß es noch zu ausgedehnteren Resomatisierungen und selbstzerstörerischen Prozessen kommen wird.

Die Ich-Struktur

Außer durch den aktuellen Ich-Zustand kann die Tendenz zur Somatisierung noch durch verschiedene dauerhafte, strukturelle Ich-Merkmale begünstigt werden. Konflikte körperlich auszutragen kann z. B. durch bestimmte *neurotische* Charakterentwicklungen nahegelegt werden. Bekannt ist dies besonders bei den hysterischen Charakterneurosen mit ihrer Neigung zur Dramatisierung und exzessiven Selbstdarstellung. Die Inszenierung (Mentzos

1980) von Konflikten im psychosozialen Raum wird häufig von solchen Patienten auf den körperlichen Bereich ausgedehnt (vgl. die Konversionssymptome). Bei narzißtischen Persönlichkeitsstrukturen wiederum können Rückzug von der Umwelt und hohe Besetzung des Selbst eine besonders intensive Zuwendung zum Körper zur Folge haben. Außenkonflikte werden internalisiert, setzen sich als Konflikte zwischen dem Selbst und den Organen in Form hypochondrischer Beschäftigungen und Symptome fort. Auf eine andere, allgemeinere Art des Zusammenhangs von neurotischer Disposition und spezifischer psychosomatischer Symptombildung weist Mitscherlich (1953/54) in seinem Konzept der zweiphasigen Abwehr hin: Nach vielen Beobachtungen werden Konflikte aus bestimmten Trieb- und Entwicklungsstufen zunächst jahrelang psychoneurotisch bzw. psychosozial bewältigt und führen erst in einer zweiten Phase zur körperlichen Erkrankung. Beispielsweise können orale Konflikte passiv ausgetragen werden durch Freßsucht, Alkoholismus und soziopathisches Verhalten oder in sublimierter Form durch Wahl eines entsprechend bedürfnisbefriedigenden Berufs wie Bäcker, Gastwirt etc. Sie können aber auch zur Reaktionsbildung von Askese und Bescheidenheitsideologie führen oder über den Umweg von Anerkennung für besondere Leistungen und Anstrengungen befriedigt werden. In vielen Fällen sind diese oralen charakterneurotischen Haltungen als Lösungsmöglichkeiten nicht lebenslang ausreichend. Dadurch, daß sie unbewußte Kompensationsversuche sind und sehr vielen sozialen Konfliktstoff bergen, sind sie durch Wiederkehr des Verdrängten stets gefährdet und durch entsprechende äußere Ereignisse sehr leicht zu labilisieren. Versagt die psychosoziale Konfliktbewältigung[2], setzt ein »Abwehrvorgang« auf der dem Konflikt zugeordneten körperlichen Ebene des Magen-Darm-Trakts ein, d. h. es kommt zu einer regressiven Wiederbelebung der infantilen somatischen Korrelate der konflikthaften Gefühle. Da der psychosomatische Sinnzusammenhang erhalten bleibt, ist ein solches Krankwerden durchaus noch als Anpassungsversuch, wenn auch eines regressiven Ichs, anzusehen.

Außer der neurotischen Ich-Einschränkung werden als Disposition für ein chronifizierendes psychosomatisches Krankheitsgeschehen noch partielle *Ich-Defekte* diskutiert. Man geht davon aus, daß bei manchen Menschen bestimmte Erlebnisbereiche von der Entwicklung des Ichs und der Desomatisierung abgespalten blieben und noch in ihren primären somatischen Korrelaten erhalten sind (de Boor 1964). Das kann z.B. der Fall sein, wenn durch frühe Krankheiten im Kindesalter lebenslange psychosomatische Fixierungen entstanden sind (vgl. Kap. IV, 3). Bereits kleinere Belastungen üben dann schon einen Sog auf die Bewältigungsmöglichkeiten im Sinne einer Resomatisierung aus, scheinen kaum oder nur sehr kurz einer psychischen Verarbeitung zugeführt zu werden. Ist der Bereich dieses psychosomatischen »Sektors« (Stephanos 1975) einer Persönlichkeit, in dem physiologische Vor-Ich-Mechanismen bestehen geblieben sind, sehr groß und sind die psychosomatischen Fixierungsstellen sehr ausgedehnt, so spricht man gelegentlich auch von einer psychosomatischen Persönlichkeitsstruktur. Bei der Neigung solcher Patienten zur habituellen somatisierenden Antwort in Konflikt- und Spannungssituationen handelt es sich dann auch kaum noch um Anpassungsleistungen, sondern eher um reflexhafte oder archaische, körperliche Reaktionen (Ammon 1972), da hier psychische Bearbeitung kaum stattfindet und der Prozeß sozusagen am Ich vorbeiläuft. Weitere Anhaltspunkte dafür, daß bei manchen Patienten die psychosomatische Krankheit nicht mehr Teil einer organisierenden Ich-Leistung ist, haben sich z.B. aus Untersuchungen des Körper-Ichs ergeben. So konnte bei einer Reihe von psychosomatischen Patienten eine defekte Integration des Körperschemas mit Störungen der Orientierung im Raum, des Zeitgefühls, der Lateralität, des binokularen Sehens usw. (Sami Ali 1969) festgestellt werden. H. Bruch (1962) hat speziell bei der Anorexia nervosa und der Fettsucht gefunden, daß es dort Störungen des Hunger-, Sättigungsgefühls, des Kälte-Wärme-Empfindens, der Aktivitätsregulation u.a. gibt. Eine adäquate Wahrnehmung und Steuerung im Körpererleben und im vegetativen Funktionsbereich durch ein autonomes Körper-Ich scheint bei solchen Patienten nicht entwickelt worden zu sein.

Einige französische Psychoanalytiker beschreiben darüber hinaus noch weitere Ich-»Defekte« bei solchen psychosomatischen Patienten. Sie seien phantasielos, am Konkreten haftend, unfähig zur Symbolisierung und psychischen Konfliktbearbeitung. In dem von Marty und de M'uzan (1963) geprägten Begriff des operationalen Denkens sind diese Besonderheiten zusammengefaßt. Eine ähnliche Beschreibung findet sich bei amerikanischen Autoren (Sifneos

1967) unter der Beschreibung Alexithymie. Dazu gehört das Unvermögen, Emotionen und Gefühle wahrzunehmen sowie zu beschreiben, eine Neigung zum automatisch-mechanischen Verhalten, eine Unfähigkeit, situationsgerecht zu kommunizieren. Ob es sich bei diesen Merkmalen wirklich um Defekte handelt, ist sehr umstritten. Manche Autoren halten die beschriebenen Charakteristika für einen Artefakt der Beobachtungsmethode (Interviewsituation), für ein krankheitsabhängiges Verhalten, vermuten schichtspezifische Zusammenhänge, sehen darin eine besondere Form der Anpassung (vgl. Kap. v, 4) oder eine besondere psychische Abwehrform (Cremerius 1977), also eine sekundäre Alexithymie. In letzterem Sinn versteht auch Kutter (1980) pensée opératoire und Alexithymie als besondere Form einer charakterneurotischen Abwehr. Wichtig an dieser Interpretation erscheint, daß dieser »psychosomatische« Charakter nicht statisch, sondern dynamisch gesehen wird, nämlich z.B. als Abwehrmaßnahme gegen massive archaische Emotionen. Die »Ich-Schwäche« vieler psychosomatischer Patienten könnte dann sekundär daraus resultieren und wäre nicht auf primäre Defekte in der Entwicklung und Differenzierung des Ichs zurückzuführen. Unabhängig von dieser im Augenblick nicht weiter zu beantwortenden Frage bleibt aber der Umstand bestehen, daß ein dauerhafter Mangelzustand des Ichs die Disposition für eine psychosomatische Erkrankung abgeben kann. So finden sich bei Patienten mit psychosomatischen Störungen (z.B. der Ulcuskrankheit, Overbeck 1975, dem Herzinfarkt, Moersch 1980) die Merkmale der Alexithymie bei einem großen Teil von ihnen. Daß man aber bei diesen Krankheiten auch Patienten mit oralen, analen und phallisch-narzißtischen Charakterneurosen findet, macht noch einmal mehr deutlich, daß man bei der gleichen psychosomatischen Störung im Einzelfall sehr verschiedene Entstehungsweisen zugrunde legen muß und verschiedene Verlaufsformen zu erwarten' hat. Je nach der individuellen Ich-Disposition kann die Krankheit daher auch in einem Fall eher eine adaptive, generative Ich-Leistung darstellen, im anderen Fall eher ein primitives Reaktionsmuster eines psychosomatischen Sektors bei zugrundeliegenden Ich-Defekten sein. Krankheit ist zwar immer mit einer Regression verbunden (s. o.), diese kann aber durchaus noch im Dienste des Ichs stehen und einen modifizierten Lösungsversuch einleiten. Die entscheidende Grenze, ob Krankheit überhaupt noch den Charakter einer Scheinlösung behält, liegt dort, wo sie nicht mehr Teil der organisierenden Ich-Leistung ist, sondern als somatisches Reaktionsmuster davon abgespalten, automatisiert verläuft oder dazu während eines Krankheitsverlaufs entgleitet.

2. Narzißmus und psychosomatische Krankheit

An verschiedenen Stellen wurde bereits darauf aufmerksam gemacht, daß psychosomatische Krankheiten auch mit Störungen des Selbst in Zusammenhang stehen können. Darauf soll an dieser Stelle nun etwas ausführlicher eingegangen werden. Das Selbst kann man in gewisser Hinsicht als ein eigenes System innerhalb des psychischen Apparats auffassen (Sandler 1982), das sich parallel zu den anderen Systemen, wie der Trieborganisation, dem Ich und Über-Ich und den Objektbeziehungen, entwickelt, aber davon natürlich nicht unabhängig ist, sondern in vielfachen Beziehungen dazu steht.

Das Selbst beinhaltet erstens einen Erlebnisaspekt. Dabei geht es vor allem um Gefühle des Selbstwerts, des Wohlbefindens, der Sicherheit oder deren Gegenteil, Minderwertigkeit, Scham, Unsicherheit etc. Um ein narzißtisches Wohlgefühl zu erreichen, sind verschiedene Wege möglich. Dieses Ziel kann mit Triebbefriedigung einhergehen, kann aber auch durch Triebverzicht und Über-Ich-Befriedigung erreicht werden. Ein Beispiel für ersteres ist etwa der Mensch mit einem anal-narzißtischen Charakter, der sein Selbstwertgefühl vor allem über (sublimierte) anale Triebbefriedigung bezieht, also besonders stolz auf seine »Produkte« ist, aus Besitz und Geld sein Sicherheitsgefühl gewinnt. Für das zweite kann jemand als Beispiel gelten, dessen Ich-Ideal bestimmte Umstände oder bestimmte Formen sexueller Befriedigung nicht billigt, so daß er sie als beschämend und kränkend erlebt und dadurch entweder in einen Konflikt zwischen Triebbefriedigung und narzißtischem Wohlbefinden gerät oder letzteres gerade durch Triebverzicht erreicht (alle Formen der Askese gehören z. B. hierher). Ebenso kann die Regulation des Selbstwertgefühls mit Hilfe von Objekten oder ohne sie erfolgen. Ein gutes Selbstgefühl kann z. B. durch die Anerkennung anderer Menschen (durch »narzißtische Zufuhr«) entstehen, aber auch unabhängig von ihnen, z. B. durch Tagträumereien und Größenphantasien, gespeist werden oder durch »Funktionslust« und real erbrachte Leistungen.

Da das narzißtische Wohlgefühl – wie es ja auch die Bezeichnung Selbst*wert*gefühl ausdrückt – eng an Wertvorstellungen gekoppelt ist, wird deutlich, daß das Selbst zweitens ein System von Repräsentanzen ist, d. h. von Vorstellungen über sich selbst. Dabei wird, verkürzt gesagt, ein ausgeglichenes Selbstwertgefühl im wesentlichen durch das Ideal-Selbst (die verinnerlichte Gewißheit, daß man – trotz zeitweiser Mängel – so in Ordnung ist) aufrechterhalten. Ferner wird versucht, das reale Selbst auch mit dem Ich-Ideal (Idealvorstellung von sich selbst, was man gerne sein möchte) zur Deckung zu bringen. Gelingt das nicht, kommt es – in Abhängigkeit vom beurteilenden Über-Ich – in unterschiedlichem Ausmaß zu Störungen des Selbstwertgefühls, zu sog. narzißtischen Krisen. Das Selbst ist damit das entscheidende strukturelle System der Identität des Individuums. Daß diese Identitätsentwicklung ebenfalls nicht unabhängig von der Triebentwicklung und den Objektbeziehungen laufen kann, liegt auf der Hand. Besonders für die Konstituierung des Selbst (z. B. gegenüber dem Nicht-Selbst) sind beide anderen Systeme von wesentlichem Einfluß. Insgesamt ist das Selbst – zu dem es allerdings immer noch erhebliche Definitionsschwierigkeiten gibt – viel gefühlsbezogener und vorstellungsnäher und entspricht dem »ich« des allgemeinen Sprachgebrauchs weit mehr als das abstrakte Ich des psychoanalytischen Strukturmodells. Zu weiteren Einzelheiten sei hier besonders auf die Arbeiten von Kohut (1973, 1979) und deren Kritik[3)] hingewiesen.

Der Narzißmus kann nun auf zweierlei Art zur Entstehung psychosomatischer Störungen beitragen. Erstens kann es sich um einen *Schutz- bzw. Abwehrvorgang* (vgl. Mentzos 1982) handeln, als dessen Folgen körperliche Störungen auftreten. Ein solcher Vorgang spielt z. B. bei den hypochondrischen Körpersymptomen eine Rolle. Wie Freud bereits sagte, wird dabei die Besetzung des Objekts zugunsten einer Besetzung des Selbst aufgegeben, verwandelt sich Objektlibido in narzißtische Libido. Der narzißtische Rückzug kann u. a. dabei helfen, die aggressive Auseinandersetzung mit dem Liebesobjekt zu vermeiden, schützt dadurch vor Angstüberflutung und stabilisiert durch die Hinwendung zum eigenen Körper Selbstwahrnehmung und Selbstgefühl (vgl. z. B. manche Formen der Herzneurose). Auch bei den Konversionssymptomen spielt der Narzißmus als Abwehrvorgang eine Rolle. Der narzißtische Rückzug ist zwar im Ausmaß dem bei der Hypochondrie nicht vergleichbar, Wunscherfüllung und Triebbefriedigung finden aber auch nicht mit dem Liebesobjekt, sondern nur in der Phantasie, über Identifizierungen und Symptome am eigenen Körper statt (vgl. die vielen Konversionssymptome, die der sexuellen Ersatzbefriedigung dienen). Konfliktabwehr wird bei den Konversionssymptomen allerdings noch zusätzlich dadurch erreicht, daß durch sie eine Veränderung der Selbstrepräsentanz bewirkt wird (vgl. Kap. IV, 1). Der Patient mit einer konversionsneurotischen Armlähmung stützt z. B. über die Veränderung der Selbstrepräsentanz (daß er die Hand ja gar nicht bewegen kann) sein Selbstwertgefühl, das sonst durch die unerträgliche Selbstvorstellung des Diebs sehr labilisiert wäre.

Zur narzißtischen Abwehr gehören auch alle Krankheiten, die als Reparationsversuche zur Selbstheilung im engeren Sinn führen sollen. Eine Erschütterung des Selbstwertgefühls bezeichnet man nicht von ungefähr als »Kränkung«. Tritt ein Verlust des Selbstwerts durch Kritik anderer Personen oder durch Enttäuschung bei zu hoch gespannten eigenen Erwartungen oder in narzißtischen Krisen auf, wenn hochbesetzte Eigenschaften wie Gesundheit, Jugendlichkeit, körperliche und geistige Potenz Einschränkungen erfahren, kommt es zunächst zu einer Labilisierung der narzißtischen Homöostase. Mit der Störung des seelischen Gleichgewichts geht offenbar regelmäßig auch eine Änderung des »Milieu intérieur« mit immunologischen Veränderungen, Infektionsanfälligkeiten, eben Krankwerden einher, genauso wie umgekehrt ein stabiles Selbstwertgefühl mit zu den Voraussetzungen von Gesundheit gehört. Im Kankwerden selbst wird dann aber wieder, sozusagen auf einer hinteren Verteidigungslinie, ein neues narzißtisch-energetisches Äquilibrium (vgl. Kap. II, 2) durch den Rückzug auf den Körper, durch das »Wundenlecken« ermöglicht. Eine noch größere Bedeutung hat die Wiederbesetzung des Körpers dann, wenn die Erschütterung des Selbstwertgefühls durch eine Kränkung sehr massiv ist oder überhaupt das Gefühl vom Selbst verloren zu gehen droht, wie z. B. bei massiver Affektüberflutung oder kurz vor psychotischer Desintegration. Die Auflösung des *Selbst*gefühls kann durch die Erfahrung des Körpers, vor allem auch der Körpergrenzen, verhindert werden. Besonders dem Schmerzerleben (wie z. B. bei der Migräne, Phantomschmerzen, anderen chronischen Schmerzsyndromen, auch dem Kater bei Drogengenuß) fällt hier eine bedeutende Rolle zu. Nach intensiver Beschädigung des Selbst kann der Schmerz dem Auseinanderfallen in Selbstfragmente vorbeugen und die Kohärenz des Selbst zunächst auf der Körperebene erhalten (vgl. Kap. II, 6).

Eine weitere Form narzißtischer Abwehr wurde bei der Anorexia nervosa bereits erwähnt. Magersüchtige versuchen, ihre Identitätsprobleme, Minderwertigkeits- und Insuffizienzgefühle oft dadurch zu kompensieren, daß sie auf frühere Entwicklungsstufen des Selbst regredieren. Die Regressionsstufe kann bei verschiedenen Magersüchtigen unterschiedlich sein, manche durchlaufen aber auch alle hintereinander. Erkennbar ist das besonders gut an den Übertragungs-/Gegenübertragungsbeziehungen zwischen diesen Patienten und ihren Therapeuten (Overbeck 1982). Wenn solche Patienten z. B. Therapeuten mit Lob überschütten (was sie schon alles von ihm gehört hätten, welche Wunder er schon vollbracht habe, daß sie ihm ganz vertrauen und wahrscheinlich nur er alleine wisse, wie sie geheilt werden könnten, daß sie unwahrscheinlich gerne kommen etc.), wird in dieser Abwehrform deutlich, daß die Patienten versuchen, ihr Minderwertigkeitsgefühl und ihre Identitätsunsicherheit durch den Besitz eines idealen Partners auszugleichen. Da sie zugleich zu dessen narzißtischem Hof gehören und dessen Aura auch auf sie fällt, steigern sie damit ihr Selbstwertgefühl und identifizieren sich mit dem idealisierten Objekt. Kommen dagegen Patienten unnahbar und arrogant daher, üben sie trotz ihrer Magerkeit noch Bodybuilding in Spiegelsälen, locken sie dem Therapeuten für ihren Einfallsreichtum, ihre tausend Tricks, Abgrenzungserfolge und Taktiken Bewunderung ab, so sind die Patienten bereits dabei, durch Rückgriff auf das grandiose Selbst ihr Ineffizienzgefühl zu kompensieren und sich darin im Spiegel des Objekts (»im Glanz des Auges« des Therapeuten) zu bestätigen. Ihre infantilen Größenphantasien enthalten dann z. T. bereits wahnhafte Vorstellungen, wie absolute Kontrolle von Bedürfnissen, totale Unabhängigkeit von Nahrung und anderen Menschen. Geht die Regression noch tiefer, kommt es zu Verschmelzungsphantasien. Am liebsten die Fenster abdunkeln, eine Kerze anstecken, mit einem oder lauter lieben Menschen zusammensein, warmen Tee trinken und leise Musik hören. Die tiefe

Verunsicherung wird dadurch aufgehoben, daß es zurück in den »Uterus«, in den pränatalen Zustand des Urnarzißmus, geht.

Bei der Entstehung psychosomatischer Krankheiten kommt außer den narzißtischen Abwehroperationen auch den *Entwicklungsstörungen* des Selbst, also den narzißtischen Störungen im engeren Sinne (nach Kohut), eine große Bedeutung zu. Es verhält sich beim Selbst ganz ähnlich wie beim Ich (s. voriges Kap.), wo Krankheiten auch entweder in der Folge von zu starkem Gebrauch von Ich-Abwehrmechanismen entstehen können oder durch Defekte des Ichs bedingt sind. Eine Störung in der Selbstentwicklung kann z. B. dadurch entstehen, daß eine genügende Selbst-Objekt-Differenzierung nicht gelingt, wenn die Objekte, also die Eltern, dies nicht ermöglichen. Die nach »Verschmelzung hungernde Persönlichkeit« (Kohut) mag das Ergebnis einer solchen Entwicklungsstörung sein und damit eine der Ursachen für die extreme Objektangewiesenheit, die Notwendigkeit der realen Objektpräsenz bei vielen psychosomatischen Patienten abgeben. Sie mag auch für die kognitiven und affektiven Funktionsverschränkungen zwischen Eltern und Kind (s. Kap. v, 4) verantwortlich sein. Eine weitere Entwicklungsstörung kann darin liegen, daß das Selbst nicht kohärent genug ist, sehr -leicht, wenn auch manchmal nur vorübergehend, fragmentiert, was vor allem bei den Schmerzpatienten (s. o.) eine gewisse Rolle zu spielen scheint.

Geht man die Entwicklungslinien des Selbst entlang, so entsteht die nächste mögliche Störung dadurch, daß die narzißtische Selbstwertregulation auch beim Erwachsenen noch vorwiegend durch sogenannte Selbstobjekte (also Objekte, die als dem Selbst zugehörig erlebt werden) erfolgt. Dabei handelt es sich einmal um Bezugspersonen, die als spiegelnde Objekte bewundern (wie früher die Eltern) oder zumindest als Alter ego in Art einer Zwillingsbeziehung das eigene Selbst mit seinen Werten und Vorstellungen ständig bestätigen und auf diese Weise unerläßlich für die narzißtische Homöostase werden. Ohne Vorhandensein eines solchen Selbstobjekts kommt es zu Dekompensation und Leeregefühl. Als eine der Folgen davon mag auch eine bestimmte Art der Objektbeziehung anzusehen sein, wie sie bei vielen psychosomatischen Patienten, z. B. als mechanistische Objektbeziehung (s. Kap. v, 3), beschrieben wird. Ebenfalls als Selbstobjekte fungieren die Personen, die überidealisiert werden, also mit der idealisierten Eltern-Imago ausgestattet werden. Sicherheit wird nur dadurch gewonnen, daß man mit dem allmächtig, allwissend und schutzgebend gedachten Objekt zusammen ist, sich an es anlehnen kann. Da das Selbstgefühl panikartig zusammenbricht, wenn sich das Idealobjekt entfernt, wird die daraus resultierende Form der Objektbeziehung auch als symbiotische bezeichnet, was z. B. besonders für herzneurotische Patienten charakteristisch ist.

Schließlich kann die Ermäßigung des grandiosen Selbst zum realitätsgerechteren Ideal-Selbst, wie sie normalerweise in der Entwicklung vonstatten geht, nicht angemessen gelungen sein, so daß das letztere immer noch Züge von infantiler, unrealistischer Omnipotenz aufweist. Statt zu einem inneren Sicherheitsgeber, zu einem von äußerer Zufuhr relativ unabhängigen Selbstwertregulator zu werden, wird das überhöhte Ideal-Selbst durch die unausbleibliche Diskrepanz, die sich zum Real-Selbst immer wieder auftut, zur Ursache von Suizid oder Selbsttäuschung durch Drogenkonsum. Auch die Selbstzerstörung durch psychosomatische Krankheiten kann mit einem überhöhten Ideal-Selbst zusammenhängen. Bei manchen Ulcuskranken ist z. B. davon auszugehen, daß sie sich die Befriedigung oraler Wünsche vor allem deswegen versagen, weil es ihr Selbstwertgefühl empfindlich stört. Genießen, Passivität und Abhängigkeit sind unverträglich mit ihrer Selbstvorstellung von Askese, Bescheidenheit, Tüchtigkeit. Beim pseudounabhängigen, überkompensatorischen Ulcustyp (nach Alexander) fällt dieses Ideal-Selbst mit perfekter oraler Triebabwehr zusammen. Übersteigerte Selbstvorstellungen aus der analnarzißtischen und phallisch-narzißtischen Entwicklungsphase können mit zur Entstehung des Herzinfarkts (vgl. Kap. III, 3) beitragen. Selbstwertzusammenbrüche werden schon bei geringen Kontrollverlusten erlebt, kleine Fehler ziehen sofort die eigene Allwissenheit in Zweifel. Kritiküberempfindlichkeit gefährdet stets die Vorstellung, der Beste zu sein, und führt zur Verdoppelung der Anstrengungen. Um die überhöhten Selbstbilder aufrechtzuerhalten, werden Überforderungshaltungen eingeleitet, die über Bedürfnisse des eigenen Körpers hinweggehen. Selbstwerterhaltung geht dann mit körperlicher Selbstzerstörung einher. Solche pathologischen Selbstwertregulationen dürfen allerdings nicht nur individualisiert betrachtet werden, sie haben ihre Ursachen z. T. auch in unserer narzißtischen Gesellschaft (vgl. Kap. VI, 6).

3. Die Objektbeziehungen bei psychosomatisch Kranken

Mit dem Begriff Objektbeziehung wird im psychologischen Sprachgebrauch die Art der Beziehung des Subjekts zu seiner Umwelt bezeichnet. Wie diese Art ist, zeigt sich konkret in den zwischenmenschlichen Beziehungen, also zu Eltern, Geschwistern und eigener Familie, im Berufsleben, in der Arzt-Patient-Beziehung u. a., aber auch im Umgang mit Sachen oder ideellen Werten. Dieser Umgang eines Individuums mit der Welt wird ganz wesentlich durch seine frühen Erlebnisse bestimmt und oft auch nur von daher verständlich. Die Objektbeziehungen sind verinnerlichte Erfahrungen, die die Grundlage für eine bestimmte Weltsicht und die aktuellen Beziehungen abgeben. Es liegt auf der Hand, daß einseitige (Fehl-)Deutungen der Umwelt, die durch individuelle Traumen oder Fixierungen auf bestimmten Entwicklungsstufen entstanden sind, zu ständigen Konfliktquellen werden können und damit auch eine dauerhafte Krankheitsgefährdung mit sich bringen. Es sei aber vorweg gesagt, daß es hier – ähnlich wie bei den Ich-Strukturen – auch nicht nur eine einzige Disposition zur psychosomatischen Krankheit gibt, sondern daß man ein fließendes Kontinuum von »normalen« bis schwer gestörten Objektbeziehungen findet.

Auch bei relativ ausgewogenen zwischenmenschlichen Beziehungen besteht immer eine gewisse Abhängigkeit von den Bezugspersonen, sind die »Objekte« für die Erfüllung bestimmter Wünsche und Bedürfnisse besonders wichtig. Die starke Objektangewiesenheit ist geradezu eine typisch menschliche Eigenschaft, die sich aus seiner langen Abhängigkeit im »sozialen Uterus« von Kindheit und Jugend erklärt. Nicht umsonst spielt daher der *Objektverlust* (vgl. Kap. III, 5 u. 6) bei der Auslösung des psychosomatischen Krankheitsgeschehens eine so zentrale Rolle. Man könnte ihn auch als *den* spezifisch menschlichen Streß bezeichnen. Trotzdem bleibt die Frage, warum für bestimmte Menschen ein Objektverlust besonders traumatisch ist und für andere nicht. Obwohl z. B. der Tod eines nahestehenden Partners immer schmerzlich und sehr belastend ist, braucht das bei »normalen« Objektbeziehungen noch keine schwere Erkrankung zur Folge zu haben. Es kann zu einer akuten psychischen Überforderung, depressiven Verstimmungen, auch einigen körperlichen Reaktionen führen, die sich dann nach einiger Zeit der Trauerarbeit wieder zurückbilden. Ob der Objektverlust eine längere psychosomatische Krankheit bewirkt, hängt – neben seiner Intensität und der Ich-Struktur der betroffenen Persönlichkeit – vor allem von seiner spezifischen Bedeutung ab. Je nach Art und Funktion der verinnerlichten Objektbeziehung eines Menschen wird es daher gerade ein bestimmter Objektverlust sein, der ihn besonders treffen kann. Hat eine Beziehung vor allem orale Bedeutung gehabt, gewährleistete z.B. der verlorene Partner für den Patienten in besonderer Weise Sicherheit und Versorgung, erfüllte dessen Passivitäts- und Abhängigkeitswünsche, so steht zu erwarten, daß er dessen Verlust mit einer psychosomatischen Reaktion des Magen-Darm-Trakts beantwortet. Ist dieses orale Objektbeziehungsmuster bei einem Menschen durchgängig ausgeprägt, ist er noch erheblich mehr – weil dauerhaft und durch geringfügigere Anlässe – für eine Erkrankung gefährdet. Er wird leicht jede Art von Verlust spezifisch als Verlust eines versorgenden Objektes erleben. Das kann durch den Weggang der eigenen Kinder, einen Wohnungswechsel, berufliche Veränderung, ja durch sozialen Aufstieg, kleinere Kränkungen und vieles andere ausgelöst werden. Wiederholte Objektverluste können dann schließlich nach Versagen neurotischer Abwehrversuche und einer konfliktspezifischen Resomatisierung (vgl. Kap.IV, 2, Kap.V, 1) zu einer chronischen Ulcuskrankheit führen. Auf dem Hintergrund dieses ständig konfliktreichen oralen Bezugs zur Umwelt sind sehr viele Entwicklungen von Magengeschwüren zu verstehen.

Beim Herzinfarkt können die verinnerlichten Objektbeziehungen in anderer Weise zu einem Krankheitsrisiko werden. Frühere schmerzhafte Erfahrungen mit Abhängigkeit, Mangelversorgung und fehlendes Urvertrauen prägen bei vielen dieser Patienten einen »analen« Beziehungsmodus im Umgang mit anderen Menschen. Latente Feindseligkeit und tief verwurzeltes Mißtrauen verleiten zum ständigen Kontrollieren der Objekte und zum Versuch, die anderen zu beherrschen. Ist dieses Beziehungsmuster gefährdet, wird das als Objektverlust im Sinne eines Besitz- bzw. Kontrollverlusts erlebt, und die Anstrengungen werden verdoppelt.[4] Die Unabhängigkeit muß um jeden Preis erhalten werden, nie können sich diese Patienten einmal fallen lassen. Wie Wachsamkeit und hektische Aktivität dabei allmählich zu einem Dauerstreß werden,

123

der entsprechende körperliche Folgen nach sich zieht, ist bereits früher dargestellt worden (Kap. III, 3 und Kap. IV, 4). In anderen Fällen kann der Streß bei Herzinfarktpatienten aber auch durch ständiges Konkurrenzverhalten entstehen, weil durch unbewältigte Kastrationsängste und Eifersucht in den anderen Menschen zwanghaft immer nur potentielle Rivalen gesehen werden, die übertroffen und besiegt werden müssen. Von solchen Patienten wird allerdings weniger ein Objektverlust als ein drohender Selbstverlust, nämlich an Leistungsfähigkeit, Ansehen etc., erlebt, sie müssen ständig Kastrationsängste abwehren.

Ging es bisher um Objektbeziehungen, die durch sehr einseitige Fixierungen in den psychosexuellen Entwicklungsphasen, also der oralen, der analen und der phallisch-genitalen Phase, konflikterzeugend und damit krankheitsfördernd wirken, soll nun auf die überragende Bedeutung der sogenannten narzißtischen Objektbeziehungen hingewiesen werden. Die Disposition zur psychosomatischen Erkrankung kann z.B. auch durch das Verhältnis zwischen der Zuwendung zur Umwelt überhaupt und der Besetzung des eigenen Selbst, durch die Verteilung von Objektlibido und narzißtischer Libido (Freud 1917) gegeben sein. Überwiegt der Rückzug von der Umwelt und die narzißtische Beschäftigung mit sich selbst, sind fast zwangsläufig auch hypochondrische Körpersymptome zu erwarten. In Kap. IV, 1 wurde aber schon darauf hingewiesen, daß dies eine sekundäre libidinöse Wiederbesetzung (vgl. Cremerius 1957) des Körpers sein kann, durch die gleichzeitig die Objekte einverleibt werden. Ihre symbolische Wiederaufrichtung durch eine archaische Beziehung zu dem kranken Organ (eine autoerotische Symbiose, Fain und Marty 1965) soll ihren Verlust verhindern. Dieser Selbstheilungsversuch gilt nicht nur für hypochondrische Störungen, sondern für psychosomatische Krankheiten allgemein. Sie sind oft nicht nur die Folgen eines Objektverlusts, sondern gleichzeitig auch dessen Bewältigungsversuch, in dem mit dem Leiden im Körper die unbewußte Phantasie vom verlorenen Objekt mit den dazugehörigen Affekten aus der Beziehung wiederbelebt wird.[5] Da die Organstörung Plombenfunktion erhält, ein »Loch im Ich« (Ammon 1974) auffüllt, bekommt sie (vorübergehend) eine reparative Funktion. »Körperkrankheit als Verlustverarbeitung« (Beck 1981) findet sich daher besonders häufig bei Patienten, die eine narzißtische Beziehung zum verlorenen Objekt hatten. Ihre Objekte waren auch vor Krankheitsausbruch nicht deutlich von der eigenen seelisch-körperlichen Repräsentanz abgegrenzt, sondern sind eher Teil des Selbst (Selbst-Objekte nach Kohut 1973) und erfüllten darin bestimmte Funktionen. Die Beziehung zu Selbst-Objekten hat für die Entstehung von psychosomatischen Krankheiten eine mindestens ebenso große Bedeutung (vgl. Zepf 1976, 1981) wie die bereits früher erwähnten narzißtischen Störungen, die sich durch pathogene Einflüsse von Idealvorstellungen[6] und narzißtische Abwehroperationen (Kap. V, 2) ergeben. Zwei besonders wichtige Formen solcher narzißtischen Objektbeziehungen, nämlich die sog. symbiotische und die sog. mechanistische, mögen dazu als Beispiel dienen.

Mit symbiotisch wird im allgemeinen eine Objektbeziehung bezeichnet, die aus einer entwicklungspsychologischen Störung der Individuation (Mahler 1968) resultiert. Es handelt sich um eine wechselseitig sehr enge Beziehung zwischen Mutter und Kind, die eine Trennung, Selbständigkeit und Fortentwicklung des Kindes kaum zuläßt. Beide Partner sind in ihrem Gefühlsaustausch, ihrer gegenseitigen Bedürfnisbefriedigung und in ihrem narzißtischen Gleichgewicht extrem aufeinander angewiesen. Der schwächere Partner glaubt, ohne den anderen (das Ideal-Objekt) völlig hilflos zu sein. Er macht ihn dadurch zu einem Teil seines Selbst bzw. zu einem Selbst-Objekt, als nur dieser ihm (statt eines internalisierten Ideal-Selbst) Stärke, Sicherheit, Allmacht etc. verleihen kann. Krankheiten des Partners und potentielle Trennungssituationen werden entsprechend als bedrohlich erlebt und lösen massive Verlustängste aus. Die reale Anwesenheit eines solchen Selbst-Objektes ist für die seelische Stabilität genauso lebenswichtig wie ein funktionierendes Herz für das Überleben des Körpers. Die Patienten fühlen sich durch Verlassenwerden so existentiell bedroht (vergleichbar der Acht-Monats-Angst des Säuglings), daß sie sich an x-beliebige Objekte klammern oder sich letztlich am eigenen Körper festhalten, nämlich z. B. an ihren Herzsymptomen. Daß sie nicht wirklich psychisch desintegrieren (vgl. Kap. II, 2), hängt wahrscheinlich damit zusammen, daß sie es immer wieder schaffen, durch Anklammerung, Manipulation und Idealisierung andere Menschen (u. a. auch die Ärzte) zu verfügbaren Selbst-Objekten zu machen. Meist kann man herzneurotische Patienten schon prima vista daran erkennen, daß sie mit ihrer Mutter oder ihrem Ehepartner in die Sprechstunde kommen. Eine ganz wichtige Rolle spielt dabei, daß auch der scheinbar stärkere Partner diese enge Bindung bzw. die Idealisierung braucht. Zumindest weiß man, daß die Mütter der Patienten selbst oft herzneurotisch krank waren (oder es werden, wenn die Kinder in die Schule kommen), so daß daran die Wechselseitigkeit sichtbar wird. Zur eigenen Stabilisierung drohen sie manchmal ihren Kindern damit, daß ihr Herz aufhören wird zu schlagen, wenn sie nicht lieb sind und bei ihnen bleiben, oder sie signalisieren ihnen auf versteckter Art, daß sie für sie lebenswichtig sind. Wie das eingeübt wird, soll das in den Anmerkungen abgedruckte Lied[7] verdeutlichen, das ich einem Patienten verdanke, der es als Kind mit seiner Mutter zusammen spielte und sang, bis sie sich weinend in den Armen lagen. Die symbiotische Abhängigkeit wird also zusätzlich auch durch eine starke Gewissensverpflichtung aufrechterhalten. Ausbruchsversuche werden mit intensiven Schuldgefühlen behaftet. In symbiotischen Beziehungen werden nicht nur das Verlassenwerden, sondern auch Selbständigkeitsimpulse als gefährlich erlebt und können krankheitsauslösend sein, wie z. B. Auszug aus dem Elternhaus, Berufsantritt, Heirat etc. Eine besonders große Rolle in der Krankheitsauslösung spielt ferner die Unfähigkeit dieser Patienten, mit aggressiven Impulsen gegenüber ihrem Partner angemessen umzugehen. Da Aggressionen in einer symbiotischen Beziehung nicht geduldet werden, draußen oder abgespalten bleiben, behalten sie eine archaische Qualität von massiv mörderisch-destruktivem Charakter. Aggressionen gegenüber dem (Selbst-)Objekt kommen daher in der Phantasie einer Objektvernichtung gleich und haben einen existentiellen Angstausbruch zur Folge. Es soll hier noch kurz erwähnt werden, daß eine symbiotische Beziehung auch bei vielen Asthmakranken angetroffen wird, dort allerdings eine besondere Note durch die primäre Ambivalenz (de Boor 1974) von gleichzeitiger Anklammerung und aggressiven Gefühlen erhält.

Ein weiterer narzißtischer Beziehungsmodus, der für die Entwicklung psychosomatischer Krankheiten von großer Bedeutung zu sein scheint, ist die sogenannte mechanistische Objektbeziehung (Marty u. a. 1963; Stephanos 1978). Mit mechanistisch ist ein sehr formalisierter, beinahe automatenhafter Umgang mit anderen Menschen gemeint. Dadurch, daß diese Patienten nur schwer in der Lage sind, sich selbst mit ihrem persönlichen Betroffensein einzubringen, entsteht eine Beziehungsleere (rélation blanche). Berichte statt Erlebnisse, Details anstelle von Gefühlen, Haften an Fakten sind weitere Merkmale dieser verdinglichten Objektbeziehung. Die Gefühlsleere in der Beziehung mag teils auf Abspaltung archaischer Emotionen (siehe den alexithymen Charakter, Kap. v, 1) beruhen, ist teils aber auch auf eine entwicklungspsychologische Störung in der Selbst-Objekt-Differenzierung zurückzuführen. Wenn die eigene Bedürfnisqualifikation sehr eingeschränkt ist und das Gefühlserleben sehr stark fremdbestimmt wird, kommt es leicht zur Entwicklung eines »falschen Selbst« (Winnicott 1974), das nach den Bedürfnissen und Erwartungen anderer ausgerichtet ist. Da es keine klare kognitive Trennung zwischen Selbst und Bezugsperson gibt, besteht auch kein Entwicklungsanreiz zur Verinnerlichung der äußeren Objekte oder wenigstens zu ihrer symbolhaften Inbesitznahme, wie dies normalerweise z. B. durch Puppen, Stofftiere, Tuchzipfel u. a. (= Übergangsobjekte nach Winnicott 1969) geschieht. Der Partner wird ständig als Spiegelselbst (Kohut 1973) benötigt, es kommt nicht zur Aufrichtung eines inneren konstanten Objekts. Die Angewiesenheit auf die Realpräsenz solcher Selbstobjekte scheint noch größer zu sein als bei der symbiotischen Beziehung. Ohne die »Schlüsselperson« erleben sich solche Patienten leer, ausgequetscht, verstümmelt, still resigniert. Besonders bei Patienten mit Colitis ulcerosa wurde beobachtet, daß schon kleinste »Differenzen« mit ihrem Selbst-Objekt zum Krankheitsausbruch führen können. Möglicherweise hängt das damit zusammen, daß bei noch geringerer Selbst-Objekt-Abgrenzung aggressive Impulse gegenüber dem Selbst-Objekt in der Phantasie gleichzeitig Selbstvernichtung bedeuten, während bei der symbiotischen Beziehung wohl eher die Angst vor dem Objektverlust ausgelöst wird. Weiterhin ist offenbar auch die Intaktheit der Ich-Funktionen stärker an das Selbst-Objekt gebunden. Solche Patienten geraten bereits bei einem drohenden oder auch nur phantasierten Objektverlust in eine schwere allgemeine psychische Dekompensation mit den Gefühlen von Hilflosigkeit und Hoffnungslosigkeit (im Unterschied zu symbiotischen Patienten, die sich sofort neue Objekte organisieren). Ferner setzt sehr rasch eine tiefe Ich-Regression ein, die zu erheblicher Desorganisation und auch zu psychotischen Zuständen führen kann. Diese Zusammenhänge kommen zwar besonders häufig bei Colitis ulcerosa vor, sie finden sich aber auch in wechselndem Umfang bei Krebserkrankungen, beim Asthma bronchiale, der Magersucht, dem Herzinfarkt u. a. Damit zeigt sich, daß mechanistische Objektbeziehung und damit einhergehende partielle Ich-Defekte eine besondere Disposition für schwere dekompensierende und chronisch verlaufende Krankheiten abgeben können.

4. Die familiäre Disposition

> »Mehr als früher wertet man den großen Einfluß, den die bewußten und vor allem die unbewußten Austauschprozesse in der Familie darauf haben, bei wem und in welcher Form eine Krankheit zum Vorschein kommt...«
>
> H. E. Richter: »Patient Familie« (1970)

Während sich bisher die Aufmerksamkeit fast ausschließlich auf die im einzelnen Patienten liegenden körperlichen und seelischen Risikofaktoren konzentrierte, soll nun der Blick zunehmend mehr auf die krankheitsbegünstigenden Momente gerichtet werden, die nicht im Individuum selbst, sondern in seiner näheren oder weiteren Umwelt zu suchen sind. Die Nahtstelle, an der sich individuelle und soziale Faktoren wechselseitig am intensivsten beeinflussen, ist zweifellos die Familie. Die Familie kann im wesentlichen in zweierlei Hinsicht zur Entstehung einer psychosomatischen Krankheit bei einem ihrer Mitglieder beitragen. Einmal kann eine bestimmte Familienstruktur und -dynamik den Boden für eine ungünstige Persönlichkeitsentwicklung – wie den o. g. Ich-Schwächen und gestörten Objektbeziehungen – bereiten und damit indirekt eine erhöhte Krankheitsgefährdung und Disposition für spätere Erkrankungen schaffen. Zweitens kann die psychosomatische Krankheit eines Patienten direkt durch aktuelle Konflikte anderer Familienmitglieder verursacht und unterhalten werden. Da diese Konflikte meist nicht bewußt sind, stellt die Krankheit eines Mitgliedes oft eine Konfliktbewältigung für alle, also eine Scheinlösung für die ganze Familie dar.

Um letzteres zu verstehen, muß man sich vergegenwärtigen, daß Konflikte oft nicht nur mit intrapsychischen Mitteln gelöst werden, sondern zusätzlich sogenannte interpersonelle Abwehrmechanismen (Searles 1959) herangezogen werden bzw. eine *psycho-*

soziale Konfliktabwehr versucht wird. Das bekannteste Beispiel dafür ist wohl der Sündenbock.[8] Die eigenen schlechten Seiten, Gedanken und Impulse (das negative Selbst) werden intrapsychisch abgewehrt und auf andere Personen projiziert. Durch Manipulation (ständige Beeinflussung in eine bestimmte Richtung, Prophezeiungen, Verführung etc.) werden diese Personen schließlich dahin gebracht, daß ihr tatsächliches Verhalten auch genau der Projektion entspricht. Da dadurch die anderen Personen nicht nur mehr subjektiv so gesehen werden, sondern gleichzeitig auch so sind, wird die eigene neurotische Abwehr gerechtfertigt, durch Verankerung in der Realität bestätigt (Mentzos 1976), gewissermaßen doppelt gesichert. Richter (1963) hat exemplarisch untersucht, wie Eltern ihre Konflikte durch unbewußte Erwartungsphantasien auf die Kinder übertragen und diese in bestimmte *Rollen* und Funktionen hineinmanipulieren. In diesen Rollen finden sich einerseits die narzißtischen Projektionen der Eltern auf das Kind, andererseits die elterlichen Übertragungen, also die Beziehungsaspekte, die anderen früheren oder gegenwärtigen Bezugspersonen der Eltern gelten. Narzißtische Projektionen können zum Beispiel darin bestehen, daß ein Elternteil versucht, ein Kind zum kompletten Abbild des eigenen Selbst zu machen oder unerfüllte Wünsche des eigenen Ich-Ideals über das Kind zu verwirklichen sucht. Den Kindern wird damit ein zu hohes Idealselbst eingepflanzt, das sich, wenn es nicht im Laufe des Lebens durch andere Umstände korrigiert werden kann, zerstörerisch auswirkt. Das wird in manchen Fällen zu einer Überforderung, einem Versagen oder Krankwerden des Kindes führen. In anderen Fällen kann sich das erst später äußern, wie z. B. bei vielen Herzinfarktpatienten, die lebenslang hinter (elterlichen) starren unerfüllbaren Idealen herjagen. Durch Übertragungsvorgänge werden Bedürfnisse und Konflikte der Eltern, die aus anderen Beziehungen stammen, mit dem Kind wiederholt. Dadurch kann das Kind leicht zum Partner-Substitut (Vater-Mutter-Geschwister-Ersatz) der Eltern werden. So wiederholt sich oft zwischen Mutter und asthmakrankem Kind ein Übertragungsgeschehen, das aus der negativen Einstellung der Mutter gegenüber ihrer eigenen Mutter herrührt (Overbeck 1978).

Übertragungsvorgänge können ferner zugrunde liegen, wenn ein Kind von einem Elternteil in einer enttäuschenden Partnerbeziehung zu einem (sexuellen) Ersatzpartner, einem Gattensubstitut gemacht wird und dadurch neurotische Störungen oder körperliche Symptome entwickelt. Stierlin (1975) hat seinerseits mit den Bezeichnungen Ich-, Es- und Über-Ich-Delegation unter strukturellem Gesichtspunkt die wesentlichen Erwartungen benannt, die die Eltern zur Bewältigung eigener Bedürfnisse und Konflikte auf das Kind richten. Mit Es-Delegation ist z. B. gemeint, daß das Kind abgewehrte sexuelle Wünsche der Eltern für sie als Don Juan auslebt und ihnen als Aufregungslieferant dient. Mit Ich-Delegation ist gemeint, daß Kinder bzw. Jugendliche im Sinne einer Generationsumkehrung zu einem beschützenden Elternteil gemacht werden können, der hilft, stützt, Verantwortung und andere Elternaufgaben übernimmt. Die Über-Ich-Delegation dient den Funktionen des Ich-Ideals, der Selbstbeobachtung und des Gewissens, d. h. das delegierte Kind soll unerfüllte Strebungen der Eltern erfüllen, ihnen als negatives Gegenbild dienen (vgl. die narzißtischen Projektionen, s. o.) oder ihr Gewissen durch seine Bestrafung und Sühne erleichtern. Mit der »Delegation« wird darauf hingewiesen, daß es nicht nur die asymmetrische Kind-Eltern-Beziehung, die abhängige, schwache Position des Kindes ist, die es zur Übernahme dieser Aufträge zwingt, sondern daß es darin auch erheblich von einer Loyalität gegenüber den Eltern geleitet wird, sich seinen Auftraggebern verpflichtet fühlt. Loyalitätskonflikte und Überforderung sind denn auch zwei wesentliche Momente, die solche delegierten Kinder und Jugendliche krank werden lassen.

Eine aktuelle Belastung kann für Kinder auch dadurch entstehen, daß sie dann einbezogen werden, wenn das psychosoziale Abwehrarrangement der Eltern durch aufbrechende Konflikte gefährdet ist. Dies trifft besonders dann zu, wenn die Partnerwahl der Eltern sehr neurotisch war, d. h. zu sehr aus Gründen der Stabilisierung eigener Konflikte erfolgte. Während nämlich in der Eltern-Kind-Beziehung die psychosoziale Konfliktabwehr über die Rollenzuweisung des Kindes läuft, erfolgt sie zwischen Erwachsenen vor allem durch die Wahl eines geeigneten Partners mit einem komplementären neurotischen Bedürfnis. Willi (1975) hat einige typische Formen dieses Zusammenspiels (Kollusionen) dargestellt. Wie bei einem Kollusionskonflikt der Eltern die psychosoziale Abwehr auf das Kind ausgedehnt werden kann, sei an einem Beispiel kurz erläutert: Ein Ehepaar hatte sich im Sinne einer oralen Kollusion darauf »geeinigt«, daß der Ehemann keinerlei passive Versorgungsbedürfnisse hat, sich aktiv wohl fühlt und gerne seine Frau verwöhnt und pflegt. Umgekehrt schien die Ehefrau ihre passiven Bedürfnisse zu genießen und hatte ihre Unabhängigkeit und Initiative ganz dem Mann abgetreten. Der Ehemann erschien zwar immer unabhängig und stark, wurde aber immer unzufriedener darüber, daß er nie von seiner Frau versorgt wurde, ohne daß dies je zur Sprache gebracht wurde. Seine abgewehrten und enttäuschten Passivitätswünsche projizierte er nun auf den 3jährigen Sohn und machte der Frau ständig Vorwürfe, daß sie das Kind nicht richtig versorge. In dem Maße, wie er das Kind heimlich anfing zu verwöhnen, wurde seine Frau immer eifersüchtiger und gleichzeitig härter und verbietender in der Erziehung des Kindes. Während der Vater in seinem Kind ständig Riesenansprüche weckte, verhinderte die Mutter deren Befriedigung bei jeder Gelegenheit. In dieser Situation des Pawlowschen Hundes (dessen Magen ständig auf die gefressenen Fleischbrocken wartet, die aber durch eine Speiseröhrenfistel immer wieder vor dem Magen nach außen gelangen) erkrankt das Kind schließlich an einem blutenden Magengeschwür. – Der in der Paarbeziehung drohende Konflikt wurde hier von den Eltern abgewehrt und auf das Kind übertragen. Richter (1970) bezeichnet ein solches Abwehrsystem, das eine Familie dadurch stabilisiert, daß der Elternkonflikt über einen Symptomträger abgespalten wird, als symptomneurotische Familie. Das kranke Familienmitglied präsentiert das »Lokalsymptom« der Familie, in dem der intrafamiliäre Konflikt kompromißhaft zum Ausdruck gebracht und gleichzeitig abgewehrt wird. Beim Asthma bronchiale von Kindern scheint es sich sehr oft ebenfalls um eine symptomneurotische Lösung eines gemeinsamen Eltern- und Kindkonflikts zu handeln, wenngleich dort die Abwehrstrategien ungleich komplizierter sind (vgl. Overbeck 1984) als in dem obigen idealtypischen Ulcusbeispiel.

Eine andere Form der psychosozialen Abwehr besteht darin, daß ein sich bedroht fühlendes Mitglied die Familie als Ganzes zur Bildung einer gemeinsamen Charakterneurose (vgl. Richter 1970, die angstneurotische, hysterische, paranoide Familie etc.) mit einheitlicher neurotischer Beziehung zur Außenwelt verleitet. Die Abwehr von Aggressionskonflikten kann z.B. einem Familienmitglied dadurch gelingen, daß es die anderen Mitglieder der Familie zu einseitigen Projektionen verführt. Die Familie solidarisiert sich im Inneren und einigt sich darauf, daß alle Aggressionen von außen kommen (Typ Festung). Latent vorhandene »innere« Aggressionen können damit aber nicht ständig abgewehrt werden und führen dann bei Anwachsen nicht selten doch zur Erkrankung eines anderen »schwächlicheren« Familienmitglieds. Diesen Zusammenhang findet man z.B. häufiger bei Familien mit colitiskranken Kindern (Overbeck 1984). Potentiell herzneurotische Patienten können ihre Angst vor dem Verlassenwerden dadurch bewältigen – und gesund bleiben –, daß sie ihre ganze Familie angstneurotisch organisieren und es damit anderen Familienmitgliedern, vor allem den Kindern, sehr schwer machen, das psychosoziale Sicherheitsarrangement (Typ Sanatorium) je ohne Krankwerden zu verlassen. Das Familiengeschehen wird aber meist nicht nur von einem Familienmitglied dominiert, sondern unterliegt gegenseitigen Austauschprozessen. So hat die Gesamtfamilie oft ein gemeinsames unbewußtes Thema und eine gemeinsame Abwehr entwickelt, die sich z.B. manchmal in einem Familienmythos niederschlägt. Dieser Familienmythos läßt sich bei psychosomatisch Kranken gelegentlich in einer bizarren Laienätiologie und unbeirrbaren Vorstellungen zur Entstehung der betreffenden Krankheit eines Familienmitgliedes entdecken. Z. B. wird ein Kind von Anfang an als schwächlich, mit einem ominösen Mangel behaftet oder durch bestimmte andere Familienangehörige als »erblich« belastet angesehen. Diese Auffassungen und die angenommenen Krankheitsauslöser wie Urlaub, Ekel, Liegen auf einer Wasserader u. a. geben häufig indirekte Hinweise auf den unbewußten Konflikt der Familie. In der psychosomatischen Krankheit eines Mitgliedes werden also nicht nur innere Konflikte des Patienten selbst durch die Bildung von Körpersymptomen kompromißhaft behoben, sondern gleichzeitig auch die Konflikte anderer Familienmitglieder externalisiert bearbeitet. Deswegen werden psychosomatische Symptome von den Familien heftig verteidigt und sind therapeutisch nicht so leicht durchschaubar zu machen. Hinzu kommt, daß auch die erkennbaren Konflikte oft als sekundär krankheitsbedingt, also als real unvermeidbar angesehen werden können. Wegen der asymmetrischen Beziehungen werden in ganzen Familien meist Kinder und Jugendliche die Symptomträger sein. Entsprechend ihren geringeren psychischen Möglichkeiten, ihrer noch unvollständigen Reifung und Desomatisierung sind ihre Konfliktlösungsversuche ohnehin noch sehr viel körperlicher. Damit ist erstens die Gefahr verbunden, daß sich bei ihnen frühe psychosomatische Fixierungen bilden können. Zweitens lernen Kinder dadurch psychosomatische Reaktionen zur Konfliktverarbeitung einzusetzen, vor allem wenn sie darin von der übrigen Familie in deren Interesse festgehalten und bestätigt werden. Auf diese Weise kann eine Disposition auch für spätere psychosomatische Erkrankungen in dem Sinne gelegt werden, als diese Art der Konfliktlösung als familien- und gesellschaftsfähig begriffen wird.

Die Einbeziehung von Kindern in familiendynamische Abwehrvorgänge kann aber auch in anderer Hinsicht weitreichende Folgen haben. Psychosoziale Arrangements stellen zwar einen Selbstheilungsversuch für einzelne Familienmitglieder – hier vor allem der Eltern – oder auch für die Gesamtfamilie dar, sie können aber das psychologische Wachstum anderer Familienmitglieder erheblich beeinträchtigen. Von besonderer Bedeutung für die potentielle spätere Entwicklung psychosomatischer Krankheiten sind *Störungen in der Individuation*, d. h. der vom Säuglings- bis zum Erwachsenenalter sich ständig wiederholenden Prozesse von Separation aus einer Beziehung und ihrer Reintegration auf einem höheren Entwicklungsniveau (Stierlin 1978). Binden psychosoziale Abwehrvorgänge ein Kind in einer Familie zu stark und zu früh ein, so steht zu erwarten, daß dem Kind die notwendige Selbst-Objekt-Differenzierung nicht gelingt. Besonders pathogen in dieser Richtung werden narzißtische Übertragungen (s. o.), in denen das Kind zum eigenen Abbild gemacht wird. Dem Kind wird durch diese Zwillingsübertragung (Kohut 1973) eine Individualisierung sehr erschwert. Das hat zur Folge, daß das Kind später selber wieder andere Personen als Spiegel-Selbst benutzt, sie zu Selbst-Objekten (s. Kap. IV, 2) macht. Die Eltern-Kind-Beziehung wird leicht in dem interpersonellen Entwicklungszustand der Fusion (vgl. zur Primäridentifikation bei Stephanos 1978) verbleiben. Symptomatisch kann die mangelhafte Abgrenzung gegenüber einem Kind auf seiten der Mutter z. B. dadurch deutlich werden, daß sie häufig Körperteile des Kindes mit eigenen Körperteilen verwechselt (du hast meinen [deinen] Kopf an meine Brust gelegt; du mußt besser auf meine [deine] Lunge aufpassen etc.). Asthmakranke Kinder empfinden ihrerseits, daß die Mutter alles errät, ihre Gedanken riecht, und versuchen sich durch verschiedene Verhaltensstörungen, Aufbauen von Spielzeug unmittelbar hinter der Kinderzimmertür etc. und eben auch durch asthmatisches Sich-

Verschließen gegenüber der Mutter abzugrenzen (vgl. Overbeck 1979).

Gelingt eine stabile Bildung von Subjekt-Objekt-Grenzen zwischen Mutter und Kind nicht, lernt es auch nicht, seine psychischen Funktionen ausreichend autonom auszuüben. Die Folge davon kann z.B. eine affektive Verschränkung sein, d.h. daß nicht zwischen den Gefühlen des einen und des anderen genügend differenziert werden kann, oder daß Affekte und Stimmungen wechselseitig zum Ausdruck gebracht werden. So können asthmatische Kinder Angst und ohnmächtige Wut ihrer Mutter, Mütter von colitiskranken Kindern deren Traurigkeit und Hoffnungslosigkeit stellvertretend erleben. Für psychosomatische Krankheitszusammenhänge ist daran bedeutend, daß bei Gefühlsvermischung und Gefühlsverschränkung zwischen Eltern und Kind die vom Kind erlebten Affekte auf psychophysiologischem Weg dauerhaft seine vegetativen Funktionen beeinflussen können (wie z.B. die Atem-, die Magen-Darm-Tätigkeit usw.). Auswirkungen auf den körperlichen Bereich des Kindes kann es andererseits auch dadurch geben, daß Wahrnehmung, Steuerung und Kontrolle körperlicher Funktionen des Kindes zu sehr von der Mutter bestimmt werden. Diese Verschränkung kognitiver Funktionen kann zum Beispiel darin deutlich werden, daß eine Mutter behauptet, immer genau zu wissen, was ihr Kind gerade denkt, was ihm fehlt, wie ihm ist, was ihm schmeckt, ob es müde oder hungrig ist. Wenn dies nicht so sehr von der Befindlichkeit des Kindes her beurteilt wird, sondern von den Bedürfnissen der Mutter selbst, ihren Vorstellungen, ihrem Zeitplan etc. bestimmt wird, kann auf diese Weise das Körper-Ich (vgl. Kap. v, 1) des Kindes unentwickelt bleiben bzw. weitgehend durch das der Mutter substituiert werden. Dieser Zusammenhang spielt z.B. eine herausragende Rolle bei den körperlichen und seelischen Wahrnehmungsstörungen der Magersuchtpatienten. Aus Fusion und Funktionsverschränkung leitet sich insgesamt jene extreme Objektangewiesenheit ab, die zum Krankheitsrisiko wird (vgl. Kap. v, 2).

Andererseits kann die Notwendigkeit der Objektpräsenz auch dadurch entstehen, daß ein Elternteil sich zum unentbehrlichen Ideal-Objekt für das Kind macht. Diese Form einer Eltern-Kind-Beziehung resultiert aus dem Bedürfnis, ständig bewundert, benötigt, gebraucht zu werden und darüber die eigene narzißtische Homöostase zu stabilisieren. Das kann zwischen Mutter und Kind

durch mehr oder weniger subtile Ausbeutung kindlicher Abhän-
gigkeitsgefühle (z.B. durch abrupten Rückzug oder versteckte
Drohungen, das Kind zu verlassen etc.), durch ausschließliche Bindung von Bedürfnisbefriedigung an die Mutter (z.B. durch extreme Verwöhnung) und durch Manipulation mit Schuldgefühlen
aufrechterhalten werden. Diese symbiotische Objektbeziehung
(vgl. Kap. v, 3) führt dazu, daß vom Kind auch später ständig ver-
fügbare, Sicherheit gebende Ideal-Objekte gesucht, als Selbst-Objekte für eine angstfreie Existenz benötigt werden.

Zu ergänzen ist, daß nicht nur durch zu starke Bindungen, sondern auch durch das Gegenteil, nämlich Ausstoßung (vgl. Stierlin
1976), Bedingungen für spätere psychosomatische Krankheiten
geschaffen werden können. Durch emotionale Vernachlässigung
oder gar Mißhandlung wird z.B. die lebenswichtige Fürsorge und
Stimulation in bestimmten Entwicklungsphasen vorenthalten und
damit durch Versagung eine bestimmte psychosomatische Fixierung hergestellt (wie es besonders für Magen-, Darm- und Hautkrankheiten zutrifft). Ablehnung und Zurückweisung können
aber auch die reaktiv-kompensatorische Entwicklung einer zu frühen, prekären Pseudoautonomie und Überaktivität nach sich ziehen. Solche Ursachen findet man z.B. bei manchen pseudounabhängigen Ulcuskranken, frühreifen colitiskranken Kindern oder
auch bei der Hyperthyreose und dem Herzinfarkt. Mangelhafte
Zuwendung in der Kindheit wurde auch von vielen Krebskranken
erfahren. Dabei ist aufgefallen, daß die Krebspatienten selbst ihre
Eltern retrospektiv eher idealisieren, während befragte Angehö-
rige deren Elternhäuser ziemlich einhellig als kalt und lieblos cha-
rakterisieren (Grossarth-Maticek 1976). Als Reaktion auf die
Deprivation in der Kindheit versuchen viele dieser Patienten
krampfhaft, von der Umwelt Liebe und Anerkennung zu bekommen. Durch normenkonformes Verhalten, Konfliktvermeidung
und selbstzerstörerische Anstrengungen versuchen sie, erneute soziale Abweisung, Isolation oder Trennung zu vermeiden.

Es muß nachdrücklich betont werden, daß die Entwicklung eines
Kindes nicht nur einseitig einer Zweierbeziehung wie z.B. der
Qualität der Mutter-Kind-Dyade angelastet werden darf, sondern
daß sie in Abhängigkeit von der Gesamtstruktur einer Familie und
den daraus entstehenden möglichen Behinderungen gesehen werden muß. Jackson (1966) hat bei Colitiskranken beschrieben, daß

die Familie nach Art eines geschlossenen Systems funktioniert, das psychologisches Wachstum der Mitglieder ausschließt. Die individuelle Autonomie eines Kindes wird z. B. durch die eindringende Sorge der anderen Familienmitglieder beeinträchtigt. Bereiche seiner psychologischen und körperlichen Funktionen bleiben der Kontrolle anderer überlassen, lange nachdem sie schon automatisch oder unbeachtet sein sollten. Der Familienkontext ist gekennzeichnet durch eine starke Verleugnung des Selbst zugunsten anderer und eine hohe Wertschätzung für Selbstaufopferung und Familienloyalität. Aus diesem Grund müssen Differenzen und Konflikte innerhalb der Familie unterdrückt und eigenständige Initiativen außerhalb behindert werden. Jackson bezeichnete das gegenseitige Akzeptieren eines so limitierten Verhaltens und die gleichzeitige Entmutigung für Verhaltensweisen wie Neuerung, Kreativität etc. als Restriktivität. Bei Beschränkung auf die Familiengruppe und Vermeidung von Außenbeziehungen läßt sich auch eine enge Verstrickung nicht vermeiden, was Minuchin (1975) allgemeingültig bei Familien mit psychosomatisch Kranken beschrieben hat. Die zu enge Verbindung zwischen den Familienmitgliedern bewirkt sehr schwache Subsystemgrenzen zwischen den Generationen, der Kern- und Ursprungsfamilie. Die Rollen von Gatten und Eltern bleiben diffus, und die Differenzierung unter den Geschwistern nach Alter, Geschlecht und Reife bleibt unzureichend. Besonders in Magersuchtfamilien (Overbeck 1984) fällt auf, wie die einzelnen Familienmitglieder zu eng miteinander verbunden sind und ständig eine gegenseitige Vermischung in Gedanken und Gefühlen stattfindet. Es herrscht ein Mangel an Absonderungsmöglichkeit und Privatheit, es besteht ein starker Druck in Richtung Zusammensein. Die Familienmitglieder betonen immer wieder die besondere Einigkeit und Zusammengehörigkeit der Familie vor der Zeit der Erkrankung, und auch die Patienten weisen regelmäßig auf ihre besonders glückliche Kindheit hin und glauben, allen Wünschen und Vorstellungen der Eltern entsprochen zu haben. Darin wird ein starres Interaktionsmuster offenkundig, in dem Widersprüche und Verschiedenheiten überdeckt werden müssen und die Bedürfnisse der einzelnen Partner nicht genügend artikuliert werden können. Da diese Familien sich bei hochgradiger Verstrickung und Rigidität nicht an laufend verändernde innere und äußere Bedingungen anpassen können, hemmen sie auch die Entwicklung ihrer Mitglieder erheblich. Sie geben damit den familiären Hintergrund ab, auf dem die oben genannten strukturellen Ich-Defekte der jüngeren Generation entstehen, sich narzißtische Objektbeziehungen und damit äußerste Empfindlichkeiten gegen Objektverluste herausbilden.

5. Die Sozialisation zum psychosomatisch Kranken

Da sich psychosoziale Austauschprozesse über die Familie hinaus auch in andere Gruppen, in Institutionen und in das allgemeine Gesellschaftssystem erstrecken, können auch gesellschaftliche Zusammenhänge ihrerseits die Disposition zur Entwicklung einer psychosomatischen Krankheit mitbedingen. Dabei muß man sich, ähnlich wie bei der familiären Disposition, zwei grundsätzliche Fragen stellen. Die erste Frage ist, welches Interesse hat die Gesellschaft selbst an der Scheinlösung Krankheit, wie und warum legt sie psychosomatische Beschwerden als gesellschaftskonform nahe und erzwingt eine Anpassungsleistung in dieser Richtung? Die zweite Frage ist, welche ihrer Bedingungen führen möglicherweise langfristig zu den schwerwiegenden Persönlichkeitsveränderungen, die die Entstehung der reaktiven psychosomatischen Krankheiten begünstigen können.

Das erste Interesse der Gesellschaft am psychosomatischen Beschwerdeangebot liegt – genau wie beim Individuum selbst – in der Verschleierung der tatsächlichen Krankheitsursachen. Psychosomatische Krankheiten lenken zunächst einmal von den wahren psychischen und sozialen Problemen ab. Statt sich mit dem gesellschaftlichen Anteil an diesen Schwierigkeiten konfrontieren zu müssen und an ihren Bedingungen etwas zu ändern, können sie auf diese Weise individualisiert und an die Medizin zur Behandlung überwiesen werden. Durch die Verschiebung der Ursachenforschung von der psychosozialen auf die körperliche Ebene eignen sich psychosomatische Störungen sogar in idealer Weise dazu, bestehende familiäre, institutionelle und gesellschaftliche Systeme zu stabilisieren. Dies um so mehr, je weniger seelische Klagen und soziale Schwierigkeiten angegeben werden, die vielleicht doch auf Konflikte hindeuten könnten. Seelische Beschwerden werden von der Umgebung leicht als Vorwurf, Protest, Verhaltensabweichung wahrgenommen. Entsprechend wird ihnen gegenüber defensiv mit Unverständnis, mit Mitleid und unbrauchbaren Ratschlägen (»sich zusammennehmen« etc.), Zurückweisung oder Verachtung reagiert. Kranke mit sehr schweren seelischen Störungen werden schließlich aus ihrer Umgebung ausgesondert und am Rande der Gesellschaft in Anstalten untergebracht. Unter diesen Gesichtspunkten ist zu verstehen, daß psychosomatisch Kranke selber bemüht sind, sich in psychischer und sozialer Hinsicht als völlig unauffällig darzustellen. In Erstuntersuchungen betonen sie besonders, überhaupt keine Schwierigkeiten und Konflikte zu haben, daß bei ihnen und ihrer Familie alles in Ordnung sei. In Tests und Fragebögen stellen sie sich frei von Abweichungen dar, kreuzen gern die »goldene Mitte« an oder das, wovon sie glauben, daß man es für normal hält. Mitscherlich (1953) hat als einer der ersten auf diese Überangepaßtheit und psychosoziale Unauffälligkeit bei psychosomatisch Kranken hingewiesen. Freyberger (1977) hat sie als neurotische Pseudonormalität bezeichnet, weil dieses Verhalten einer sozial wünschenswerten Fiktion, nicht aber wirklichem Normalverhalten entspricht.

In diesem Komplott mit gesellschaftlicher Abwehr sind die Patienten gleichzeitig verpflichtet und auch sehr bemüht, unter Beweis zu stellen, daß ihre Beschwerden körperlich bedingt sind. Gelingt der Nachweis der sogenannten organischen Ursache nicht gleich, kommt es häufig solange zum Arztwechsel, bis schließlich doch irgendeine körperliche Variation (z.B. zu großes Herz oder leichte Schilddrüsenvergrößerung, Wirbelsäulenverkrümmung etc.) gefunden wird, ein geringgradiger Befund (Arrhythmie, leichte EKG-Veränderungen, verzögerte Magenentleerung etc.) erhoben wird oder ein angeblicher Focus in den Zähnen, Mandeln, Nasennebenhöhlen, Galle etc. entdeckt wird. In einem gemeinsamen Bemühen von Patient und Ärzten kommt es so zu einer Einigung auf die organische Bedingtheit der Krankheit. Damit wird die Ursache der Beschwerden endgültig auf einen unverdächtigen technisch-naturwissenschaftlichen Krankheitsbegriff gebracht. Daß sich unter diesem gesellschaftlichen Druck die Äußerungsformen von psychosozialen Konflikten medizinkonform ausrichten und einen Krankheitswandel in Richtung psychosomatischer Krankheiten bewirken, sind hervorragende Beispiele für die Sozialisation zum psychosomatisch Kranken. Die möglichst objektivierbare Körperstörung und die Pseudonormalität sind beides Anpassungsleistungen an einen Bewußtseinszustand der Gesellschaft, der psychosoziale Konflikte als solche verdrängt, sie aber in körperlich geäußerter Form zuläßt. Stellen sich die Patienten perfekt darauf ein, haben sie – von den Gefahren dieses Irrwegs hier einmal abgesehen – darüber hinaus auch noch durch die Übernahme einer sozial akzeptierten Krankenrolle die größte Aussicht auf sekundären Krankheitsgewinn (s. Kap. II, 7). Brede (1971) sieht daher wohl zu Recht bei vielen Patienten in der Entwicklung psychosomatischer Störungen eine sozialisationsspezifische Verhaltensstrategie, die von dem gegenwärtigen gesellschaftlichen Krankheitsbegriff nahegelegt wird.

Weiterhin kann auch die Leistungsideologie einer Gesellschaft zur Entwicklung psychosomatischer Krankheiten beitragen. Schwierigkeiten zu haben und Schwächen einzugestehen gilt als verpönt. Gefühle von Angst und Trauer zu zeigen gilt als »weiblich« und wird daher besonders von Männern abgewehrt. Seelische Krankheit gar wird, solange es irgend geht, versteckt und – ganz im Gegensatz zu körperlichen Krankheiten! – wie ein Mangel empfunden oder als Zeichen von Versagen verstanden. Wie Richter (1979) gezeigt hat, fordert die Gesellschaft im Grunde dazu auf, das Leiden ganz zu verstecken. Ständige Gesundheit, Tüchtigkeit und Jugendlichkeit sind die Maximen. Wer solche Eigenschaften nicht – oder nicht mehr – besitzt, gehört auf den Abfallhaufen. Der harte Männlichkeitstyp der Zigarettenreklame fordert zur Identifizierung mit einem bestimmten »way of life« auf, die Inserate der großen Zeitungen fragen nach dem jungen und dynamischen Bewerber. Dieses Persönlichkeitsideal aber genau ist es, das viele Menschen schließlich schwer krank macht. Es ist z.B. fast identisch mit dem Persönlichkeitsbild der Herzinfarktpatienten, so daß man die Coronarpersönlichkeit unschwer auch als Züchtung westlicher Kulturentwicklung ansehen kann. Der zwanghafte phallisch-exhibitionistische Narzißmus unserer Gesellschaft und der an die unbeschränkten Wunder der Technik geheftete Allmachtsglauben sind die gesellschaftlichen Repräsentanzen von destruktiven Selbstidealen und omnipotentem Größenselbst. Wang (1983) hat darauf aufmerksam gemacht, daß der »Narzißmus in unserer Zeit« eine Abwehrfunktion erfüllt. Hinter Superman und Unsterblichkeit, hinter irrationalen Erwartungen an die Technik und das Machbare stecken ebenso regressive narzißtische Denkarten und infantile magisch-omnipotente Phantasien, wie sie – wenn auch sozial weniger angepaßt – auch in Drogenkonsum und Sektenbildung ihren Niederschlag finden. Diese narzißtischen Abwehrmodi sind auf der gesellschaftlichen Ebene als Reaktionen auf Ohnmacht und Existenzangst zu verstehen, als Versuche, Zukunftslosigkeit und Todesbedrohung, ökologische Selbstzerstörung und atomare Vernichtung zu verleugnen.

Es muß einschränkend hinzugefügt werden, daß die Verbindung zwischen gesellschaftlichen Erwartungen, Idealen und Verleugnungstechniken und z. B. coronarer Herzkrankheit nicht direkt abzuleiten ist. Gesellschaftliche Abwehrprozesse werden nur da besonders wirksam, wo bereits eine Empfänglichkeit auf seiten der krankwerdenden Personen durch ihre individuelle Konfliktverarbeitung (vgl. Kap. III, 3) besteht. Ähnlich verhält es sich auch bei der Krebserkrankung. Persönliche Konfliktabwehr (vgl. Kap. III, 7) und gesellschaftskonforme Anpassung verschränken sich so, daß daraus ein sozial überformtes Rollenverhalten mit Harmonisierungstendenzen, Verantwortungsübernahme und Selbstaufopferung bei Krebskranken entsteht. Beide Beispiele zeigen, wie sich gesellschaftliche Normen und persönliche Fehlhaltungen wechselseitig verstärken können und vielleicht dadurch erst eine krankmachende Wirkung entsteht, die irgendwann zu irreversiblen körperlichen Spätschäden führt.

Während sicher bei vielen psychosomatischen Erkrankungen unbewußte Anpassungsleistungen des Individuums an gesellschaftliche Normen eine Rolle spielen, entwickeln sich andere (vor allem reaktive) psychosomatische Krankheiten wohl eher auf dem Boden von tiefgreifenden Persönlichkeitsveränderungen. Hier stellt sich auch die Frage, inwieweit sie unter dem Gesichtspunkt der Sozialisation bzw. eines Sozialisationsschadens zu betrachten sind, d. h. durch bestimmte gesellschaftliche Prozesse begünstigt, ja vielleicht sogar generell hervorgebracht werden. Schon Dunbar (1943) stellte z. B. die Frage, ob psychosomatische Krankheiten nicht durch eine passiv erlittene Persönlichkeitsschädigung entstehen, die durch bestimmte Anforderungen der technisch-industrialisierten Gesellschaftssysteme verursacht wird. Dunbar vermutete in den psychosomatischen Krankheiten eine biologisch-subjektive Reaktion auf gesellschaftliche Repression, einen Protest gegen die allmähliche Technisierung des Subjekts und einen Versuch zur Durchsetzung des vitalen Eigeninteresses gegen kulturelle Einengung. Halliday (1948) maß dagegen mehr den gesellschaftlichen Desintegrationsprozessen eine große pathogene Bedeutung zu. Die säkulare Zunahme psychosomatischer Krankheiten führte er auf einen krisenhaften Zustand der Gesellschaft zurück, der dadurch entstanden sei, daß die Rationalität des kapitalistisch-industriellen Produktionsprozesses den natürlich angelegten Lebensrhythmen übergestülpt worden sei. Dies bewirke eine emotionale Desintegration ihrer Mitglieder, ein Auseinanderfallen von Sozialisationsprozeß und rigidem Abwehrverhalten einerseits und blanken affekt-physiologischen Prozessen andererseits. In jüngster Zeit haben Ahrens, von Gyldenfeldt und Runde (1979) sich dieser Fragestellung zugewandt. Sie gehen davon aus, daß die moderne Arbeits- und Berufswelt in vielen Bereichen von den Menschen eine »instrumentelle Orientierung« erzwingt. Es wird ein planbares, maschinenmäßiges, marktmäßiges »äußeres« Verhalten gefordert, von dem das »innere« Verhalten mit den affektiven Aspekten des Erlebens und der subjektiven Bedürfnisse rigoros ausgegrenzt wird. Diese arbeitssoziologische Perspektive wirft möglicherweise ein neues Licht auf einige Persönlichkeitsveränderungen, die oben bei psychosomatisch Gefährdeten beschrieben wurden.[9] Die Alexithymie bzw. das operationale Denken kann z. B. aus dieser Sichtweise als Ausdruck einer an die Arbeitsorganisation fixierten instrumentellen Orientierung angesehen werden, die zur Abspaltung jeglicher Gefühle, Affekte und Phantasien auffordert. Das ökonomisch-technologisch-rationale Prinzip zwingt die Menschen, sich sachlich, formal, korrekt aufzuführen und reibungslos zu funktionieren. Spontaneität, Emotionalität, Sinnlichkeit, mangelhafte Kontrolle sind störend. Diese instrumentelle Orientierung gilt für Industrie, Wirtschaft, Verwaltung, Bildungswesen und andere Bereiche des öffentlichen Lebens. Es kann daher nicht verwundern, wenn das Magazin »Time« den Computer zum »Mann des Jahres 1982« erklärt hat. Bürokratische Prinzipien wie Erfaßbarkeit, Berechenbarkeit, Kontrolle dringen über Organisationen in immer weitere Bereiche des privaten Lebens ein. Sie erfassen inzwischen die Menschen selbst, beginnen sich in ihrer Selbstvorstellung, in ihrer z.B. technokratischen[10] Persönlichkeitsentwicklung niederzuschlagen. Eine entemotionalisierte, anonymisierende (»man«) Sprache (vgl. Overbeck 1974, von Rad 1977), eine Verarmung des Wortschatzes mit sterilen, banalen sprachlichen Äußerungen (Freyberger 1977) auch in anderen Lebenszusammenhängen oder Gesprächssituationen spiegelt möglicherweise bereits eine Verbiegung des menschlichen Denkens und Kommunizierens auf einen reduzierten »Mensch-Rechner-Dialog« (Volpert 1983).

Ob sich Alexithymie und mechanistische Objektbeziehung in voller Ausprägung ausschließlich durch sekundäre und tertiäre Sozialisation herausbilden können, ist allerdings fraglich. Eher ist auch hier an die Überformung bzw. Verstärkung von Persönlichkeitsentwicklung zu denken, die bereits früh in der Eltern-Kind-Beziehung gestört wurden (vgl. Kap. V, 2 und 3). Da andererseits die Familie eine Vermittlungsinstanz, eine Gesellschaft im kleinen ist, können an dieser Störung bereits sowohl individuell neurotische wie auch soziale Verhaltensmodi der Eltern beteiligt sein. Um dies besser beurteilen zu können, ist es unerläßlich, sich nach der Struktur und der Funktion der heutigen, der »modernen« Familie zu fragen. Familienhistorische Untersuchungen (vgl. Schleiffer 1982) stimmen darin überein, daß besonders in der Mittelschicht in dem Maße, wie die ökonomische Funktion der Familie an Bedeutung verloren hat, ihre psychologische Funktion zentral geworden ist. Wo Altersversorgung, Krankenfürsorge, Erziehung und Ausbildung von Institutionen außerhalb der Familie übernommen werden und auch keine Wirtschaftsbetriebe von Generation zu Generation weitergegeben werden, sind die gegenseitigen ökonomischen Verpflichtungen praktisch aufgehoben. Was damit nicht aufgehoben wird, sind die internalisierten Verpflichtungen, die Loyalitäten, die aus den psychologischen Ansprüchen zwischen den Generationen erwachsen. Auf diese Beziehung hebt Boszormenyi-Nagy (1981) besonders ab, der den Ausgleich der Gerechtigkeitskonten für einen ganz zentralen Punkt in der Entstehung von Familienkonflikten hält. Daß an Stelle von materiellen Schulden nun Schuldgefühle getreten sind, hängt ganz sicher mit der gegenüber früher unvergleichlich höheren psychologischen Investition der Eltern in ihre Kinder zusammen. Was für Eltern ökonomisch ein Verlustgeschäft ist, soll ihnen narzißtischen Gewinn bringen: den »Glanz im Auge der Mutter« und den Stolz des Vaters. Das gehätschelte Einzelkind wird zur Feder am Hut, das geglückte Prachtexemplar zum Renommierobjekt der »Nur-Hausfrau«.

Narzißtischer Beziehungsmodus, Reduzierung der Familienfunktion auf die Primärsozialisation und Schrumpfung des Familiengefüges auf die Kernfamilie oder die unvollständige Familie führen zu so dichten emotionalen Beziehungen, daß damit bestimmte Gefahren heraufbeschworen werden. Eine Gefahr besteht z. B. darin, daß die Adoleszenz zu einer schweren Krise für den Jugendlichen wie auch seine Familie wird, weil dann die affektiv engen Bindungen gelöst werden müssen. Das führt entweder zu seelischen und körperlichen Dekompensationen seitens der Eltern, weil ihr narzißtisches Gleichgewicht durch den Verlust ihrer Kinder zusammenbricht, oder zu gewaltsamen, verqueren Ablösungsversuchen seitens der Kinder, die ihr Selbst nur auf pathologische Weise zu retten vermögen. Die eklatante Zunahme der Magersucht unter Jugendlichen und jungen Erwachsenen ist für letzteres ein schlagendes Beispiel. Eine andere Gefahr ist, daß durch die emotionale Dichte und Abhängigkeit in der privatisierten Kernfamilie überhaupt die Selbst-Objektabgrenzung sehr erschwert wird und dadurch bereits frühe Störungen in der Individuation (vgl. Kap. v, 4) bewirkt werden können. Daß die Häufigkeitsgipfel von Asthma bronchiale und Colitis ulcerosa in den frühen Individuationsphasen (2. Lebensjahr, Zeit der Einschulung, Vor-Pubertät) liegen, könnte jedenfalls auch in diesem Licht gesehen werden. Mit der Störung der Individuation scheint auch ein weiteres Sozialisationsmerkmal von psychosomatisch Kranken sehr eng verquickt zu sein: die Unfähigkeit zur adäquaten Aggressionsverarbeitung, wie sie von vielen Autoren, besonders aber von Mitscherlich im Zusammenhang mit der Überangepaßtheit, hervorgehoben wurde. Individuation ohne »gesunde« Aggression ist nicht denkbar. Aggressive Impulse können aber z. B. in einer Mutter-Kind-Beziehung dann nicht geäußert werden, wenn die Mutter für das Kind die Bedeutung eines Selbst-Objekts oder einer »Schlüsselperson« besitzt und Aggression in der Phantasie mit Selbstzerstörung gleichgesetzt wird.

Zepf (1976) hat sich darüber hinaus noch besonders mit der sekundären gesellschaftlichen »Verwertung« dieser frühen Störungen in der Sozialisation zum psychosomatisch Kranken befaßt. Er untersuchte aus den bei psychosomatisch Kranken beobachteten psychischen Mangelerscheinungen besonders die gestörte Fähigkeit zur Symbolbildung. An den Beispielen von Colitiskranken, Asthmakranken und Herzneurosepatienten zeigte er auf, daß primär eine verarmte, unempathische Mutter-Kind-Beziehung Ursache für die emotionslose und entsubjektivierte Sprache vieler dieser Kranken sein dürfte. In Anlehnung an Lorenzer (1971) kann man annehmen, daß dadurch in der sprachlichen Kommunikation ein Mangel an Symbolen entsteht und statt dessen Zeichen (bedeutungsentleert; Gegenstand für sich; nicht mehr in Beziehung zum Subjekt stehend) überwiegen, wie es sich z. B. in den konkretistischen Beschreibungen dieser Patienten wiederfindet. Damit aber fehlt diesen Patienten gleichzeitig auch die Möglichkeit zur individuierenden originellen Abgrenzung, zur Differenzierung ihres Selbst gegenüber der Gesellschaft. Sie laufen Gefahr, nur noch über verdinglichte und normierte Muster Beziehungen herstellen zu können (Brede 1972) und sind dadurch ihrerseits »hervorragend« vergesellschaftbar.

Obwohl sich viele beachtenswerte Hinweise für eine Sozialisation zum psychosomatisch Kranken ergeben, soll abschließend doch davor gewarnt werden, die Verbindungen zu schnell zu schließen. Die Gefahr der Simplifizierung, der schlichten Analogiebildung und unangemessen einfachen Parallelen zwischen differenzierten individuellen psychosomatischen Prozessen einerseits und hochkomplexen gesellschaftlichen Organisationsformen andererseits besteht gerade auf diesem Feld. Es darf z. B. nicht vergessen werden, daß die Merkmale des operationalen Denkens und der mechanistischen Objektbeziehung zwar bei vielen Patienten mit psychosomatischen Krankheiten angetroffen werden, aber offensichtlich nicht auf sie beschränkt sind, sondern eine aktuelle allgemeine Entwicklung des »modernen« Menschen widerzuspiegeln scheinen. Alexithyme Patienten sind vielleicht zunächst einmal instrumentell sozialisierte, an die technische Umwelt angepaßte Menschen (Ahrens u. a. 1979). Wenn diese Menschen auf Belastungen eine Krankheit entwickeln, ist nach weiteren disponierenden Verbindungsgliedern in der Familie, der sonstigen Charakterstruktur und Persönlichkeitshaltung dieser Menschen zu forschen. Erst der komplexe Bedingungszusammenhang könnte eine Erklärungsmöglichkeit für die psychosomatische Dekompensation bieten, dafür – wie schon Alexander (1943) es formulierte –, daß das Ich generell »körperlicher« werden kann, daß seine Reaktionen auf die Außenwelt immer automatischer werden, die bewußten Prozesse der Auseinandersetzung, Denken und Fühlen mehr und mehr durch unmittelbare, fast rein körperliche Reaktionen ersetzt werden.

6. Umweltbelastungen und psychosomatische Krankheiten

In den bisherigen Abschnitten über die Krankheitsdispositionen könnte der Eindruck entstanden sein, daß, »wenn jemand krank wird, der Grund immer irgendwie in ihm selbst liegt und nie in der äußeren Realität« (Frankfurter Hochschulzeitung 1980). Dieser Eindruck ist aber in mehrfacher Hinsicht falsch. Erstens entwickelt sich schon die Persönlichkeit nicht autonom, sondern unterliegt ihrerseits familiären Einflüssen und gesellschaftlichen Zwängen (s. o.). Zweitens geht es auch gar nicht um Schuldzuweisungen an den Patienten, sondern um ein komplexes Verständnis von Krankheitszusammenhängen, das zu relevanten Konsequenzen für Behandlung und Prävention führen soll. Gerade aus diesem Krankheitsverständnis ergeben sich sowohl individuumzentrierte als auch erweiterte Therapieansätze, die Familie und Gesellschaft mit einbeziehen. Es führt allerdings kein Weg daran vorbei, persönliche Fehlhaltungen und krankmachende gesellschaftliche Einflüsse differenziert gegeneinander abzuwägen. Alle Krankheiten als gesellschaftsbedingt anzusehen und der Wunderglaube, daß sie wie Schnee in der Sonne schmelzen, wenn nur erst eine neue Gesellschaftsordnung bestünde, hilft hier ebensowenig wie die nur individuumzentrierte Behandlungsweise, die Gefahr läuft, gesund reagierende Menschen an krankmachende gesellschaftliche Bedingungen anzupassen.

Das komplexe Wechselspiel zwischen inneren individuellen und äußeren gesellschaftlichen Faktoren, vor allem auch unter Einschluß der direkt schädigenden Umwelteinflüsse, läßt sich wohl am besten durch neuere Streßkonzepte[11] erfassen. Deren Ansatz ist es, *Streß* als Resultat eines zirkulären Zusammenwirkens objektiver Belastungsstrukturen und subjektiven Bewältigungsverhaltens anzusehen, das sich in personeller Beanspruchung, Beanspruchungsfolgen und -risiken auswirken kann. Die Teilaspekte dieses komplexen Ganzen wurden in den vergangenen Jahren von verschiedenen Forschungsrichtungen untersucht. Neben reaktionszentrierten Streßmodellen (vgl. Kap. IV, 4) wurden reizzentrierte Modelle entwickelt, die sich genauer mit den objektiven Belastungsfaktoren aus Arbeitsplatz, Wohnbedingungen und Familie befaßten (Bamberg u. Greif 1982). Zu letzteren gehört auch die »life-event«-Forschung, die eine Liste von belastenden Veränderungen im Leben nach Punktwerten in einer Rangordnung zusammenstellte (vgl. Holmes und Rahe 1967) und auch gesicherte Zusammenhänge hinsichtlich der Auftretenshäufigkeit von Herzinfarkten, Tuberkulose, Diabetes, Multiple Sklerose u. a. nach solchen Ereignissen nachweisen konnte. Die hohe Zahl der »Ausreißer« – also der Personen, die trotz schwerwiegender Lebensereignisse und Belastungen nicht krank wurden – hat auf die Bedeutung der subjektiven Bewertung zurückgeführt und schließlich zur Entwicklung des transaktionalen Ansatzes (Lazarus 1981) in der Streßforschung beigetragen. Dabei wird der Wechselseitigkeit der Beziehung zwischen Person (z. B. ihrer subjektiven Einschätzung und ihren Bewältigungsmöglichkeiten) und Umgebungsbedingungen (z. B. veränderbare bzw. nicht veränderbare situative Faktoren) in ihrer Wirkung auf die Streßerzeugung Rechnung getragen (s. u. das Beispiel der Fließbandarbeit). Natürlich ändert die unterschiedliche Verarbeitung nichts daran, daß es bestimmte Umstände gibt, die für alle Menschen belastend sind, objektiv Streß erzeugen, und daß diese krankmachenden Umwelteinflüsse primär angegangen werden müssen.

Am schwierigsten sind die Verhältnisse in jenem Mittelbereich zu beurteilen, in dem sich persönliche Einstellungen in oft undurchschaubarer Weise mit schädlichen Wirkungen der Umwelt verflechten. Herzinfarktpatienten können z. B. zu einem guten Teil den Streß, unter dem sie stehen, selber erzeugen. Sie können keine Arbeit abgeben, weil sie alles unter Kontrolle halten müssen oder beweisen wollen, daß nur sie allein dazu in der Lage sind. Es ist dann schwer zu unterscheiden, ob riesiges Arbeitspensum und Hektik aus neurotischen Verlust- und Konkurrenzängsten herrühren oder durch wirklich hohen Arbeitsanfall, Terminnot, rücksichtslose Ausbeutung und eine Unternehmungsführung bedingt sind, die nach den Praktiken des Sozialdarwinismus verfährt. Da solche Patienten ihre persönlichen Motive recht gut in den wohl immer gegebenen Leistungsforderungen der Arbeitswelt im Sinne einer institutionalisierten Abwehr (Mentzos 1976) verstecken und von dorther begründen können, ist die Frage nach den subjektiven und objektiven Krankheitsfaktoren oft nur schwer zu beantworten.[12] Daß bestimmte *berufliche Bedingungen* und neurotische Fehlhaltungen sich in ihren krankmachenden Wirkungen ergänzen können, gilt auch für Ulcuskranke (Pflanz 1962; Eckensberger

u. Overbeck 1976). So findet man viele Patienten mit Magengeschwüren in mittleren Führungspositionen, als Juniorchefs, Stellvertreter oder als sogenannten zweiten Mann. Solche Patienten klagen zwar offen über ungerechte Behandlung, leiden unter Zurücksetzung und Intrigen, fühlen sich übergangen und ausgenutzt, sie können andererseits aber auch aus neurotischen Gründen ihre Ansprüche und Forderungen nicht angemessen zur Sprache bringen. Die Abwehr unbewußter, mit Schuldgefühlen beladener Riesenansprüche wird in einer Position institutionalisiert, in der immer wieder die anderen, der Chef und die Kollegen, den Betreffenden nicht zum Zuge kommen lassen. Neurotischer Wiederholungszwang und harter Konkurrenzkampf in der Realität können sich so in schwer entwirrbarer Weise bei der Krankheitsentstehung überformen. Weiter findet man überrepräsentativ viele Ulcuskranke unter Offizieren, die aus dem Mannschaftsstand aufgestiegen sind, und unter Werkmeistern, die von den Arbeitern nicht mehr, aber von den Ingenieuren noch nicht als ihresgleichen anerkannt sind. Die psychologische Untersuchung ergab, daß es sich dabei häufig um Menschen handelte, die gegen unbewußte Abhängigkeitswünsche mit überkompensatorischer Aktivität und Ehrgeiz ankämpften. Man könnte sagen, daß sie sich dabei so weit vorgewagt haben, bis sie aus ihrer sozial als zugehörig empfundenen Gemeinschaft ausgeschieden waren und das nun als bedrohlichen Geborgenheitsverlust erlebten. Mit diesem »Objektverlust« haben sie nicht nur selbst einen Streß erzeugt, sondern auch gleichzeitig ihre Bewältigungsmöglichkeiten verschlechtert, indem sie sich nicht mehr auf die soziale Unterstützung (fachliche und emotionale) der als zugehörig empfundenen Arbeitskollegen verlassen können. Die soziale Unterstützung (Udris 1982) kann nämlich eine wesentliche Hilfe gegen Streß sein, da sie sowohl die Einschätzung der beruflichen Aufgabe als auch deren Lösungsmöglichkeiten beeinflußt.

Bei diesen Beispielen muß betont werden, daß sie nicht die einzigen vorkommenden krankhaften Wechselbeziehungen zwischen Individuum und Beruf darstellen.[13] Meine eigenen Untersuchungen haben ergeben (Overbeck u. a. 1975, 1976, 1977), daß einem Magengeschwürleiden durchaus nicht immer der klassische neurotische orale Konflikt zugrunde liegen muß. Bei einer recht großen Zahl von Ulcuskranken war eher das extrem auf Verhaltensnormalität bedachte, überangepaßte Verhalten der psychopathologische Befund. Der Krankheitszusammenhang stellte sich bei diesen Patienten so dar, daß sie sich bei starker Verleugnung des eigenen Erschöpfungszustandes in einer chronischen Überlastung befanden, bevor sie an einem Magengeschwür erkrankten. Diese Patienten waren meist Arbeiter und kleine Angestellte aus der Unterschicht, die aus existentieller Notwendigkeit heraus sehr viele Überstunden ableisteten oder zusätzlich nebenberufliche Tätigkeiten ausführten und dadurch unter Streß standen. Genau wie bei der Ulcuskrankheit haben auch die Untersuchungen beim Herzinfarkt sehr unterschiedliche Ergebnisse gebracht. Einerseits fand man eine besondere Häufung in leitenden Positionen von Industrie und Wirtschaft (der sog. Managertyp) und das Typ-A-Muster besonders in betrieblichen Zwischenpositionen (Siegrist 1980) ausgeprägt, andererseits ist erwiesen, daß insgesamt die Sterblichkeit an Herzinfarkt in unteren sozialen Schichten deutlich höher liegt als bei Mittelschichtangehörigen. Der Streß resultiert also offenbar aus jeweils verschiedenen Bedingungen. Der Befund, daß überhaupt psychosomatische Krankheiten nicht so eindeutig einer bestimmten Schicht zuzuordnen sind, weist wieder darauf hin, daß der gesamte soziale Status, die ausgeübte Berufstätigkeit und die darin innegehabte Position sich in sehr variabler Weise mit einer bestimmten Persönlichkeitsstruktur zu krankmachenden Konstellationen zusammenschließen können. Diese Aussage soll keinen nichtssagenden theoretischen Alleskleber liefern, sondern spiegelt die Komplexität des Sachverhalts wider und nimmt die Unterschiedlichkeit des Einzelfalls ernst.

Bei den schädigenden Umwelteinflüssen ist nun noch wichtig zu unterscheiden, ob sie auf indirekte oder direkte Art krankmachend wirken. Bei ersterem handelt es sich um allgemeine gesellschaftliche Normen und sozial erwünschte Beziehungsformen (vgl. voriges Kapitel), die durch Leistungsforderungen und bestimmtes Arbeitsverhalten über die Berufstätigkeit eingefordert werden und sich dabei meist schon auf die internalisierten Wirkungen früherer Vermittlungsinstanzen wie der Familie und der Erziehung stützen können. Bei den letzteren geht es um die unmittelbar krankmachenden Wirkungen, die direkt z.B. aus bestimmten *Arbeitstätigkeiten*[14] stammen. Bedingungen solcher Art wirken nicht nur potentiell, sondern absolut krankmachend, und zwar bei jedem Menschen, wenn er diesen Schädigungen lange ausgesetzt ist. Bei solchen schädlichen Einflüssen spielen persönliche Bewertung der Situation, die Biographie und die Persönlichkeitsstruktur nur eine unerhebliche Rolle. Als Beispiel für einen solchen überindividuellen objektiven Streß durch die Arbeitssituation kann man z.B. die Akkord- und Fließbandarbeit ansehen. Körperliche Belastung, physikalische Einwirkungen wie Lärm und einseitige Reizüberflutungen und chemische Noxen sind objektiv schädliche Einflüsse, die durch die Technologie selber entstehen. Hinzu kommen streßerzeugende Faktoren aus der Arbeitsorganisation. Die zu kurzen Pausen, die unerbittliche Monotonie der Tätigkeit, einseitige Überforderung bei gleichzeitig anderweitiger Unterforderung, Isolierung von Mitmenschen und Kontakten während des Arbeitsablaufs stellen erhebliche psychosoziale Folgebelastungen dar. Eine zentrale Stellung im Streßerleben nimmt der Zeitdruck (Orendi 1982) ein. Anders als bei qualifizierten Tätigkeiten ist der Zeitdruck bei Fließbandarbeit nicht durch Terminverschiebung, Verhandlung, Hinzuziehung von Hilfsmitteln u.a. zu reduzieren. Die Situation wird daher primär als Kontrollverlust erlebt und läßt sich auch nicht sekundär durch bestimmte Bewältigungsmaßnahmen verändern. Der Verlust von »Zeitsouveränität« kann noch gesteigert werden durch das Gefühl des Sinnlosen, das bei der Fertigung von Teilprodukten entsteht, keinen gestaltenden Einfluß erlaubt und oft auch nicht durch Selbstverantwortung und Mitbestimmung auf anderer Ebene ausgeglichen werden kann (Dysfunktion von Qualifikation und Kontrolle, Dörr und Naschold 1982). Wird die ganze Situation noch durch die Angst vor Arbeitsplatzverlust verschärft, kann wohl niemand mehr daran zweifeln, daß eine Vielzahl von Krankheitsfolgen zu erwarten ist, die unmittelbaren psycho-somatischen Wirkungen entsprechen (Systemanalogie 1978). Psychische Störungen, Schlaflosigkeit, Kopfschmerzen, Muskelverspannungen, Magenschmerzen u.a. sind darunter die häufigsten (La Rocco u.a. 1980). Sie sind oft nur Vorboten von späteren rheumatischen Erkrankungen, Magengeschwüren, Bluthochdruck und anderen Leiden. Ein anderes Beispiel für schädliche Außenfaktoren, die nicht im Individuum liegen, ist die Schichtarbeit. Verbunden mit Nachtintervallen kann sie zu einer Störung des Hell-Dunkel-Rhythmus führen. In physiologischen Ruhephasen muß gearbeitet werden, bei Tag tritt der notwendige Erholungsschlaf nicht ein. Beides wird oft durch Medikamente nachreguliert. Dazu kommt die Isolierung aus der Familie durch deren gegenläufigen Lebensrhythmus. Nach

Ermittlungen des Infos-Instituts leiden Schichtarbeiter besonders unter nervösen Störungen (64%), Magenbeschwerden (34% gegenüber 10% bei Normalarbeitern) und sind besonders anfällig für Infektionen und Kreislaufstörungen. Arbeitsmedizinisch ist unbestritten, daß Schichtarbeit zu schweren Gesundheitsschäden führen kann. Betriebsärzte bezeichnen die Nachtschicht auch gelegentlich als »Friedhofsschicht« (»Spiegel« 1980).

Zu den äußeren Faktoren, die Dispositionen zu psychosomatischen Krankheiten schaffen, gehören neben den Einflüssen aus der Berufs- und Arbeitswelt auch soziokulturelle Umschichtungen, wie Landflucht und Verstädterung, der Wechsel von der Groß- zur Kleinfamilie, die konkreten Wohnverhältnisse und die Belastung durch die »weitere« Umwelt. Die umfassende Untersuchung dieser Einflüsse auf die Krankheitsentstehung ist der zentrale Gegenstand der Arbeits- und Sozialmedizin. Die hier angeführten Beispiele aus der Berufs- und Arbeitswelt verstehen sich mehr als Endglieder in der Kette von Sozialisationsschäden. Diese begannen mit im Individuum liegenden Ich-Defekten und gestörten Objektbeziehungen, führten über rigide und entdifferenzierte Familienstrukturen zu dem von der technisch-industrialisierten Gesellschaft geformten automatenhaften Maschinenmenschen bis hin zu unmittelbar schädigenden Umwelteinflüssen. Dies sind gleichzeitig, sehr vereinfacht zusammengefaßt, die Dispositionen zu den reaktiven psychosomatischen Krankheiten. Die Voraussetzungen zur produktiven psychosomatischen Krankheit liegen dagegen in einem symbolisierungsfähigen Ich und größerer Unabhängigkeit bei reiferen Objektbeziehungen, der gelungenen Individuation in der Familie und der listigen aktiven Anpassung der Leidensäußerung an gesellschaftlich tolerierte Krankheitsformen. Diese beiden Grundlinien psychosomatischer Krankheiten stellen, und das sei hier besonders betont, allerdings keine grundsätzlichen Alternativen dar, sondern lassen viele denkbare Überschneidungen zu.

VI. Konsequenzen für Krankheitsbehandlung und Krankheitsverhütung

Im voraufgegangenen ist dargelegt worden, daß ein Großteil der heutigen Krankheiten soziopsychosomatische sind und deshalb auch nur von einem breiten sozialpsychologischen und medizinischen Zugang her verstanden werden können. Diese Perspektive reichte von historischen und aktuellen gesellschaftlichen Zusammenhängen über die familiären Vermittlungsinstanzen hin zu den individuellen Verarbeitungsmustern und verfolgte deren Wirkungen bis in den körperlichen Bereich hinein. Da sich gezeigt hat, daß sich solche Krankheiten aus sehr unterschiedlichen Zusammenhängen heraus entwickeln können, wird man das auch berücksichtigen müssen, wenn man sich Gedanken über Möglichkeiten ihrer Verhinderung oder Behandlung macht. So ist z.B. eine Frage, welche Konsequenzen für die Patienten selbst wie auch für das medizinische Versorgungssystem daraus zu ziehen sind, daß Krankheiten Selbstheilungsversuche sein können. Diese Frage ist nicht so ganz einfach zu beantworten. Sicher ist nicht mit einer Verherrlichung der Krankheit gedient, die Morbismus zur besten aller Gesundheiten macht (Ziegler 1979) oder z.B. von Dostojewski in der Weise überhöht wird, daß er die Gesundheit als das »langweilig latschende Fußvolk« betrachtet. Thomas Mann erhebt dagegen im »Zauberberg« eher warnend die Stimme: »Hans Castorp ist der neugiere Neophyt, der nur zu freiwillig Krankheit und Tod umarmt, weil gleich seine erste Berührung mit ihnen ihm das Versprechen außerordentlichen Verstehens geben – verbunden natürlich mit einem entsprechend hohen Risiko.«

Trotzdem erfordert Krankheit gerade dann, wenn sie zu einem Zuwachs an Selbsterfahrung führen soll, vom Patienten, daß er sich ihr intensiv zuwendet, sich mit ihr aktiv auseinandersetzt und sie zu seiner Sache macht. Diese Einschätzung soll auf seiten des Arztes nicht zum therapeutischen Nihilismus ermuntern, erfordert aber z.B. eine Einstellung der Krankheit gegenüber, die nicht gleich auf deren rascheste Beseitigung zielt (Beck 1981). Andererseits darf nicht aus dem Auge verloren werden, daß das Selbstheilungspotential eben auch seine Grenzen hat und von einem be-

stimmten Zeitpunkt an aktive ärztliche oder spezielle psychotherapeutische Hilfe vonnöten ist. Für das klinische Versorgungssystem stellt sich vor allem die Aufgabe, die psychosozialen Aspekte
der Krankheiten stärker in eine Behandlung einzubeziehen, die
bisher immer noch sehr einseitig naturwissenschaftlich orientiert
ist. Mit der Diskussion einiger notwendiger gesundheitspolitischer
Konsequenzen und präventiver Ansätze und einem Ausblick auf
wünschenswerte gesellschaftliche Veränderungen, die die Scheinlösung Krankheit erübrigen könnten, schließt das Kapitel ab.

1. Der Patient und »seine« Krankheit

Es hat sich gezeigt, daß bei vielen heutigen Krankheiten innere seelische Faktoren eine bedeutende Rolle spielen. Sie entstehen in Situationen, in denen es Menschen nicht mehr gelingt, sich auf andere Weise zu verwirklichen. Biographie, Lebenshaltung und Konflikte sind von Anfang an sehr mit der Krankheit verbunden und
geben ihr ein individuelles Gepräge. Je länger sie dauern, desto
mehr werden sie zu einem Bestandteil der ganzen Persönlichkeit.
Jores (1970) hat darauf aufmerksam gemacht, daß der Patient bei
solchen »menschlichen« Krankheiten auch vorzugsweise von »seiner« Krankheit spricht. Während niemand so leicht von *seinem*
Fleckfieber oder *seiner* Erfrierung spricht, sagen Kranke oft:
Meine Galle macht mir zu schaffen, *mein* Magen regt sich wieder,
mein Herz spielt verrückt etc. Mit dieser Belegung der Krankheit
durch ein Possessivpronomen nimmt der Kranke sie in sein Le-
bensschicksal hinein. Er akzeptiert, daß er sie nicht nur hat, sondern sie auch mitgestaltet. Aus anonymer Krankheit wird *Kranksein* (vgl. Jacob 1978), wobei es auch gar nicht mehr um den objek-
tivierbaren Befund geht, sondern um den subjektiven existentiellen Zustand. Ob sich bereits manifeste somatische Läsionen eingestellt haben oder sich bisher »nur« reversible körperliche Ausdrucksformen finden, in jedem Fall erstreckt sich das Kranksein
über den menschlichen Körper hinaus in alle Sphären des Lebens.

Das Problem liegt nun darin, ob und wie lange ein Mensch sich der
lebensgeschichtlichen Verwobenheit seiner Krankheit bewußt
bleibt und dazu auch stehen kann. Ist er bereit, sich immer wieder
die Frage zu stellen: Warum bist *du jetzt* und *so* krank? Nur wenn

er das tut und sich nicht aus der persönlichen Verantwortung für seine Krankheit stiehlt, kann es gelingen, über das Kranksein auch den Weg aus der Krise herauszufinden. Im Kranksein kann dann sogar eine Seins- und Erkenntnisweise zum Durchbruch kommen, über die der bisher Gesunde nicht verfügte. Die Krise führt dann von einer ersten naturgegebenen Gesundheit über den in der Krankheit zunächst verborgenen Sinn zu einer zweiten Gesundheit (Jacob 1978), die ein neues Sein darstellt. Um die Chancen, die in einer Krankheit liegen (s. Kap. II), nutzen zu können, dürfen Krankheitszeichen aber nicht abgespalten oder entwertet, bagatellisiert oder verdrängt werden. Ein solches Krankheitsverhalten kann nicht nur selbstschädigend, beinahe suizidal sein, sondern führt auch zur Selbstentfremdung der Person. Wenn der Patient seine Krankheitszeichen verleugnet, spaltet er auch den Teil seiner Person ab, der unter etwas leidet. Er hört die Signale nicht mehr, die ihm durch die Krankheit mitgeteilt werden sollen. Wer seine Krankheit nicht ernst nimmt, begibt sich damit auch der Möglichkeit des Fragens an sich selbst und der daraus folgenden aktiven Lebensveränderung. Illustre Beispiele dafür finden sich unter den Herzschrittmacherpatienten. Es gibt immer wieder Patienten mit Herzrhythmusstörungen, die die Ärzte dazu bringen, ihnen einen Schrittmacher einzupflanzen, ohne daß das medizinisch gerechtfertigt wäre. Statt sich damit auseinanderzusetzen, was sie aus dem Rhythmus gebracht hat, wird das sensible Organ stillgemacht, überschrien durch einen technischen Impulsgeber. Ein medizinisches Gerät sorgt nun dafür, daß der alte Tritt wieder gefaßt wird und künftig auch nicht mehr durch bedrängende Einsichten und emotionale Beeinflussungen gestört werden kann. In trauriger Weise wird so die Lösung einer menschlichen Krise der Medizintechnik überantwortet. Es geht also darum, daß Krankheit von den Menschen nicht verleugnet wird, sondern als Teil ihrer Existenz begriffen wird[1] und darum, daß Patienten Krankheit als ihr persönliches Leiden akzeptieren und sich introspektiv nach den Ursachen fragen, dessen Ausdruck das Sich-Krankfühlen sein könnte.

An anderer Stelle (s. Kap. III) wurde schon darauf hingewiesen, daß Krankheit auch immer eine Gratwanderung zwischen Neubeginn und Scheitern ist. Die Krise kann auch in einer Flucht in die Krankheit enden, in einem Ausweichen gegenüber dem Durchstehen einer Situation. Lebensverwirklichung ohne Krankheit gelingt nicht mehr, gleichzeitig ist sie aber durch sie sehr eingeschränkt. Dieser Ausgang ist beileibe nicht nur der Bequemlichkeitshaltung oder dem persönlichen Versagen (etwa: »Du bist an deiner Krankheit selber schuld«) anzulasten, sondern entsteht eben auch durch gesellschaftliche Verführungen in dieser Richtung (vgl. Kap. 1, 2 u. IV, 4) und durch bestimmte Einstellungen von Ärzten und Gesundheitswesen, die diesen Weg bahnen. Welche Veränderungen in diesen Bereichen notwendig sind, wird später noch diskutiert werden müssen. Hier stellt sich zunächst die Frage, wie sich der Patient selbst besser gegen solche Gefahren wappnen kann. Das Prinzip liegt wohl darin, daß er sich selbst nicht aus der Verantwortung für seine Krankheit begibt. Ein Bestehen auf einer gleichberechtigten Arzt-Patient-Beziehung, auf Information und Mitsprache ist außerordentlich wichtig. Es fragt sich nur, ob der bewußte Vorsatz und Wille dazu ausreicht, oder ob er nicht doch bald wie Butter an der Sonne unter den Verlockungen des sekundären Krankheitsgewinns (s. Kap. II, 7) dahinschmilzt. Spürt der Patient keine Nachteile in seiner Krankheit mehr, wird sie leicht zum bequemen Lebensersatz, der Veränderungswille erlahmt.

Wie dem zu begegnen ist, ist nicht leicht zu beantworten. Ganz sicher gehört aber dazu eine Ausgewogenheit zwischen Versorgungsangeboten und notwendig verbleibender Eigenaktivität des Patienten. Überversorgung schadet eher, drängt den Patienten leicht in eine Passivität, aus der er nicht so schnell den Weg zurück findet. Es entsteht eine unbeteiligte Krankheitseinstellung: »Was habe ich mit dieser ominösen Krankheit zu tun, ihr seid doch Experten, dann findet mal was...«, und bald hat sich aus einer an sich heilbaren Krankheit ein »Koryphäenkillersyndrom« (Beck 1977) entwickelt und ein Patient, dem niemand helfen kann. Um aus dieser Sackgasse herauszukommen, ist es daher einerseits notwendig, daß Krankheit immer noch »weh« tut und mit spürbaren Einschränkungen verbunden ist. Ist das nicht mehr der Fall, kann sich kaum eine Motivation zur Gesundung entwickeln. Andererseits muß man den Patienten auch direkt mit der Frage konfrontieren, was ihm seine Gesundheit wert ist. Auf diese Weise wird er daran erinnert, daß die Gesundung auch seine Sache ist und er mit dafür die Verantwortung trägt. Dies wird sich daran beweisen, wie viele Opfer er für seine Gesundung aufzubringen bereit ist. Das kann sich in verläßlicher Mitarbeit, Befolgen der ärztlichen Anweisungen, Veränderung der Lebensführung, Einhalten von Diät, Verzicht auf schädliche Genußmittel u. a. äußern, wird sich manchmal aber erst klar daran erkennen lassen, ob ein Patient bereit ist, auch einen eigenen finanziellen Beitrag für seine Krankheitsbehandlung aufzubringen. Er bekennt sich damit dazu, daß ihm Gesundwerden wichtiger ist als ein neuer Fernsehapparat oder ein neues Auto. Hinzu kommt, daß in unserer Kultur, in der nun einmal die Bedeutung einer Sache vorwiegend nach ihrem Geldwert geschätzt wird, eine solche Behandlung auch ernster genommen wird, nach dem Motto: »Was nichts kostet, taugt nichts.« Schließlich stellt sich dadurch der Patient auch öfter die Frage, ob eine Behandlung noch nötig ist, ob ihre Wirkung noch in einem Verhältnis zu den von ihm persönlich erbrachten Aufwendungen steht, ob inzwischen Möglichkeiten der Auseinandersetzung mit ursprünglich krankmachenden Problemen auf anderen Ebenen bestehen. Eine bestimmte Form der Selbstkostenbeteiligung[2] ließe sich daher aus psychologischer Sicht gut begründen, als Appell an die Selbstverantwortung der Patienten. Ohne Bekundung des Gesundungswillens, Behandlungsmotivation und Bereitschaft des Patienten zur Mitarbeit läßt sich bei den »menschlichen« Krankheiten ohnehin nichts erreichen, im Gegensatz etwa zu chirurgischen Operationen, bei denen der Patient auch ohne seine Mitarbeit, im bewußtlosen Zustand sachgerecht versorgt werden kann.

Obwohl Überlegungen zur Selbstkostenbeteiligung an sich bedenkenswert sind, dürften sie doch nur im Hinblick auf einige Patienten richtig sein. Angesichts der großen Zahl verantwortungsbewußter Patienten muß man sich fragen, ob die verantwortliche Einstellung der Patienten zu ihrer Krankheit nicht viel wirksamer durch Aufklärung, ärztliche Hilfestellungen und Anregungen zur Eigeninitiative erreicht werden kann. Einen überzeugenden Beweis in dieser Richtung haben in letzter Zeit die Selbsthilfegruppen (vgl. Moeller 1978, 1981) geliefert, in denen sich Patienten mit gleichen Leiden zusammenfinden, um sich gegenseitig Rat und Hilfe zu geben. Was sich schon länger für Alkoholkranke, Kontakt- und Sexualstörungen hervorragend bewährt hat, wird inzwischen ebenfalls mit Erfolg von Rheumakranken, Herzinfarktpatienten, Fettsüchtigen, Krebskranken, Eltern von chronisch kranken Kindern und vielen anderen praktiziert. Die Selbsthilfebewegung ist sogar ein Beispiel dafür, daß die Patienten ihre Gesundheitsinteressen selbst besser vertreten haben, als es die Medizin tat. Sie hat etwas mit dem Aufstand der »Meßdaten-Patienten« zu tun und richtet sich gegen die Defizite der offiziellen Medizin. Die Patienten fordern z.B., daß ihre persönlichen Bedürfnisse von der Medizin, in deren Hand sie sich begeben, entsprechend berücksichtigt werden, und sie nicht umgekehrt ihr Krankheitsgefühl an die »objektiven« Gegebenheiten der Medizin, deren Methodik, Apparate usw. anpassen müssen. Immer mehr Patienten spüren das inadäquate Angebot der Medizin, lehnen die aggressive Diagnostik ab, die überflüssig und unnötig ist, wünschen mehr persönlichen Kontakt zum Arzt, Geborgenheit, eine Umgebung, in der man gesund werden kann. Es ist sogar wahrscheinlicher, daß die Forderungen der Patienten schließlich den Durchbruch zu einer menschlicheren Medizin schaffen werden, als daß dieser Umbruch von der Medizin selbst geleistet werden kann. Zu sehr engen wissenschaftliche Vorurteile, unbewußte Abwehrprozesse der Ärzteschaft und Schwerfälligkeit der Institutionen die Möglichkeiten der Umwandlung ein (vgl. Kap. VI, 4). Voraussetzung für die Entfaltung dieses Veränderungspotentials ist allerdings, daß sich nicht noch mehr Patienten als bisher völlig von der klassischen Medizin abwenden bzw. subversive Verhaltensweisen entwickeln. Der Zustrom zu Gesundheitszirkeln aller Art ist erheblich. Gesundheitsläden, makrobiotische Ernährung, Yoga, Naturheilverfahren, Reichs Orgontherapie, transzendentale Meditation und auch viele obskure Verfahren aus dem »Psychoboom« scharen die Patienten um sich. Nach Schätzungen machen rund ein Drittel aller Patienten von der »Grünen Medizin« Gebrauch. So wünschenswert einerseits die Eigeninitiativen der Patienten sind, dürfen andererseits doch nicht die Möglichkeiten von Entprofessionalisierung und Laiisierung der Medizin überschätzt werden. Die Gefahr, schwere Krankheiten zu übersehen und die klassische Medizin auch dann nicht in Anspruch zu nehmen, wenn es nicht ohne sie geht, ist nicht unerheblich. Auch dienen leider manche dieser Organisationen nur vorgeblich gesundheitlichen Interessen, werden zu finanziellen oder ideologischen Zwecken mißbraucht oder entpuppen sich als heilversprechende religiöse Sekten.

2. Das ärztliche Gespräch

Es ist nicht davon auszugehen, daß in allen Fällen allein schon die veränderte Krankheitseinstellung die Erkrankten dazu befähigt, den Sinn ihrer Krankheit zu erkennen und das sich anbietende Moratorium zu nutzen. Wie oben ausgeführt, können den menschlichen Krankheiten verschiedene Arten mehr oder weniger starker psychischer Behinderungen vorausgehen, die die Möglichkeit des betreffenden Individuums, seine psychosomatische Reaktion zu verstehen und sich daraus zu befreien, doch erheblich einengen können. Es wird dann eine ärztliche Aufgabe sein, dem Patienten dabei zu helfen, den Sinngehalt, der im Krankheitsprozeß »verkörpert« ist, zu entziffern. Die größte Möglichkeit dazu, eine ganzheitliche, den Menschen mit seinem persönlichen Schicksal einbeziehende Heilkunde zu betreiben, ist wohl in der Allgemeinmedizin gegeben. Da der Hausarzt gewöhnlich der erste ist, dem die Patienten mit ihrer Krankheit entgegentreten, hängt von seinem Verhalten sehr ab, wie die Weichen für den weiteren Krankheitsverlauf gestellt werden. Er trägt einen Teil der Verantwortung dafür mit, ob eine Krankheit als Krise begriffen und akzeptiert wird, oder ob sie, in ihrem Sinnzusammenhang nicht verstanden, sich verselbständigt, chronifiziert und in einen selbstzerstörenden Prozeß mündet. Da in der körperlichen Krankheit in averbaler Weise ein Anliegen des Kranken zur Mitteilung kommen kann, das sich im Symptom aber auch gleichzeitig wieder verhüllt, müßte gerade der Hausarzt in der Lage sein, dieses »Krankheitsangebot« (Balint 1957) rechtzeitig zu erkennen.

Eine Möglichkeit besteht z.B. darin, eine bestimmte Technik der Anamneseerhebung anzuwenden, wie sie von Engel (1969) als *biographische Anamnese* eingeführt wurde. Diese Form der Erhebung der Krankheitsvorgeschichte enthält zwar auch viele determinierte Fragen von seiten des Arztes, die der genauen Erfassung der körperlichen Störungen dienen, sie sind aber in ihrer Art und der Reihenfolge des Vorgehens gleichzeitig so offen angelegt, daß sie sich gut mit einem subjektiv-teilnehmenden Vorgehen kombinieren lassen. Es wird dem Patienten genügend Zeit gegeben zu schildern, wie er sich augenblicklich fühlt und seine Vorstellungen über die Krankheitsentstehung (Laienätiologie) zu entwickeln. Er kann seine Beobachtungen über das zeitliche Auftreten, Verschlimmerung oder Besserung, Lokalisation und Qualität der Beschwerden mitteilen. Fragen nach weiteren Beschwerden und früheren eigenen Krankheiten sowie Krankheiten der nächsten Angehörigen leiten dann allmählich zur familiären und persönlichen Entwicklung und zu den gegenwärtigen sozialen Lebensumständen über. Diese Fragen muß der Arzt nicht unbedingt selber stellen, er kann auch abwarten, ob sie im spontanen Gesprächsverlauf von selbst beantwortet werden. Die Information über die psychosomatischen Zusammenhänge ist sogar um so größer, je weniger abgefragt wird und je mehr sich die Themenbereiche assoziativ ergeben. Dabei ist besonders wichtig, auf die sprachliche Form (vgl. Kap. II, 3, 4 u. IV, 1), in der der Patient seine Beschwerden vorbringt, zu achten. Entscheidend für den Einstieg in die konflikthaften inneren sowie psychosozialen und äußeren Krankheitsursachen ist auch die Frage nach der Lebenssituation zum Zeitpunkt des Beschwerdebeginns. Lebensgeschichtliche Rückblende und persönliche Entwicklung können dann den biographischen Hintergrund der Erkrankung allmählich erhellen, einen Einblick in das Erleben des Patienten vermitteln und u. U. seine Symptomatik verständlich werden lassen. Wird in dieser Weise dem Patienten die Möglichkeit zu eigener Darstellung eingeräumt, so stellt sich z. B. heraus, daß die ersten Herzbeschwerden des Patienten kurze Zeit nach dem Herzinfarkt eines guten Bekannten auftraten, oder daß die Mutter es auch am Herzen hat. Man kann erfahren, daß die Hochzeit wegen der Krankheit noch einmal verschoben werden mußte, oder daß die ersten Durchfälle nach der Trennung vom Elternhaus auftraten. Einem Magengeschwürpatienten wurde »jemand vor die Nase gesetzt«, und eine Magersüchtige fing an zu hungern, »um es denen zu beweisen«. Jemand war schon immer »kränkelnd« oder wurde erstmals mit einem Herzinfarkt krank, als er vorzeitig in den Ruhestand geschickt werden sollte usw. Diese Beipiele mögen hier stellvertretend stehen für die große Zahl versteckter Hinweise, die jeder Patient seinem Arzt in seiner Krankheitsgeschichte anbietet.

Über die biographische Anamnese hinaus geht dann das, was man im eigentlichen Sinn unter dem *ärztlichen Gespräch*[3] versteht. Hat nämlich der Arzt die Krankheit als Lebenskrise des Patienten verstanden, muß er sich auch bemühen, dem Patienten diese Zusammenhänge nahezubringen und ihm eine Verbalisierung zu ermöglichen. Das ärztliche Gespräch (Meerwein 1969) beschäftigt sich mit dem Kranken und seiner Lebenssituation, seiner aktuellen Konfliktlage und ihren Konsequenzen. Beim ärztlichen Gespräch stehen grundsätzlich bewußtseinsfähige Konflikte im Mittelpunkt der Arbeit. Konfrontationen und Interpretationen sollen gerade genügen, um das abgewehrte Konfliktbewußtsein dem Kranken wieder zu vergegenwärtigen. Deutungen beim ärztlichen Gespräch beziehen sich auf den aktuellen Konflikt, auf das im Gespräch Erfahrene und Verstandene und zielen nicht auf die frühkindlichen Wurzeln, unbewußte Triebkonflikte etc., wie das in der psychotherapeutischen Behandlung zusätzlich geschieht (vgl. Kap. VI, 3). Ärztliche Gespräche sind daher vor allem dann angezeigt und auch ausreichend, wenn die psychischen Störungen der Patienten nicht tiefgreifend sind und es mehr darum geht, den Patient so weit zum Bewußtsein der eigenen Lebenslage zu bringen, daß er die bedeutungshaften Momente seiner Beschwerden verstehen lernt und sie als leibliche Mitsprache seiner Seele in einer bisher abgeblendeten Lebenssituation in sein Selbstverständnis einbringen kann.

Erklärt z. B. ein Patient, daß er seit zwei Jahren unter zunehmend unerträglicher werdenden Kreuzschmerzen leidet und daß er deswegen unbedingt eine Arbeitsstundenreduzierung brauche, so lenkt er damit schon selbst die Aufmerksamkeit auf seine Arbeitssituation hin. Erfährt dann der Arzt so nebenbei, daß vor zwei Jahren Kollegen mit einem neuen Ausbildungsgang eingestellt wurden und daß diese Kollegen eine höhere Gehaltsstufe bekommen, obwohl sie ansonsten die gleiche Arbeit tun wie der Patient, wird dessen Kränkung verständlich. Nun reicht es jedoch nicht aus, den Patienten auf die Diskrepanz zwischen geklagten Beschwerden und altersentsprechenden Veränderungen der Wirbelsäule aufmerksam zu machen, sondern es muß das Gespräch über die berufliche Situation aufgegriffen werden. Werden so die Konflikte lebendig, rücken auch wieder andere Ebenen der Auseinandersetzung in das Blickfeld statt des körperlichen Protests, vielleicht die Hilfe der Gewerkschaft, des Berufsverbandes, des Rechtswegs u. a. Die Erfahrung zeigt, daß viele Beschwerden ihre Intensität und Bedeutung für den Kranken verlieren, wenn sie nicht mehr die einzigen Ausdrucksformen einer Lebenskrise bleiben. Das ärztliche Gespräch hat auch insofern ganz entscheidende Konsequenzen, als es die Einengung auf einen organischen Nebenbefund, unnötige Arztwechsel bei nichtobjektivierbaren Beschwerden, jahrelange erneute Untersuchungen bei jeweils neuen Spezialisten, Fehlbehandlungen und Chronifizierungen verhindern hilft. Umgekehrt hat das ärztliche Gespräch ebenso seine Bedeutung, wenn ein schwerwiegender organischer Befund, eine chronische Krankheit, ein inoperables Carzinom etc. vorliegen. Auch dann darf der Arzt den Patienten nicht sich selbst überlassen, sondern muß ihm bei der Verarbeitung seiner Krankheit mit all ihren Folgen helfen. Hier gilt sogar in noch stärkerem Maße, daß der Patient den Arzt nicht aufsucht, um eine Diagnose, sondern um Hilfe zu bekommen. Diese kann der Arzt allerdings nur in adäquater Weise geben, wenn er die Lebenssituation und die Gesamtpersönlichkeit und damit die Bedeutung der Erkrankung für den Patienten verstehen gelernt hat.

Zentral im ärztlichen Gespräch steht die rechtzeitig und in geeigneter Form vom Arzt gegebene Mitteilung der Vorstellung, die er sich über die Krankheitszusammenhänge gemacht hat. Wenn diese »Deutungen« akzeptiert werden sollen, dürfen sie nicht verletzend sein. Sie sollen ja einen Versuch darstellen, mit dem Patienten zusammen die Wahrheit zu entdecken. Sie appellieren an die Selbstreflexion von seiten des Patienten. Dieser wiederum gibt zusätzliche Informationen für den Arzt, so daß sich in einem ständig fortschreitenden Prozeß von Mitteilung und Deutung schließlich ein »diagnostisch-therapeutischer Zirkel« (Wesiack 1980) ergibt. Ideal wäre, wenn der Arzt dabei nicht nur die inadäquaten Krankheitsvorstellungen und bedeutsamen Verhaltensmuster des Patienten zu erkennen versucht, sondern die Aufmerksamkeit auch auf sich selber richten kann und sich z.B. fragt, in welche Stimmung ihn der Patient versetzt, welche Gefühle er in ihm weckt, zu welchen Gedanken und Handlungen er durch den Patienten veranlaßt wird. Diese vom Patienten induzierte »Gegenübertragung«[4] kann, wenn sie durch die eigenen unbewußten Konflikte des Arztes nicht zu sehr verzerrt ist, eine wertvolle Hilfe zum Verstehen werden. Die Erhellung der Krankheitszusammenhänge für Arzt und Patient kann dabei oft blitzartig im Sinne eines »flash« (Balint 1957) geschehen oder es stellt sich schon im ersten Sprechstundengespräch eine »Szene« (vgl. Argelander 1970) her, deren Verständnis weiterhilft. Die Quellen dieses Erkennens sind unterschiedlich. Es kann z.B. die Bemerkung eines Patienten mit Schwindelzuständen sein, daß der Entschluß des Sohnes, das Geschäft nicht zu übernehmen, ihm den Boden unter den Füßen weggezogen habe. Der zweimalige Versprecher eines Patienten, Misteloperation statt Fisteloperation zu sagen, veranlaßt ihn, auf das Thema des Schmarotzertums zu sprechen zu kommen, das in enger Beziehung zu seiner Krankheit steht. Wenn der Arzt bei sich Hilflosigkeit oder Ärger registriert, ist es möglich, daß diese Gefühle die den Patienten krankmachenden Emotionen Angst oder Wut spiegeln. Wichtig ist auch, was in der Sprechstunde passiert und wie der Patient die Situation gestaltet. Als eine Patientin mit unbehandelbarem beidseitigen Lidkrampf damit konfrontiert wurde, daß sie während des ganzen Gesprächs die Augen habe unbehindert offenhalten können, meinte sie betroffen, ihr fehle wohl die Ansprache. Es ließ sich dann tatsächlich rekonstruieren, daß die Erkrankung einige Zeit, nachdem die Tochter aus dem Haus gezogen war, begonnen hatte. In einem anderen Fall kehrte ein Herzinfarktpatient die Untersuchungssituation in der Weise um, daß er gleich zu Beginn einen dicken Maklerprospekt aus der Tasche zog und den Doktor hinsichtlich eines günstigen Häuserangebots beraten wollte. So inszenierte er unbewußt, welche großen Probleme er damit hatte, selbst hilfsbedürftig, abhängig und ratsuchend zu sein.

Diese Form des reflektierenden ärztlichen Gesprächs ist also ganz besonders fruchtbar, es liegt aber auf der Hand, daß es dazu auch bestimmter Voraussetzungen und Fähigkeiten bedarf. Für den naturwissenschaftlich erzogenen Arzt, der gelernt hat, sein Blickfeld auf den »objektiven« Befund zu richten, ist es nicht einfach, dem bisher als spekulativ und unwissenschaftlich geltenden Bereich des subjektiven Erlebens bei sich selbst und beim Patienten die gleiche Aufmerksamkeit zuzuwenden. Ein solches Gespräch läßt sich ferner nicht allein mit Intuition noch mit naiven Ratschlägen führen, sondern erfordert doch eine gewisse psychologische Schulung und Selbsterfahrung, über die die heutigen Ärzte im allgemeinen leider nicht verfügen.[5] Es gibt aber auch noch andere Gründe, die den Arzt veranlassen können, seinen Blick auf das Körperliche zu reduzieren. Ein solches Motiv ist z. B. das vielgenannte Bedürfnis nach größtmöglicher Arbeitsökonomie, was es scheinbar nicht erlaubt, sich die Zeit für ein Gespräch mit dem Patienten zu nehmen. Hier liegt aber ein grundlegendes Mißverständnis. Das ärztliche Gespräch fordert den Arzt nicht in erster Linie dazu auf, dem Kranken mehr Zeit zu widmen, sondern ihm anders zuzuhören (Balint, E. 1975). Dabei kann sogar letztendlich

Zeit gespart werden. »Richtiges« Zuhören erübrigt nämlich viele weitere Fragen, unnötige zusätzliche, abklärende, scheinbar gut gemeinte Untersuchungen. Es vermag iatrogene Fixierungen zu verhindern und damit erst einmal den Weg in die Sackgasse der Krankheit abzustoppen. Wenn Zeitmangel, Ausschluß von Fehldiagnosen, Unwissenschaftlichkeit und andere Argumente gegen die Einbeziehung des subjektiven Geschehens allerdings Rationalisierungen des Arztes sind und die Reduktion auf klinisch-nosologisches Denken Abwehrfunktionen für ihn selbst hat, sind der Möglichkeit des ärztlichen Gesprächs natürlich enge Grenzen gesetzt. Die Verdinglichung der Arzt-Patient-Beziehung und die Objektivierung des Körperlichen soll dann vor allem den Arzt selber vor eigenen Konflikten und der Überforderung durch nicht zu bewältigende emotionale Inanspruchnahme schützen. Engt der Arzt seinen Blick zu sehr auf das Körperliche ein, beläßt er den Patienten in einer »einpersonalen Situation« (Meerwein 1969). Er isoliert ihn künstlich. Der ganzheitliche Zugang des Arztes zum Patienten unterscheidet sich aber gerade dadurch von dem objektivistisch-naturwissenschaftlichen in der theoretischen Medizin, daß die Subjektivität nicht als störend ausgeklammert wird, sondern als wesentliches Moment in den diagnostisch-therapeutischen Prozeß miteinbezogen wird. »Erleben – Befund erheben – Deuten – Erleben« (Wesiack 1980) sollte der Kreisprozeß der ärztlichen Untersuchung sein, der in einer wechselseitigen Kommunikation zwischen Arzt und Patient abläuft.

3. Die psychotherapeutischen Hilfen

Wenn aus der psychosomatischen Reaktion eine psychosomatische Krankheit wird, aus einer Krise ein Dauerzustand und sich ein Leiden chronifiziert, sollte spezielle psychotherapeutische Hilfe in Anspruch genommen werden. An diese Hilfe werden allerdings oft sowohl von seiten der Patienten wie der überweisenden Ärzte falsche Erwartungen gestellt. Die störenden Symptome und Ausfälle sollen so schnell wie möglich beseitigt werden und die Arbeitsfähigkeit rasch wiederhergestellt werden. Geschieht das ohne genügende Sinnvermittlung und innere Einstellungsveränderung – was durchaus bei bestimmten übenden, symptomzentrierten und verhaltensmodifizierenden Verfahren möglich ist –, so sind damit schwerwiegende Nachteile verbunden. Die Chance zur Lebensveränderung wird nicht genutzt, sondern im Gegenteil läuft die Psychotherapie selbst Gefahr, als Anpassungs- und Trimm-Dich-Technik (Richter 1978) mißbraucht zu werden, die nur erreicht, daß die Patienten – bis zum nächsten Zusammenbruch – wieder reibungslos funktionieren. Hierin liegt natürlich auch ein grundsätzlicher Konflikt für jede Form der Psychotherapie: Soll sie überhaupt Hilfe anbieten, wenn z. B. erkennbar wird, daß die Krankheitsursachen nicht mehr in ihrem eigentlichen Bereich, sondern im weiteren sozialen Umfeld liegen? (s. Kap. VI, 6) Noch davor wird sie aber bereits mit einer paradoxen Situation konfrontiert. Sie soll Symptome behandeln, die den Patienten stabilisieren, ihn augenblicklich vor noch Schlimmerem bewahren. Sie muß sich daher ernsthaft die Frage stellen, ob es zum gegenwärtigen Zeitpunkt überhaupt eine bessere Lösungsmöglichkeit für den Patienten gibt, oder jedenfalls damit rechnen müssen, daß sich eine solche unter Umständen nur unter dem Schutz einer länger bestehenden Krankheit entwickeln kann. Die psychotherapeutische Hilfe wird also anfangs etwa nach dem Motto verfahren müssen, daß man nichts wegnehmen sollte, bevor man nicht auch etwas geben, d. h. bereits andere Möglichkeiten sehen kann. Tritt die Psychotherapie in dieser Weise dem Kranken und seinem Bewältigungsversuch respektvoll gegenüber, versteht sich von selbst, daß sie nicht mehr unmittelbar auf Symptombeseitigung zielt, sondern der Krankheit sogar umgekehrt eine positive Wertschätzung entgegenbringt. Das sollte sich allerdings aus einem tieferen Krankheitsverständnis des Therapeuten ergeben und nicht nur als theoretische Forderung eines Verhaltenskatalogs aus der Gesprächstherapie, als »neue« Methode der positiven Psychotherapie oder als technischer Trick im Rahmen von sogenannten paradoxen Interventionen, wo die Symptome noch verstärkt bzw. »verschrieben« werden. Auf der Basis dessen, daß der Therapeut die Lösung Krankheit selber auch annehmen, vielleicht sogar ein bißchen bewundern kann, gelingt dann oft der erste Schritt zur Verständigung mit dem Patienten. Als außerordentlich schädlich für das therapeutische Klima erweist sich dagegen die unter Psychotherapeuten weit verbreitete geringschätzige Einstellung gegenüber körperlichen, psychosomatischen Symptomen, ihre pauschale Einstufung als minderwertig, als zurückgeblieben gegenüber den rein psychischen Störungen und neurotischen Symptomen. Diese Einstellung wohnt der Psychotherapie stillschweigend inne seit der mißverstandenen Maxime S. Freuds: »Wo Es war, soll Ich werden.« Wer psychosomatische Krankheiten behandeln will, sollte mit der Lacanschen Umkehrung des Freudschen Satzes: »Wo Ich war, soll Es werden« anfangen. Er sollte zunächst die brillante Strukturierung des Es in den körpernahen Ausdrucksformen zu erkennen suchen. Wirkt diese Ursymbolik des Es nicht wie das Eigentliche und das Ich dagegen nur als graue Theorie? Ist die rein psychische Leistung nicht oft blutleeres Konstrukt, Überbau, Ergebnis eines Anpassungszwanges unter Abspaltung alles Lebendigen? Fordern nicht Therapeuten und Psychosomatiker, die die obige Ansicht vertreten, ihre Patienten indirekt dazu auf, ihre ursprünglich körperlich-emotionalen Reaktionsweisen gegen blasse Denk- und Verhaltensmuster einzutauschen und fordern sie damit nicht genau jene Desomatisierung und Affektabspaltung, die die Patienten schließlich krank gemacht hat? Diese provokativen Fragen werden hier gestellt, um darauf aufmerksam zu machen, wie wichtig – vor allen erforderlichen spezialisierten Therapiemethoden – das Grundverständnis psychosomatischer Krankheiten und die daraus resultierende therapeutische Einstellung sind.

Was die im einzelnen anzuwendende Art der Psychotherapie betrifft, sollte sie sich in erster Linie nach den Erfordernissen und den Möglichkeiten des jeweiligen Patienten richten. Es würde nun allerdings zu weit führen, im Detail auf die Vielzahl unterschiedlicher psychotherapeutischer Verfahren und Techniken einzugehen, die bei psychosomatischen Störungen zur Anwendung kommen.[6] Es soll im folgenden lediglich versucht werden, entsprechend den beiden oben dargestellten Grundlinien von psychosomatischen Krankheitszusammenhängen die angewandten Behandlungsansätze ebenfalls im Hinblick auf zwei hauptsächliche Behandlungsstrategien zusammenzufassen. Ist z.B. erkennbar, daß es sich um eine produktive psychosomatische Krankheit, also verkürzt gesagt um eine neurotische Lösung auf körperlicher Ebene handelt, dann kommen im allgemeinen die klassischen psychotherapeutischen Verfahren in Frage, wie sie eben bei der Behandlung von psychoneurotischen Störungen auch angewandt werden (vgl. Mentzos 1982). Sie zielen darauf ab, Einsicht in die konflikthaften Zusammenhänge zu vermitteln, Unbewußtes bewußt zu machen, inadäquate, verzerrte Erlebnisweisen auf ihren infantilen Ursprung hin zu hinterfragen und krankmachende Abwehrmechanismen abzubauen. Diese, leger auch aufdeckend genannten, psychotherapeutischen Verfahren kommen besonders für die konversionsneurotischen Körperstörungen in Frage, für psychosomatische Krankheitsbilder, die als Organmodi im Kontext kommunikativer Bezüge stehen oder als zweite Abwehrphase bei vorausgehender chronischer neurotischer Behinderung entstanden sind. Bei Patienten mit solchen psychosomatischen Störungen geht es daher im wesentlichen darum, mit den Patienten die neurotischen Verstrickungen zu bearbeiten, die sie daran hindern, adäquatere, nicht autoplastische Konfliktlösungen zu finden. Solche Patienten verfügen im allgemeinen über ein in weiten Bereichen gesundes Ich, das zu einer therapeutischen Mitarbeit, Reflexion, Introspektion, Durcharbeiten etc. in der Lage ist. Diese Patienten können nur ihre sonst intakten Ich-Funktionen in einem bestimmten, meist seit Kindheit konflikthaften Bereich nicht einsetzen, weil ihnen hier der Blick durch irrationale Ängste, Verdrängung, Abspaltung und weitere Abwehrvorgänge verstellt ist. Die vor allem in psychoanalytisch orientierten Verfahren angewandte Technik, durch Deuten von Übertragung und Widerstand die Konflikte in der Therapie wiederzubeleben und dort zu bearbeiten, eröffnet den Patienten die bisher unzugänglichen seelischen Bereiche und versetzt sie allmählich in die Lage, damit selbst angemessener umgehen zu können.

Bei einer großen Zahl von psychosomatischen Patienten ist die Voraussetzung für eine konfliktbearbeitende Therapie zunächst aber nicht gegeben, so daß Modifikationen der psychotherapeutischen Behandlung angewandt werden müssen, die die besondere Struktur dieser Patienten berücksichtigen. Bei Patienten, deren psychosomatische Störungen archaische körperliche Reaktionsformen darstellen, die anstelle und ohne größere voraufgegangene psychische Bewältigungsarbeit eingetreten sind, kann mit einem gewissen Konfliktbewußtsein, mit Krankheitseinsicht, Bereitschaft zur Introspektion usw. anfangs nicht gerechnet werden. Der Therapieansatz sieht daher auch zunächst ganz von der Deutung und Bearbeitung von Konflikten ab. Da auch diese Krankheiten vital notwendige neue Stabilisierungen mit sich bringen, die vor chaotischer Affektüberflutung und totaler Desorganisation schützen, werden bei solchen Patienten die Krankheitssymptome nicht problematisiert und analysiert. Erfahrene Therapeuten halten es wegen der Plombenfunktion (Ammon 1972) geradezu für einen Kunstfehler (Freyberger 1977), am Körpersymptom konfliktaufdeckend zu arbeiten. Das nächstliegende Ziel ist, den regressiven symbiotischen Bedürfnissen des Patienten entgegenzukommen, ihn zu beruhigen, ihn zu schützen, ihn im übertragenen Sinn wie eine Mutter zu halten und zu versorgen (»holding-function« nach Winnicott oder diatrophische Beziehung nach Balint). Die sogenannte Objektpräsenz (Freyberger 1975), d.h. die ständige Verfügbarkeit des Therapeuten (als Selbst-Objekt für den Patienten, vgl. Kap. v, 2) ist ein wichtiger Bestandteil dieser Form der Therapie, in der der Therapeut lange Zeit eine Reizschutzfunktion übernimmt, um Angst und andere Affektspannungen nicht ins Unerträgliche anwachsen zu lassen. So kann der Patient – außerhalb seines Körpers – wieder eine stabile Beziehung erleben, dann vielleicht allmählich seine Abhängigkeits-, Aggressions- u.a. Konflikte in der Beziehung zum Therapeuten realisieren und sie schließlich bearbeiten.

Vom Therapeuten wird auch die Entwicklung der positiven, idealisierenden Übertragung gefördert, er ist relativ aktiv, gibt gelegentlich Ratschläge und Handlungsanweisungen. Eine mit Bildern und Vorstellungen angereicherte Rückübersetzung von formalen, dürren Sprach- und Denkvorgängen der Patienten in Richtung gefühlsbetonter Beschreibungen soll ihnen erleichtern helfen, mit Emotionalität in dosierter Form auf der psychosozialen Beziehungsebene umzugehen. In einer Technik, die der Gesprächspsychotherapie (Tausch 1968) ähnlich ist, werden Gefühle und Stimmungen der Patienten gespiegelt und beschrieben, bis es den Patienten im Laufe der Zeit gelingt, zunehmend größere affektive Spannungen mit Hilfe des Therapeuten zu ertragen und psychisch in Suspension zu halten. Erst wenn es auf diese Weise zu einer »Nachreifung« der Ich-Funktionen gekommen ist, die bisher (entsprechend den oben genannten Ich-Defekten, vgl. Kap. v, 1) entweder nicht genügend entwickelt oder tief blockiert waren, wird allmählich die Bearbeitung von Konflikten möglich. Grob skizziert ist das Prinzip der Behandlung strukturell Ich-gestörter (Fürstenau 1977) psychosomatischer Patienten zweistufig. In der ersten Phase, die der Stärkung der Ich-Funktionen dient, wird eine stützende Therapie, eine Beziehungstherapie angewandt, in der zweiten Phase wird dann zunehmend mehr nach klassischen psychoanalytischen Prinzipien gearbeitet. Daß es sich hier nicht um streng getrennte Techniken zu handeln braucht, sondern um wechselnde Akzentsetzungen oder sukzessive Betonung unterschiedlicher Elemente innerhalb einer Therapie, ist in den neueren Arbeiten von Cremerius (1982), Thomae (1981) und Schöttler (1981) ausgeführt.

Ergänzend zur Psychotherapie im engeren Sinne haben sich (flankierende) Verfahren bewährt, die besonders die Phantasietätigkeit und Kreativität anregen. In der Gestaltungstherapie z. B. können durch freies assoziatives Zeichnen und Modellieren besonders präverbale Ausdrucksmöglichkeiten mobilisiert werden. Auch Elemente des Psychodramas in bestimmten Formen von Gruppensitzungen und Rollenspielen können hier beitragen. Ferner eignet sich dazu das sogenannte katathyme Bilderleben (Leuner 1980), durch das besonders die imaginativen Fähigkeiten gefördert werden. Dabei ist es auch möglich, die Körperoberfläche und das Körperinnere gezielt in die Imagination miteinzubeziehen. Während bei den produktiven psychosomatischen Krankheiten der Körper in ausgeprägter Weise in der Selbstvorstellung der Patienten psychisch repräsentiert ist und in kommunikativen Erlebniszusammenhängen seine spezifische Bedeutung und Wirkung entfaltet, ist ja gerade bei den reaktiven psychosomatischen Krankheiten der Kommunikationscharakter verlorengegangen bzw. fragmentierter. Die psychischen Körperrepräsentanzen sind dort sehr unterentwickelt und die Wahrnehmungsfähigkeit des eigenen Körpers ist stark eingeschränkt. Von daher bekommen bei diesen psychosomatischen Störungen alle Verfahren eine große Bedeutung, die den Patienten helfen, ihren Körper intensiv und differenziert in seinen verschiedenen Zuständen und Stimmungen wie auch in bestimmten Umweltbezügen zu erleben. Diese Ziele verfolgen z. B. das autogene Training und modifizierte Techniken (vgl. Lohmann 1979), wie die gestufte Aktivhypnose, die Atemtherapie und funktionelle Muskelentspannung, ferner die konzentrative Bewegungstherapie, die Musiktherapie und teilweise auch die Gestalttherapie.

Es ist zwar sehr wichtig, bei ambulanter oder stationärer[7] Therapie die Methoden sorgfältig im Hinblick auf die Möglichkeiten der Patienten, ihre Persönlichkeitsstruktur und den Krankheitszustand auszuwählen, doch reicht dieser individuumzentrierte Behandlungsansatz in vielen Fällen allein nicht aus. Wie wiederholt ausgeführt wurde, ist psychosomatische Krankheit eben auch eine psychosoziale Krankheit. Das bedeutet, daß oft eine Behandlung erst dann zum Erfolg führt, wenn es auch gelingt, das psychosoziale Arrangement, in das sie eingebettet ist, aufzulösen. Das mag die unbewußte Kollusion (Willi 1975) zweier Partner in einer Krankheit betreffen, das kann aber auch heißen, daß eine Krankheit erst aufgegeben werden kann, wenn der Familienkonflikt behandelt wird bzw. die Familie des Patienten als ganze einen notwendigen Entwicklungsschritt gemeinsam vollzieht. Ohne zeitweise Einbeziehung der nächsten Bezugspersonen in eine Paar- oder Familientherapie ist jedenfalls eine erfolgreiche Behandlung häufig nicht möglich. Die Wirkung einer Behandlung sollte sich eigentlich aber noch darüber hinaus erstrecken. Soweit psychosomatische Krankheiten nämlich Ausdrucksformen gesellschaftlicher Anpassung sind, müßten auch hier vom Patienten – allerdings nicht alleine von ihm – andere Wege der Auseinandersetzung gefunden werden. Was sich vielleicht noch im engeren psychotherapeutischen Rahmen erreichen ließe, drückt etwas überspitzt, aber recht gut folgende Frage (Borens 1976) aus: »Besteht die Therapie psychosomatisch Kranker nicht in einer Erziehung zu Verhaltensgestörten?«

4. Die Anthropologisierung der Medizin

Um den menschlichen Krankheiten unserer Zeit mit einer angemessenen Medizin begegnen zu können, reicht es nicht aus, daß einige wenige Ärzte die Kunst des ärztlichen Gesprächs beherrschen und die komplizierten »Fälle« an die Psychotherapeuten überwiesen werden. Auf diese Weise wird psychosomatische Medizin nur in einem winzigen Teilbereich des gesamten medizinischen Versorgungssystems praktiziert. Psychosomatik ist zwar einerseits ein Fachgebiet mit speziellen Diagnostik- und Therapieverfahren und speziellem Weiterbildungsgang, psychosomatisches ganzheitliches Denken sollte andererseits aber integrierter Bestandteil jeden ärztlichen Tuns sein. Eine Veränderung der gesamten Medizin in diese Richtung kann sogar gerade dadurch unterlaufen werden, daß aus dem psychosomatischen Ansatz ein Spezialgebiet gemacht wird, wie die Röntgenologie, Neurologie, Orthopädie oder andere Fachspezialitäten. Richter (1978) beschreibt anschaulich, wie die Erwartungen der Medizin an die Psychosomatik eigentlich dahingehen, daß sie schwierige Patienten so beeinflußt, daß sie sich wieder willig in den medizinisch-technischen Apparat einfügen. Die Psychosomatiker werden immer dann zu Hilfe gerufen, wenn es sich um Problempatienten handelt (»faule Eier«, Querulanten, »Pfeifenköpfe«, Simulanten etc., je nach Haus und interner Namensgebung), um Patienten, die eine bestimmte Untersuchung ablehnen, Behandlungsanweisungen nicht brav befolgen, oder bei denen man wegen unklarer Befunde einfach nicht weiter weiß.[8] Wenn den Patienten »ins Gewissen« geredet werden soll, sie zu einer »Einwilligung« gebracht werden sollen oder was aus ihnen »rausgekriegt« werden soll, wird allzu deutlich, daß die Psychosomatik als Hilfspolizist auf den Plan gerufen wird. Die Gefahr für die Psychosomatik, zu einer Anpassungstechnik umfunktioniert zu werden, ist daher ziemlich groß. Sie wird noch verstärkt durch gewisse Angleichungstendenzen, die ihr selber innewohnen. Im Kampf um die Existenzberechtigung, um Anerkennung in der Medizin, waren Psychoanalyse, Tiefenpsychologie und Psychosomatik stets bemüht, nicht als exotische Fremdkörper empfunden zu werden, sondern als ernstzunehmender Bestandteil der Medizin. Das führte unausbleiblich auch zu gewissen Anpassungsvorgängen. Von Anfang an übernahm z. B. Freud naturwissenschaftliche Denkansätze in sein technisches Modell des psychischen »Apparats«, in seine »Topographie«, die Abwehr»mechanismen« usw. Gegenwärtig glauben bestimmte Strömungen von Psychosomatik und Psychotherapie, eher dadurch salonfähig zu werden, daß sie experimentelle Untersuchungen betreiben und die Bewertungskriterien der naturwissenschaftlichen Methodik übernehmen, wie z. B. die Operationalisierung, Objektivierung und Datenerhebung seelischer Vorgänge. Die psychotechnische Dimension (Richter, R. 1981) findet ferner in multivariaten psychophysiologischen Affektmessungen und in Verdrahtungen der Patienten bei bestimmten Therapieverfahren (der sog. biofeedback) ihren Niederschlag. Solche Forschungen sind aus bestimmten Gründen notwendig, und ihre Ergebnisse können auch fruchtbar sein, sie dürfen aber nicht dazu führen, daß die Psychosomatik ihres »revolutionären« Charakters verlustig geht und keine »Antimedizin« mehr darstellt, die sie zunächst solange sein müßte, wie die übrige Medizin ihre ausschließlich naturwissenschaftlich-technische Grundeinstellung beibehält.

Es stellt sich die Frage, wie der psychosomatische Zugang zum Patienten so in die Medizin integriert werden kann, daß dies langfristig wirklich zu einer Strukturveränderung der Medizin führt. Eine der theoretisch besten Möglichkeiten dazu liegt bei den Ausbildungsstätten, den medizinischen Hochschulen und Universitäten. Die Ausbildung der jungen Ärzte zum Ansatzpunkt für eine Änderung von ärztlichem Berufsbild und ärztlicher Tätigkeit zu nehmen, ist durchaus durch die Novellierung der Ausbildungsordnung (1970) gegeben worden. Immerhin ist der medizinische Studienbeginn heute nicht mehr überwiegend durch die Beschäftigung mit der Leiche charakterisiert (Mitscherlich 1966), wie das früher üblich war, sondern die Studenten werden gleich zu Anfang auch mit der Arzt-Patient-Beziehung vertraut gemacht, den Rollenerwartungen und Krankheitskonzepten der Patienten, der sozialen Bedeutung von Krankheit usw. (s. Gegenstandskatalog Medizinische Psychologie und Medizinische Soziologie). Leider hat sich bei Stichproben gezeigt, daß von diesen Ansätzen kaum etwas bis in die höheren Semester hängenbleibt. Dies kann daran liegen, daß die Vermittlung dieser wichtigen Inhalte häufig zu praxisfern bleibt oder nicht kontinuierlich genug geschieht. Zwischen den »theoretischen« Fächern Medizinische Psychologie und Medizinische Soziologie zu Studienbeginn und den klinischen Fächern Psychotherapie und Psychosomatik, die diesen Ansatz gegen Studienende wieder aufgreifen, liegt etwa ein Zeitraum von drei Jahren, der nach rigorosem Stundenplan vollgepackt ist mit sehr vielen anderen Fächern. Die Studenten treffen nacheinander auf jeweils für ihr Fach hochqualifizierte Spezialisten, die ihnen aber nicht die größeren Verbindungen näherbringen können. Integrierte Lehrveranstaltungen, in denen gleichzeitig die verschiedenen Aspekte einer Krankheit von den verschiedenen Fachvertretern vorgetragen werden, finden kaum statt. Die letzte – und einzige mündliche – Prüfung in der medizinischen Ausbildung ist kurioserweise für die Studenten meist die erste Gelegenheit, zusammen mit den Hochschullehrern an der Krankheit eines Patienten gleichzeitig die verschiedenen Fachaspekte zu diskutieren. Es täte daher vor allem not, den ganzheitlichen Ansatz beim Erlernen der verschiedenen klinischen Fächer nicht verloren gehen zu lassen. Die Studenten sollten bei der Einführung in die körperliche Untersuchungsmethodik und die Anamneseerhebung des jeweiligen Faches (innere Medizin, Gynäkologie, Kinderheilkunde, Hautkrankheiten, Allgemeinmedizin etc.) von Beginn an lernen, das Verhalten der Patienten und ihre Krankheitseinstellung zu beobachten sowie die seelischen, familiären und sozialen Gesichtspunkte mit in die Erhebung der medizinischen Vorgeschichte einzubeziehen. Dieser ganzheitliche Ansatz wird leider bisher nur sporadisch, je nach besonderen lokalen Gegebenheiten und persönlichen Initiativen, durchgeführt. Im allgemeinen scheitert er an der Konkurrenz der spezialisierten Fachinteressen, an einer ungenügenden Zahl von Dozenten und nicht zuletzt an den Bedingungen der Massenuniversität. Wenn heutzutage 10 bis 20 Studenten einen Patienten untersuchen, liegt auf der Hand, daß sich daraus nicht eine solche Arzt-Patient-Beziehung entwickeln kann, die Voraussetzung für ein biographisches Krankheitsverständnis wäre.[9] Die meisten Studenten haben erst nach Abschluß des Studiums, nämlich im praktischen Jahr, erstmals Gelegenheit, alleine mit Patienten in Kontakt zu kommen. Wenn dann die Vermittlung eines psychosomatischen Untersuchungsansatzes schließlich noch in Balint-Gruppen möglich ist, sollte das nicht darüber hinwegtäuschen, daß in solche freiwilligen Unterrichtsangebote überwiegend nur »Psycho-Fans« kommen. So erfreulich die Arbeit in diesen Unterrichtsveranstaltungen ist, für eine Veränderung der allgemeinen ärztlichen Einstellung kommen sie zu spät, da am Ende des Studiums die Weichen bereits für die meisten Studenten gestellt sind. Diese Erfahrung wird auch durch eine empirische Untersuchung von Beckmann (1972, 1978) belegt, die gezeigt hat, daß das Medizinstudium die Studenten im Durchschnitt eher von einer psychosozialen Medizin wegführt, als daß es sie hinbringt.

Angesichts solcher Ergebnisse muß man sich ernsthaft fragen, ob die Hochschulen überhaupt die geeigneten Einrichtungen sind, um einen ganzheitlichen psychosomatischen Ansatz zu vermitteln.[10] Die Atomisierung der Medizin in viele Spezialbereiche ist nirgends so groß wie an den Universitäten. Der Kampf um die Bedeutung und damit auch Größe und Ausstattung der einzelnen Fächer führt leider oft eher zu Abgrenzungsbestrebungen und zu einem Gegeneinander als zu einem Miteinander. Darüber hinaus stellt der Forschungsauftrag der Universitäten meist hohe Anforderungen an die wissenschaftliche Qualifikation der dort tätigen Ärzte. Unsichere Anstellungsverträge, Zeitdruck und Karrieregesichtspunkte treiben die dort tätigen Mitarbeiter zusätzlich in eine einseitig fachbezogene Spezialisierung. Günstigere institutionelle Voraussetzungen für die Verwirklichung einer psychosomatischen Ganzheitsmedizin scheinen an den kommunalen und privaten Krankenhäusern gegeben zu sein. Forschungsinteressen und wissenschaftliche Motive treten hier eher zurück, die Krankenversorgung steht ganz im Vordergrund. Nicht zufällig ist dort auch der Wunsch nach kontinuierlicher Balint-Gruppenarbeit sehr groß und meist nicht abzudecken. Die »Versorgungsmentalität«, wie die Kollegen selbst leicht distanzierend sagen, ist das hervorstechendste Merkmal der dort tätigen Ärzte. Dieses Anliegen steht viel weniger in Konkurrenz mit anderen Interessen, die Medizin ist dort schon von ihrer Aufgabe her eindeutiger patientorientiert. Das gilt um so mehr, je kleiner ein Krankenhaus ist, je weniger Anonymität herrscht, je überschaubarer und persönlicher die Beziehungen zwischen Patienten, Ärzten und Pflegepersonal sind. Dadurch rückt das Wohl der Patienten an die erste Stelle und wird nicht, wie es heute leider oft in Universitätskliniken und Großkrankenhäusern geschieht, wissenschaftlichen Ambitionen, Erfordernissen der technischen Apparatemedizin, organisatorischen und verwaltungsbürokratischen Zwängen untergeordnet. Auf diese Mißstände in Großkliniken beziehen sich auch die meisten Klagen der Patienten über das »seelenlose Krankenhaus« (»Spiegel« 1978). Eine Patientin äußert: »Mit fadenscheinigen angeblichen organisatorischen und technischen Erfordernissen wird das Individuum platt gewalzt und bei Untersuchungen und Operationen schlimmen Entpersönlichungsprozessen ausgesetzt« (M. Kassel 1979). Siegrist (1978) nennt als charakteristische Merkmale des totalen Krankenhauses: Fragebogen, Stripping-Prozedur (Abgabe von Kleidern, persönlichen Wertsachen, Statusverlust), Liegezwang, Reglementierung des Schlaf-, Wach- und Lebensrhythmus. Bei zweiminütigen Visiten wird der Patient auf einen Krankheitsfall versachlicht, über seinen Kopf hinweg werden Informationen ausgetauscht.[11] Über weitere Auswüchse von Inhumanität in Großkliniken berichtete »mtv-Medizin« (1979): Da hält keine Schwester mehr die Hand, um den Puls zu fühlen, da hämmert das Herz aus der Lautsprecherbox. Kleine Patienten werden mit Magensonden ernährt, weil das Füttern zu lange dauern würde. Unruhige Kinder werden angebunden oder mit Schlafmitteln gedämpft, weil die Zeit zur Beaufsichtigung fehlt. Vor Risikooperationen werden den Patienten Pflaster mit Namen an den Fuß geklebt, weil der Pathologe das so angeordnet hat etc.

In kleineren Krankenhäusern lassen sich leichter die Voraussetzungen schaffen, die für die Verwirklichung einer patientzentrierten klinischen Medizin notwendig sind, wo die Patienten nicht nur ein auf eine Nummer, ein Laborblatt, eine Krankheit reduziertes Objekt sind, sondern fragendes Subjekt. Dort können Patienten viel leichter »gesunden«, während sie in den sogenannten Gesundheitsfabriken wohl häufig eher von Bioingenieuren »repariert« werden. Dort sind die Ärzte auch hellhöriger für die Überflüssigkeit vieler diagnostischer und therapeutischer Maßnahmen, die sich in Großkliniken oft eher vom Apparatepark her anbieten, als daß sie von der Krankheit her unbedingt erforderlich wären. Es geht hier nicht darum, auf vorhandene neueste diagnostische Möglichkeiten zu verzichten, sondern nur darum, daß diese nicht in dirigistischer Weise den Krankenhausaufenthalt und Behandlungsablauf der Patienten über ihren Kopf hinweg bestimmen sollen. Ein schönes Beispiel dafür, wie man sehr einfühlsam mit Patientinnen umgeht und trotzdem nicht auf die Segnungen der Medizintechnik verzichtet, zeigen in der Geburtshilfe in neuerer Zeit das »rooming-in« oder die sanfte Geburt nach Leboyer. Modernste Apparate stehen zwar für den Notfall bereit, sie werden aber nicht routinemäßig eingesetzt und bestimmen auch nicht die Atmosphäre der geburtshilflichen Situation, die im Gegenteil sehr warm, menschlich und wohnlich gestaltet wird und besonderen Bedürfnissen der Patientinnen viel freien Raum läßt.

Der Arzt bleibt hier auch Herr der Apparaturen und wird nicht ihr Diener. Nur in einer menschlichen Atmosphäre, wo die Bedürfnisse der Patienten absolut erstrangig sind, Zuhören und Eingehen auf die Patienten möglich ist, kann ihnen auch geholfen werden, ihre Krankheit mit Hilfe des Arztes und des Pflegepersonals als eine Lebenskrise zu begreifen und vielleicht zu überwinden. Für den Heilungsprozeß vieler Krankheiten sind nicht die neuen Bauten, die Klimaanlage, die Hygiene, die Überwachungsapparaturen so wichtig, als oft vielmehr die Möglichkeit, zum Krankenhauspersonal eine intensivere Beziehung aufnehmen zu können. Ein Drittel einer vom Allensbach-Institut 1980 befragten Bevölkerungsstichprobe würde sogar ein Krankenhaus, das nur mit Naturheilmitteln arbeitet, einem chemisch-pharmazeutisch behandelnden Krankenhaus vorziehen. Man macht es sich zu leicht mit der Behauptung, daß darin lediglich magische und metaphysische Bedürfnisse befriedigt würden und daß es weltanschauliche oder religiöse Außenseitermedizin schon immer gegeben habe. Vielmehr wird dabei auch das Bedürfnis nach menschlicher medizinischer Betreuung geäußert, ein Bedürfnis, das bei der Überorganisation unseres Gesundheitssystems immer mehr zu kurz kommt. Hierin läge jedenfalls die adäquatere Einstellung auf die »menschlichen« Krankheiten.[12] Da diese Art der Krankenversorgung an den großen Mammutkliniken nur schwer praktiziert werden kann – was ihnen ja auch den Vorwurf der Inhumanität eingebracht hat–, ist es um so dringender, daß die kleineren, gemeindenahen Krankenhäuser, so weit es irgend geht, erhalten werden und man Abstand von der Errichtung weiterer prestigebesetzter Betonmonster nimmt (s. z.B. Klinikum Aachen, Großhadern-München u.a.).[13]

Um die Medizin anthropologisch zu durchdringen, bedarf es allerdings mehr als nur eines geeigneten institutionellen Rahmens. Psychosomatische Gesichtspunkte dürfen nicht einfach additiv zur bisherigen medizinischen Routine hinzugefügt werden, sondern man muß diese Routine selbst zugunsten einer grundsätzlichen Neubesinnung in Frage stellen. Es geht um eine andere, humanere Medizin. Von Weizsäcker (1949) hat in diesem Sinn schon vor vielen Jahren gesagt: »Die Medizin der Zukunft wird die Psychosomatische sein oder sie wird überhaupt nicht sein.« Diese andere Medizin bezieht sich auch nicht etwa nur auf die sozio-psychosomatischen Krankheiten, sondern auf jede Krankheit überhaupt, Tumoren, Operationen, Unfälle etc. Jede Krankheit erfordert – unabhängig von ihrer Verursachung – eine psychische Bewältigung und ist von daher eine psycho-somatische. Besonders bei chronischen, lebensbedrohlichen oder verstümmelnden Erkrankungen ist es für die Patienten nicht einfach, mit der schwer erträglichen Wirklichkeit fertig zu werden. Jores (1970) hat in diesem Zusammenhang in einem Vortrag »Für eine menschliche Medizin« den bösen Satz eines Patienten zitiert: »Man hindert uns am Sterben, aber man hilft uns nicht zum Leben!« Dieser Vorwurf trifft ein großes Problem. Durch die Fortschritte der Medizin hat sich die Zahl der Patienten, die mit schweren Krankheiten überleben können, gewaltig erhöht. Daraus erwächst aber auch die Aufgabe, den Patienten bei der Lebensanpassung, bei der Bewältigung von Schmerz, Einschränkungen, Kränkungen, Angst und Verzweiflung zu helfen. Geschieht dies nicht, bleibt die Behandlung unvollständig oder wird in ihrem medizinischen Ergebnis sehr in

174

Frage gestellt. Durch Angst, Hoffnungslosigkeit, Depression oder Verleugnung des Krankheitszustandes geraten Kooperation und Einsicht in Gefahr. Medikamente werden nicht regelmäßig eingenommen, notwendige Eß- und Trinkverhalten nicht beachtet (wie z.B. bei Bluthochdruck, Blutzucker und bei Dialysepatienten), die erforderliche Umstellung der Lebensweise erfolgt nicht. Für letzteres bieten viele Herzinfarktpatienten ein Beispiel. Bereits kurze Zeit nach großen Herzoperationen, bei denen unter riesigem Aufwand verengte Herzkranzarterien gegen neue Gefäßstücke ausgetauscht werden (sogenannte Bypass-Operationen), nehmen die Patienten ihren alten Lebensstil schon vom Krankenbett aus wieder auf. Sie telefonieren stundenlang oder bestellen Mitarbeiter, lassen Akten, Terminkalender und Diktiergerät kommen und verwandeln ihr Krankenzimmer in ein Büro. Bei solchen Patienten ist abzusehen, wann die neuen Gefäße veröden und der nächste Infarkt eintritt. Die lebensverlängernde Chance, die die bewundernswerten Fortschritte der Herzchirurgie in den letzten Jahren eröffnete, kann nicht genutzt werden, wenn der Patient sein Verhalten nicht ändert. Um eine wirkliche Hilfe zu einer angemessenen Krankheitsverarbeitung geben zu können, reichen allerdings keine noch so gut gemeinten Ratschläge oder Verhaltensanweisungen aus, sondern es bedarf eines differenzierten psychosomatischen Zugangs, der aus der Kenntnis der jeweiligen Person und ihrer Krankheit kommt. Dieses Beispiel soll stellvertretend für viele andere zeigen, daß Anthropologisierung der Medizin nicht heißen kann, auf die medikamentösen und technischen Fortschritte zu verzichten, sondern die menschlichen und sozialen Aspekte immer gleichwertig mit einzubeziehen. Schon Sophokles (zit. nach Wesiack 1980) sagte: »Verlangt das Übel einen Schnitt, so singt der weise Arzt nicht Zauberlieder«, und Groddeck (1933) hielt es mit der Devise: Erst den Bruch richten und verbinden, aber dann gelegentlich fragen: »Warum hast du dir dein Bein gebrochen, *du, dir*?« Wie eine solche moderne Medizin aussehen kann, ist in dem großen Lehrbuch der Psychosomatischen Medizin (von Uexküll, Hrsg. 1979) dargelegt. Wie die Integration des psychosomatischen Behandlungsansatzes im klinischen Rahmen praktisch durchgeführt werden kann, wird von Köhle u.a. (1977, 1982) beispielhaft beschrieben.

5. Einige gesundheitspolitische Konsequenzen

> »Donda glaubte nicht an Zauberei und behauptete in
> seinem Forschungsbericht auch nicht, er schenke ihr
> Glauben, doch konnte er das nicht öffentlich kund-
> tun, weil er gerade ein vom Landwirtschaftsministe-
> rium angeregtes Projekt zur Optimalisierung der
> Zauberei gegen Trockenheit und Getreideschädlinge
> angenommen hatte. Er beschloß, *zwischen* Magie
> und Wissenschaft zu verharren.«
>
> Stanisław Lem: »Professor A. Donda«

Eine große Frage ist, ob ein Strukturwandel der Medizin überhaupt erfolgen kann, wenn nicht einige gesellschaftliche Veränderungen damit einhergehen. Die Medizin ist letztlich ein Kind ihrer
Zeit. Da die ärztlichen Techniken nicht nur ausgefallene Verhaltensweisen eines bestimmten Berufsstandes darstellen, sondern
Spiegel der gesamten wissenschaftlichen, kulturellen und gesellschaftlichen Entwicklung einer bestimmten Epoche sind, kann
nicht erwartet werden, daß sie sich gegen diese Verhältnisse ändern lassen. Wenn z.B. gegenwärtig im Gesundheitswesen die
Auffassung herrscht, daß Krankheitsheilung vorwiegend eine Sache der bereitgestellten finanziellen Mittel und der eingesetzten
medizinischen Behandlungstechniken ist, drückt sich darin zwar
einerseits das objektale, technisch-naturwissenschaftliche Selbstverständnis der Medizin aus, andererseits entspricht das aber dem
magisch-irrationalen Allmachtsglauben unserer Zeit an die unbeschränkten Möglichkeiten der Technik. Daß alles machbar ist,
nichts mehr unmöglich erscheint, hat zu einem Größenwahn geführt, den Richter (1979) den »Gotteskomplex« nennt. Ausge-
hend von den großen Erfolgen der naturwissenschaftlichen Medizin trachtet der Mensch in irrationaler Art danach, alle Krankheiten auszumerzen, durch genetische Manipulation seine eigene
Rasse zu korrigieren, ja Unsterblichkeit zu erzielen. Es ist aber ein
Irrtum zu glauben, daß für alle Krankheiten des Menschen Erfolge
mit der gleichen Methode zu erreichen sind. Für die heute im Vordergrund stehenden sozio-psychosomatischen Erkrankungen
kann die gegenwärtige Medizin keine wirklich ursächliche Behandlung anbieten, sie behandelt rein symptomatisch oder ma-
gisch. Die moderne Magie bedient sich eben nur technischer

(»Herr Doktor, was hat mir das EKG so gut getan –«) und phar-
makologischer Mittel (s. die Placeboeffekte; auf ein Medikament
»schwören« etc.) sowie der Naturheilverfahren (»je verdünnter
die Konzentration, desto größer die Wirkungskraft«).

Die Überbewertung der medizinisch-technischen Heilungsmög-
lichkeiten schlägt sich z.B. auch darin nieder, daß Tausende von
Mark ungeprüft für aufwendigste – und oft nicht unbedingt notwendige – apparative Untersuchungen von den Krankenkassen
und anderen Kostenträgern gezahlt werden, während jede auch
kürzere psychotherapeutische Behandlung einer ausführlichen Be-
gründung und Begutachtung bedarf. Angesichts der riesigen Zahl
der sogenannten menschlichen Krankheiten wäre das umgekehrte
Verfahren weitaus angemessener. Ist doch gerade aus den Patien-
tenkarrieren von psychosomatisch Kranken – deren Krankenakten meist über ein Kilo wiegen – hinreichend bekannt, wieviel
überflüssige Diagnostik bei diesen Patienten betrieben wird, wieviel unnütze therapeutische Verfahren angewandt werden, wie
häufig operative Eingriffe unter falscher Indikation erfolgen. Als
Beispiel hierfür seien die herzneurotischen Patienten genannt, bei
denen nicht ungefährliche Herzkatheterisierungen durchgeführt
oder Herzschrittmacher implantiert werden. Bei der Mehrzahl der
Blinddarmoperationen werden »unschuldige Würmer« entfernt
und eine Vielzahl fragwürdiger gynäkologischer Operationen
wird durchgeführt, von Scheidenverengungen bzw. -erweiterun-
gen angefangen bis zur »prophylaktischen« Ausräumung der inneren Genitalorgane der Frau. Wenn schon im Interesse der Patienten prinzipiell die diagnostischen und therapeutischen Möglichkeiten nicht allzusehr eingeengt werden dürfen, dann sollte
dies zumindest in gleichem Maße für die psychosomatisch-psy-
chotherapeutischen Methoden gelten.

Ein weiterer zwingend notwendiger Schritt ist, die Bewertung der
medizinischen Leistungen grundlegend zu verändern, vor allem
was die unverhältnismäßig hohen Kostensätze für medizintechni-
sche und Laborleistungen betrifft. Hier sind vor allem die Routine-
verfahren gemeint, die im Grunde nicht der diagnostischen Abklä-
rung dienen, sondern die das Geld hereinbringen. Eine gute Anamnese – durch die nach allgemeinem Konsens bis zu 80% der Diagnosen gestellt werden können – würde viele solcher Untersu-

chungen überflüssig machen und manche nachfolgenden Spezial-
untersuchungen auch. Nur – dazu braucht der Arzt Zeit, und die
wird nicht entsprechend honoriert. Für die Durchführung einer er-
giebigen biographischen Anamnese, eines ärztlichen Gesprächs,
einer psychosomatischen Untersuchung ist Zeit ein ebenso wichtiges Instrument wie für den Chirurgen das Skalpell. Die ärztliche
Gebührenordnung verhindert aber bei der gegenwärtigen Konstruktion, daß die Ärzte dieses Instrument gebrauchen können. Sie
zwingt den Arzt einerseits dazu, in kurzen Zeiträumen (»drei Minuten pro Patient«) große Patientenzahlen zu »bewältigen«, weil
sie die eigentlichen ärztlichen Leistungen sehr niedrig ansetzt und
andererseits in unverhältnismäßiger und unangemessener Höhe
apparativ-technische Leistungen prämiert.[14]

Ein weiterer, sehr einfach zu durchschauender, aber nur sehr
schwer zu verändernder Umstand ist, daß die Entwicklung der
Medizin durch die Industrie in ganz bestimmte Bahnen gelenkt
wird. Forschung ist heute an den Universitäten ohne Unterstützung anderer Geldgeber kaum noch denkbar. Wenn es sich dabei
um Unterstützung aus der privaten Industrie handelt (Pharmaindustrie, Elektroindustrie, Gerätebau etc.), liegt auf der Hand, daß
in erster Linie die Erprobung neuer Medikamente[15] und die Entwicklung neuer medizinischer Techniken gefördert wird. Gegenüber den Millionenbeträgen, die so der Weiterentwicklung der na-
turwissenschaftlich-technischen Medizin dienen und die längst
nicht mehr in einer vernünftigen Relation zu dem praktischen
Nutzen für die Patienten stehen, nehmen sich die Beträge, die der
Förderung sozio-psychosomatischer Forschung zufließen, man-
gels fehlender Lobby sehr bescheiden aus (vgl. Lohmann 1978). Es
bedarf schon gewaltiger Anstrengung von seiten der öffentlichen
Hände, von Stiftungen und privaten Geldgebern, um Forschung
mit psychosozialen Schwerpunkten auch nur ein annähernd gleich
großes Gewicht zu verschaffen.
 Handfeste wirtschaftliche Interessen bestimmen genauso die Einrichtung der Krankenhäuser und Ausstattung der Praxen. Kliniken
und Ärzte sind Kunden, die mit mehr oder weniger feinen Werbe-
methoden umgarnt werden und sich plötzlich selbst in der Konkurrenz der Anbieter wiederfinden (schließlich muß sich das Gerät ja
amortisieren!). Der marktwirtschaftliche Wettbewerb um den Patienten mit tollen Geräten, großzügigen Rezepturen mit den neue-

178

sten Medikamenten und leichten Krankschreibungen und Kurverordnungen kommt in vollen Gang und hält einen medizinisch-industriellen Komplex in Schwung, der das deutsche Gesundheitssystem zum teuersten der Welt macht. Der Abrechnungsmodus über die Einzelleistungsvergütung schafft einen zusätzlichen Anreiz zu umsatzorientiertem Wirtschaftlichkeitsdenken. Mit dem neuesten Marktrenner, dem »Superrech 81«, kann auch noch das letzte von den Krankenkassen rausgeholt werden. Auf Anfrage gibt dieser Kleincomputer Auskunft, in welchen Gebührenordnungspositionen im laufenden Quartal die Zahl der Leistungen noch unter dem zulässigen Schnitt liegt, also mit anderen Worten, wo noch etwas drin ist. Läßt sich ein neuer Arzt irgendwo nieder, steigt die Zahl der Krankenscheine bei der Kassenärztlichen Verrechnungsstelle drastisch an. Gibt es deswegen in dem dortigen Bezirk mehr Kranke als vorher? Die BRD gibt in der Welt den höchsten Anteil des Bruttosozialprodukts (12%) für Krankheitskosten aus und hat gleichzeitig unter den Industrieländern den höchsten Krankenstand. Muß man da nicht zu Recht fragen, ob wir ein »Volk von Kranken« sind oder ob »das Gesundheitssystem krank macht«? (Illich 1975). Jedenfalls ist erwiesen, daß auch kommerzielle Interessen und Wachstumsdynamik zu ausgiebigem Gebrauch medizinisch-technischer Apparaturen, übertriebenen Kontrolluntersuchungen und extensiven Therapiemaßnahmen verleiten, die dann als iatrogene Fixierungen, Laborkranke, Kranke ohne Krankheitsgefühl usw. zu Buche schlagen. Eine solche Medizin stellt ferner über den sekundären Krankheitsgewinn (s. Kap. II) ein enorm verlockendes Angebot für viele Menschen zur Verfügung, Schwierigkeiten seelischer und sozialer Natur als körperliche Krankheit zu präsentieren. Sie hilft sogar noch bei der Umetikettierung mit und verstärkt über die Belieferung mit scheinbar objektiven Diagnosen persönliche Abwehrvorgänge durch eine Institutionalisierung. Wirtschaftliche Interessen, Industrie und Technik stricken auf diese Weise kräftig an der »Scheinlösung« Krankheit für den einzelnen Patienten mit und »individualisieren« dabei noch gleichzeitig Krankheitsursachen, die oft gar nicht im Patienten selber, sondern in äußeren sozialen Faktoren liegen. Unter diesen Einflüssen läuft der gesamte Gesundheitsapparat Gefahr, eine gewaltige öffentliche Einrichtung zu werden, die die seelischen Leiden und sozialen Schwierigkeiten der Menschen in körperliche Störungen und Krankheit umleitet und sie dann als solche behandelt (Richter 1980).

Daß das schlimme Folgen für die Patienten haben kann und nichts an den Ursachen beseitigt, liegt auf der Hand. Wie dem wirksam begegnet werden kann, ist weniger ersichtlich. Viel wird von den Initiativen der Ärzte selber abhängen. Ein erfreuliches Beispiel dafür haben in jüngster Zeit die sogenannten Gesundheitszentren (»psychosozial« 1981) geliefert, in denen Ärzte und Psychologen zusammenarbeiten und – wenigstens solange, wie die Krankenkassen psychologisch-psychotherapeutische Leistungen nicht bezahlen – die Patienten ganzheitlich betreuen. Das gelingt z. T. aber nur über den Trick, die Psychologen von den Geldern zu bezahlen, die von den Ärzten durch technisch-apparative Leistungen erwirtschaftet werden. Wie vielen Ärzten aus ideellen Gründen diese kollegiale Zusammenarbeit im Dienste der Patienten ein persönliches finanzielles Opfer wert ist, bleibt natürlich offen. Eine Frage, die in diesem Zusammenhang gestellt werden muß, ist, ob sich nicht psychosoziale Medizin besser im Rahmen einer Verstaatlichung des Gesundheitssystems verwirklichen ließe. Möglicherweise ließe sich auf dem Verordnungswege am leichtesten ein Ausgleich zugunsten der Psychologischen Medizin erzwingen, und sicher wäre es der wirksamste Weg, der Verquickung von kommerziellen Interessen und ärztlichem Handeln zu begegnen. Man muß sich aber auch fragen, ob man den Patienten wirklich einen verstaatlichten Gesundheitsdienst wünschen soll. Dazu ist das gegenwärtige Gesundheitssystem wohl doch »nicht schlecht genug«, vor allem wenn man es mit einigen staatlichen Gesundheitsdiensten anderer Länder vergleicht, die sich in einem erschreckend trostlosen Zustand befinden. Der Patient kommt oft dort persönlich nur dann noch zur Geltung, wenn er ärztliche Hilfeleistung privat in Anspruch nimmt und auf den grauen Markt der privaten Medizin ausweicht, der sich stillschweigend neben dem öffentlichen Gesundheitswesen etabliert hat. Ohne staatliche Eingriffe wird zwar eine Veränderung des jetzigen Gesundheitssystems gegen die wirtschaftliche Lobby, die ihr Geschäft mit der Krankheit macht, nicht durchzusetzen sein, der Staat sollte sich dabei aber eher auf Gegensteuerung, gezielte finanzielle Unterstützung psychosozialer Dienste und psychosomatisch-psychotherapeutischer Einrichtungen, Modellförderung etc. beschränken. Schließlich bleibt zu erwarten, daß eine allmähliche Umstrukturierung auch von den Selbstverwaltungsorganen der Ärzteschaft und der Krankenkassen vorangetrieben oder durch Gegenbewegungen, wie Gesundheitstage

und »Latzhosenmediziner«, erzwungen wird. Auf Dauer jedenfalls wird in vielen Bereichen die Frustration ärztlich sinnlosen
Tuns schwer zu ertragen sein und kann auch das Alarmsignal nicht
übersehen werden, daß die Patienten die jetzige Medizin zu unterlaufen beginnen. Sie wandern ab in die verschiedensten Erscheinungsformen der Außenseitermedizin oder greifen zu alternativen
Formen der Durchsetzung ihrer Interessen, wie z.B. in den Selbsthilfegruppen.[16)]

6. Präventive Ansätze

> »Es ist nicht ausgeschlossen, daß sich unsere Selbst-
> entfremdung sogar noch schneller vollendet als die
> Zerstörung der Bedingungen unseres materiellen
> Überlebens, d.h. daß wir als Menschen bereits vorher
> verlorengehen, noch bevor die heute mit Vorrang be-
> schworenen materiellen Risiken überhandnehmen.«
> H.E.Richter, Frankfurter Römerberggespräche
> (1979)

Bei allen Anstrengungen, die Medizin zu humanisieren, darf nicht
vergessen werden, daß Krankheit zeitweise für viele Menschen ein
verlockendes und oft auch »gesunderhaltendes« Refugium bleiben wird. Es sei noch einmal daran erinnert, welche bedeutsamen
Erleichterungen die Scheinlösung Krankheit den einzelnen Menschen wenigstens vorübergehend bringen kann (s. Kap.II). Es ist
daher offensichtlich, daß auch jede andere Medizin diese psychoökonomische Funktion der Krankheit und die Lage des jeweiligen
Patienten wird respektieren müssen. Sie wird jedoch ihre Hand
nicht dazu reichen dürfen, bei der endgültigen Verschleierung der
Wahrheit mitzuhelfen, seelische Konflikte in organische Bahnen
zu lenken und soziale Krankheitsursachen zu individualisieren.
Eine Frage ist, ob es nicht bereits vorher Möglichkeiten gäbe, dem
Patienten die doch immerhin sehr risikoreiche Umlenkung in die
körperliche Krankheit zu ersparen. Eine solche Möglichkeit wäre
z.B. durch die Früherkennung (die Sekundärprävention) psychosozialer Konflikte durch den Arzt gegeben. Dazu müßten aber die
Ärzte nicht nur ausgebildet sein, sondern als erstes grundsätzlich
auch alle die körperlichen Gesundheitsstörungen, die nicht objek-

tivierbar sind, wirklich als Krankheit akzeptieren. Zweitens müßten seelisch sich manifestierende Störungen, auch wenn sie nicht das Ausmaß von Geisteskrankheiten erreichen, in weit größerem Umfang als bisher von *allen,* nämlich den Ärzten, den Patienten selbst und der Gesellschaft, als Krankheit anerkannt werden. Es gilt, den Gesundheitsbegriff der WHO wirklich ernst zu nehmen, der Gesundheit als einen Zustand körperlichen, seelischen und sozialen Wohlbefindens definiert. Entscheidend für Arzt, Patient und alle Mitbetroffenen sollte nicht die Frage sein, was der Patient objektiv nachweisbar *hat,* sondern ob er sich krank *fühlt.* In diesem Punkt ist die Entwicklung der Kranken- und Sozialversicherung der Entwicklung des öffentlichen Bewußtseins sogar voraus. Psychisch sich manifestierende Störungen, wie Arbeits- und Kontaktstörungen, Störungen der seelischen Stimmung und des Sexuallebens sind hier durchaus schon in ihrem Krankheitswert und in ihrer Behandlungsnotwendigkeit anerkannt, nicht dagegen häufig von den Betroffenen selbst und ihrer Umgebung. Es gibt bis heute nur wenige Arbeitsstellen, an denen es offiziell möglich ist zu sagen: »Ich kann heute nicht kommen, ich fühle mich krank.« Fast immer bemüht sich der Betreffende, seinem Krankheitsgefühl einen ordentlichen Krankheitsnamen zu geben. Dabei wird z.B. eine Erkältung oder Verstimmung meist noch nicht akzeptiert, sondern es muß schon eine Infektion, eine Gastritis, Fieber etc. sein. Dies gilt auch dort noch, wo von seiten des Arbeitgebers, wie im öffentlichen Dienst, grundsätzlich die Möglichkeit eingeräumt wird, daß der Patient über einen Zeitraum von drei Tagen selbst bestimmen kann, wie krank oder arbeitsfähig er sich fühlt und erst danach die ärztliche Bestätigung vorzulegen braucht. Es zeigt sich dabei, wie unabdingbar es ist, daß eine veränderte Einstellung zu den menschlichen Krankheiten von der gesamten Gesellschaft getragen wird. K. Brede (1972) hat sich an einer Stelle ihres Buches »Zur Sozioanalyse psychosomatischer Störungen« gefragt, was eigentlich passiert, wenn die körperlichen Störungen vom allgemeinen gesellschaftlichen Bewußtsein als Konfliktlösungen durchschaut werden und welche Folgen das möglicherweise haben kann. Wenn die Patienten spüren, daß ihre Konfliktlösung durch körperliche Krankheit nur in Frage gestellt wird, müssen sie sich tatsächlich sehr verunsichert fühlen, solange ihnen nur etwas weggenommen werden soll, sie aber keine neue Hilfe angeboten bekommen (vgl. Kap. VI, 2, 3). Soll die veränderte öffentliche Einstel-

182

lung nicht nur zu einem kriminalistischen Entlarven und einer An-
prangerung führen, die die Patienten ihres letzten Refugiums be-
raubt, muß sie unabdingbar mit der Gleichstellung von seelischen
und körperlichen Störungen einhergehen. Setzt sich eine solche
menschlichere Krankheitsauffassung durch, ist zu hoffen, daß sich
dann die psychoökonomische Funktion körperlicher Krankheiten
in vielen Fällen erübrigt. Wenn aber die »Verkörperung« psychosozialer Konflikte und Belastungen nicht mehr notwendig ist, können erstens die eigentlichen Krankheitsursachen besser erkannt
und angemessener angegangen werden und können zweitens die
Gefahren frühzeitiger abgewendet werden, die entstehen, wenn
erst einmal der Weg der körperlichen Krankheit beschritten wird.

Zur Verhinderung der »Anpassungskrankheiten« (s. Kap. III)
kann gesundheitliche Aufklärung sehr viel beitragen. Welche
wirksamen Möglichkeiten darin liegen, zeichnet sich z.B. an der
Krankheit des Herzinfarkts im Augenblick am besten ab. Nach der
Popularisierung der wissenschaftlichen Ergebnisse über die
Krankheitsverhaltensmerkmale von Herzinfarktpatienten ist unter dem Schlagwort »Managerkrankheit« immerhin die Vorstellung in weite Kreise der Öffentlichkeit gedrungen, daß diese
Krankheit etwas mit dem Lebensstil, mit den Anforderungen der
Industriegesellschaft, mit dem Klischee des männlichen Erfolgs-
typs u. a. zu tun hat. Risikobewußtsein, rechtzeitige Veränderung
der Lebensführung oder zumindest kompensatorischer Ausgleich
lassen sich heute schon bei vielen potentiell gefährdeten Patienten
beobachten und zeigen, wie diese Erkenntnisse allmählich Platz
greifen. Gerade bei der Bekämpfung der sozio-psychosomatischen
Krankheiten, die als Folge von Streß und Risikoverhalten – als erster Stufe eines psychosozialen Bewältigungsversuchs (Kickbusch
1982) – entstehen, wäre es sinnvoll, nicht erst am Ende des Geschehens medizinisch einzugreifen, sondern Krankheitsverhütung, also primäre Prävention zu treiben. Medikation, Operieren
und Bestrahlen sind bei solchen Krankheiten nur noch ein Kurie-
ren am Symptom, Frühdiagnostik vermag oft nur noch die Todes-
diagnose zu stellen. Überhaupt fallen die Ergebnisse der kurativen
Medizin, was dauerhafte Heilung, Überlebenszeiten etc. betrifft,
deswegen sehr mager aus, weil sie eben zu spät kommt. Deppe
(1980) hat in seinem Buch »Vernachlässigte Gesundheit« zu Recht
darauf hingewiesen, daß die Medizin hier nur noch Reparatur-

werkstatt sein kann und daß die wirksame Bekämpfung der »Zivilisationskrankheiten« ihre Verhinderung ist. Die Aufgabe der gesundheitlichen Aufklärung und Gesundheitserziehung kann aber nicht allein von der Medizin getragen werden. Gerade das Beispiel Herzinfarkt macht nämlich deutlich, daß diese Maßnahmen sich nicht in Ermunterungen zu Sport und Bewegung, Rauchverbot und Diätfahrplänen erschöpfen dürfen. Wollen sie mehr sein als nur ein Gegensteuern, ein Anbringen von Korrekturen, müssen sie sich auf eine Verankerung im öffentlichen Bewußtsein stützen können. Das dürfte einer Öffentlichkeitsarbeit aber nicht leicht fallen, gilt doch gerade der Verhaltensstil der Herzinfarktpatienten als vorbildlich und ist gesellschaftlich sehr gefragt. Vor allem für Männer, wie ja oben aufgeführt, wird es wahrscheinlich eine lange Zeit des Umlernens erfordern, bis sie sich von der ihnen kulturell auferlegten Rolle des immer Starken und Leistungsfähigen distanzieren können, sich Krankheiten – die als Regenerationspausen gesund erhalten – erlauben können und auch Schwäche, Schwierigkeiten und Gefühle der Angst und Unsicherheit zugeben dürfen. Dadurch, daß z. B. immerwährende Leistungsfähigkeit als Normalität vorgegaukelt wird, wird auch in moralisierender Art dazu beigetragen, existierende Normen zu verfestigen und Werte mit in den Vordergrund zu rücken, die ganz auf der Linie der aktuellen gesellschaftlichen Entwicklung liegen. Mit neuen Werten werden auch neue Menschentypen geboren, wie es für die jüngere Zeit von W. H. White für den »Organisationstyp«, von E. Fromm für die »verkaufsfördernde marktorientierte« Persönlichkeit und von D. Riesmann für den »außengeleiteten« Menschen aufgezeigt wurde. Diese Menschentypen sind gefragt, sie entwickeln sich nach dem Marktbedürfnis, um Produktion, Wachstum, Konsumsteigerung zu garantieren. Wer da nicht mitmacht oder nicht mehr mit kann, »funktioniert nicht, fällt aus und auf, ist nicht mehr normal«. Diese ruinösen Leitbilder abzuschaffen, dürfte aber kaum ohne eine allmähliche Veränderung der Leistungsgesellschaft selbst möglich sein.

Vorbeugende Maßnahmen haben darüber hinaus noch andere Formen von Sozialisationsschäden rechtzeitig zu verhindern. In Kap. v, 4 war diskutiert worden, daß bestimmte bei Patienten mit psychosomatischen Krankheiten anzutreffende Persönlichkeitsmerkmale möglicherweise als Sozialisationsschäden aufzufassen sind, die speziell durch die Anforderungen der technisch hochindustrialisierten Gesellschaft verursacht werden. Es wurde dort vermutet, daß die technologische Rationalität den Menschen zu prägen beginnt, indem mit totaler Erfaßbarkeit, Berechenbarkeit und Kontrolle die Prinzipien der Technik immer mehr auf den Menschen übertragen werden und so zu seiner Computerisierung führen. Das ökonomisch-technologisch-rationale Grundprinzip der Berufs- und Arbeitswelt zwingt die Menschen zu einem Anpassungsprozeß an die Maschinen, bei dem persönliche Reaktionen, Gefühle, Abweichungen etc. nur noch als Störfaktoren bewertet werden (vgl. den »Maschinen-Menschen«, Richter 1980). Immunität gegenüber eigenen Gefühlen und Rücksichten gegenüber anderen, Distanzierung und Instrumentalisierung der Beziehungen untereinander sind die Folgen. Gefährlich dürfte diese Entwicklung werden, wenn die eigentlich menschlichen Eigenschaften nicht mehr nur durch einen Anpassungsprozeß verborgen, abgeschirmt, abgewehrt werden, sondern wenn die Menschen über mehrere Generationen diese Eigenschaften überhaupt verlieren.

Vorbereitet wird die Technisierung des Subjekts schon außerhalb der Arbeitswelt. Bereits bei der Geburt werden viele Kinder unnötigerweise in einen gefühlsmäßigen Mangelzustand gebracht. Die standardisierte Krankenhausroutine räumte bis vor kurzem während der ersten Lebenswoche des Kindes – wenn sie nicht überhaupt die Flaschennahrung durchsetzte – nur kurze Stillperioden bei der Mutter ein. Dazwischen herrschte Distanz und Isolierung – ein bezeichnender Start in einer Gesellschaft, in der alles Menschliche und Lebendige problematisch wird und organisatorischen Prinzipien untergeordnet werden soll. Wie hier von engagierten Frauen und aufgeschlossenen Ärzten in letzter Zeit eine erfreuliche Tendenzwende herbeigeführt worden ist, wurde oben bereits erwähnt. Ein Problem für die emotionale Entwicklung des Kindes ist sicher auch die Berufstätigkeit beider Eltern. Wenn nicht der Kinderwunsch ohnehin dem Wunsch nach höherem Lebensstandard geopfert wird, wie es sich in den rapide abnehmenden Geburtenzahlen der hochindustrialisierten Länder zeigt, ist abzusehen, daß bei häufiger Abwesenheit der Eltern und Wechsel der Bezugspersonen wahrscheinlich vielfach die emotionelle Zuwendung, die ein Kind zur persönlichen Entwicklung braucht, nicht genügend gegeben werden kann.[17] Kindertagesstätten und Vorschulen sind da oft genug Verwahranstalten, und in manchen Fällen ist wohl die Frage berechtigt, ob Tagesstätten für die Kinder oder für eine florierende Volkswirtschaft gedacht sind. Die gleiche Frage kann man auch an die Schulen richten. Trotz Reformen und der Behauptung, großen Wert auf die Entwicklung sozialer Fähigkeiten der Schüler zu legen, werden die Schüler unter einem knallharten Leistungsprinzip im Konkurrenzkampf erzogen und fühlen sich bereits als 12jährige von dem Damoklesschwert des Notendurchschnitts bedroht. Die sogenannten Förderstufen mit A-, B-, C-Kursen sind zu Aussortierungseinrichtungen pervertiert, in denen die guten Schüler noch zusätzlich gefördert und die schlechten in einer in Milde und Nachsicht verpackten Einstellung über ihre wirkliche Lage im Unklaren gelassen werden. Die Ziele, auf die die »Lernfabrik« Schule hinführt, sind ziemlich eindeutig: Sie sind auf Verwendbarkeit, unmittelbaren Nutzen, auf den vorrangigen Bedarf des Arbeitsmarktes ausgerichtet. Immaterielle Bildungswerte treten immer mehr in den Hintergrund. Denkvorgänge werden entdifferenziert und so hineingetrimmt, daß sie sich möglichst in Ja-Nein-Antworten fassen lassen. In den Schulen werden allmählich maschinenadäquate Gespensterformen des Denkens gezüchtet, emotionale Sichtweisen und das gedanklich-argumentative Durchdringen von Zusammenhängen treten zurück: der Computer programmiert den Menschen (Volpert 1983). Kinder sollen schon gleich so rechnen lernen, wie es der Computer auch tut, damit sie gut in das System von Datenerfassung, in-put und out-put etc. hineinwachsen. Die sekundäre Sozialisation bereitet auf diese Weise junge Menschen auf ihre widerstandslose Verwertbarkeit im künftigen Arbeitsprozeß vor und bestellt einen Boden, auf dem sich das ökonomisch-technologisch-rationale Prinzip besonders gut entfalten kann. Potenziert wird dieser Effekt noch dadurch, daß die Erziehung der Kinder heute sehr viel früher und – manipuliert durch Massenmedien – auch intensiver unter den öffentlichen Einfluß gerät. Da sie weniger im privaten Bereich der Familie und in den persönlichen Auseinandersetzungen stattfindet, treten damit auch die ganz persönlichen Entwicklungsmotive und Leitbilder stärker in den Hintergrund. Die Persönlichkeitsentwicklung verliert damit an Individualität, orientiert sich viel mehr an den gesellschaftlichen Leitbildern, die für bestimmte Arbeitsgruppen penetrant angeboten werden. Rasch wechselnde Identitäten, Nivellierung und Stereotypisierung, wie sie Leithäuser (1977) für das heutige Alltagsbewußtsein beschreibt, gehören zu den Folgen.

Wenn sich sukzessiv krankmachende familiäre Bindungen (vgl. Kap. v, 3) obengenannte Faktoren der sekundären Sozialisation und Angleichungsprozesse an die technisch-industrielle Welt gleichsinnig ergänzen, stehen die Aussichten auf eine wirksame Verhinderung von Persönlichkeitsdeformierungen nicht gerade günstig. Verlust der Originalität, Verarmung der Gefühls- und Phantasiewelt[18], entleerte mitmenschliche Beziehungen waren die Merkmale, die bei Patienten mit reaktiven psychosomatischen Krankheiten angetroffen wurden. Daraus darf aber keinesfalls der Schluß gezogen werden, daß es sich nur um ein »psychosomatisches« Phänomen handelt. Es wäre geradezu verkehrt und gefährlich, die Technisierung des Subjekts als psychosomatischen Krankheitsfall zu klinifizieren und ihn der Psychotherapie als Behandlungsproblem zu überstellen. Dieses Verfahren käme im Prinzip der Psychiatrisierung politischer Probleme gleich. Deswegen dürfen die Anstrengungen auch nicht auf den engeren psychotherapeutischen Sektor und sozialpsychologische Beratungsansätze beschränkt bleiben, sondern es erfordert noch viel weitergehendere Bemühungen. Von gegensteuernden Impulsen der Erzieher und Lehrer ist vielleicht noch die größte präventive Wirkung zu erwarten, weil es dort noch um vorbeugende Psychohygiene geht und nicht um die Therapie schon Kranker. Ferner müssen Arbeits- und Sozialmedizin oder die Selbsthilfe der Gewerkschaften dazu beitragen, der zunehmenden Entfremdung des Menschen in der Arbeitswelt entgegenzuwirken. Programme zur Humanisierung des Arbeitslebens (vgl. Raehlmann 1980) dürften in dieser Hinsicht sehr vielversprechend sein und vor allem auch zu einer direkten Reduzierung der streßbedingten psychosomatischen Krankheiten (vgl. Kap. v, 5) führen. Überhaupt ist zu fragen, ob nicht in den letzten Jahren Verbesserungen der konkreten Arbeitsbedingungen, allgemeine Arbeitszeitverkürzung und gehobener Lebensstandard mehr zur Gesundheit der Bevölkerung beigetragen haben als der gewaltige Aufwand des eigentlichen Gesundheitsdienstes, den man wohl zutreffender als Krankheitsdienst bezeichnen müßte.

Natürlich stellt sich auch die Frage nach politischer Einflußnahme, nach Zurückdrängen der soziopsychosomatischen Krankheiten über Veränderung des gesellschaftlichen Systems. Daß man auf diesem Weg Krankheiten ganz ausrotten könnte, ist natürlich eine Utopie, da es niemals eine Gesellschaftsordnung ohne Krankheiten geben kann. Vergleichende Untersuchungen über das Vorkommen der Zivilisationskrankheiten haben gezeigt, daß diese gleich häufig in den hochentwickelten Ländern sogenannter sozialistischer wie kapitalistischer Prägung sind und auch allerorten ständig zunehmen (Schäfer u. Blohmke 1977). Das mag einmal daran liegen, daß die Arbeitswelt leider auch in sozialistischen Staaten nach kapitalistischen Ausbeutungsprinzipien organisiert ist. Zweitens scheinen über die verschiedenen politischen Systeme und ihre Mischformen hinweg die gleichermaßen krankmachenden Faktoren vor allem in der Hochindustrialisierung und dem Staatsbürokratismus zu liegen. Die industrielle Entwicklung hat zwar das Ziel gehabt, von unmittelbarer existentieller Bedrohung zu befreien und bei deutlicher Erhöhung des Lebensstandards mehr Zeit und Möglichkeiten für die Entfaltung der Persönlichkeit zu bieten, als Mittel gedacht, hat sie sich aber als Selbstzweck etabliert, dem alles andere untergeordnet wird. Trotzdem sind nicht Technik und Industrialisierung, die für die Menschen in der Massengesellschaft überhaupt erst die Voraussetzung für ein qualitativ besseres Leben schaffen, zu verteufeln, es muß nur ein anderer, widerständigerer Umgang damit gefunden werden, bei dem die erstrangigen Bedürfnisse des Menschen nicht auf der Strecke bleiben. Genau in diesem Sinn sollte dieses Buch auch kein Plädoyer gegen die Verwendung von Technik und Naturwissenschaft in der Medizin sein, sondern für deren kritische Anwendung und sinnvolle Integration in ein ärztliches Handeln, in dem psychische und soziale Gesichtspunkte gleichermaßen Platz haben. Marcuse (1967) hat in seinem Buch »Triebstruktur und Gesellschaft« aufgezeigt, daß an sich bei den gegebenen Möglichkeiten der industriellen Entwicklung vielleicht zum erstenmal vielen Menschen die Chance zur Selbstverwirklichung gegeben ist. Er entwirft das Bild der ästhetischen Kultur, in der der Mensch nicht mehr zum Arbeitsinstrument erniedrigt wird, sondern eher umgekehrt sich als Herr der Technik zeigt, sich ihrer Mittel bedient, sich durch sie entlastet, um sich in einer Welt des Spielerischen, der Kunst, der Phantasie entfalten zu können.

Diesen individuellen Entfaltungsmöglichkeiten steht allerdings noch ein weiteres Prinzip entgegen, nämlich das der Verwaltung des Menschen. Krebsartig wuchernde Bürokratie, totale Datenerfassung, Bevormundung durch Staat und Organisationen und technokratischer Umgang mit menschlichen Problemen engen diesen »Spielraum« bedrohlich ein.[19] Zusammen mit der absoluten Erreichbarkeit des Menschen durch die Massenmedien haben sie zu einer solchen Verfügbarkeit geführt, daß die Orwellschen Visionen bereits 1984 zum Teil durch die Realität eingeholt sein dürften. Mit Informationen überflutet, in den Bedürfnissen bis in die Freizeit manipuliert und nivelliert, geht die Entwicklung zum »eindimensionalen Menschen« (Marcuse 1967) hin. Es gilt, sich diesen gleichschaltenden Tendenzen, wo immer möglich, entgegenzustemmen, wenn es nicht zu einer weiteren *Entindividualisierung* kommen soll. Die emsige Aktivität, die Durchführung alles technisch Machbaren, die Ergebung unter organisatorisch »zwingende« Notwendigkeiten und der konsumorientierte Lebensstil sollten suspekt werden. Dagegen müßten sich individuelle Initiativen und gerade die, die vom Staatsapparat argwöhnisch beäugt werden, noch mehr Raum verschaffen. Auch sollte das scheinbar »Unnütze« wieder die Bedeutung erlangen, die ihm eigentlich zukommt, da letztlich vor allem die immateriellen Werte das Menschliche, Lebendige ausmachen. Dostojewski schreibt in seinen »Aufzeichnungen aus einem Kellerloch«: »Gerade dieses Allerdümmste, gerade diese eigene Laune kann ja doch, meine Herren, für unsereinen in der Tat das Vorteilhafteste von allem sein, was es auf Erden gibt... denn es erhält uns jedenfalls das Allerhauptsächlichste und Allerteuerste – unsere Persönlichkeit und unsere Individualität. Sein eigenes uneingeschränktes und freies Wollen, seine eigene, selbst die ausgefallenste Laune, seine Phantasie, selbst wenn sie bis zur Verrücktheit verschroben sein mag, das, gerade das, ist jener übersehene, allervorteilhafteste Vorteil, der sich nicht klassifizieren läßt und durch den alle Systeme und Theorien fortwährend zum Teufel gehen.«

Die Suche nach immateriellen Werten, nach dem Sinn des Lebens, wird heute vor allem von der jüngeren Generation aufgegriffen, schlägt sich in den Bewegungen der »neuen Innerlichkeit« (Die Zeit 1981) nieder, spiegelt sich bei den »sensiblen« Dichtern (wie Peter Handke, Ingeborg Bachmann u. a.) und in dem großen Reiz der phantastischen Literatur (R. I. Tolkien, Michael Ende u. a.). Fehlgeleitet, führt diese Suche leider in religiöse Sekten und indische Ashrams, zum Aussteigen aus der Gesellschaft und in die Drogenszene. Hier wird darunter ausdrücklich nicht die Flucht in die Innerlichkeit, die innere Emigration gemeint, sondern der aktive Widerstand gegen die Zerstörung der Innenwelt, die Weigerung des Menschen, sich der Technologie zu unterwerfen (Ulich 1983). Unbegrenzter Fortschrittsglaube, magisch-irrationale Erwartungen an die Technik und Fetischisierung der Leistungsfähigkeit müssen bekämpft werden. Bürgerinitiativen rücken dankenswerterweise jetzt auch die schädlichen Wirkungen und Folgen der Technik deutlicher ins Bewußtsein. Hinzu kommt, daß mit der einseitig forcierten Entwicklung der rational-technischen Welt eine Vernachlässigung des Gefühlslebens einhergegangen ist und darin ein großes Nachholbedürfnis besteht. Noch scheint es aber so, daß gegenwärtig alles Menschliche in die Außenseiterrollen abgedrängt, auf Randgruppen projiziert wird oder sich in Form eines Streiks als Krankheit einen Ausdruck verschafft (Richter 1978). Man könnte wohl sagen, daß die Fähigkeit, ein unangepaßtes Leben zu führen, ein Zeichen von geistiger Gesundheit ist, sowie auch Krankheit unter bestimmten Voraussetzungen das Ziel verfolgt, sich lebendig, menschlich zu erhalten. Die eigentliche Krankheit kann im reibungslosen Funktionieren und der damit einhergehenden Entmenschlichung liegen. Auf diesem Hintergrund ist die Frage »Krankheit oder Entfremdung?« (vgl. Lohmann 1978) berechtigt, die Antwort braucht aber nicht unbedingt alternativ auszufallen.

Wenn auch manche der vorgetragenen Gedanken sozial-utopischen Charakter haben mögen, stehen doch die Chancen, von einer menschlichen Gesellschaft zu einer menschlichen Medizin zu kommen und damit viele Krankheiten erübrigen oder verhindern zu können, nicht schlecht. Angesichts der vielen humanitären »Bewegungen« und politisch engagierten Gruppierungen in unserer Zeit besteht so vielleicht im Augenblick kein Grund zu einem Kulturpessimismus. Es bedarf aber sicher noch großer Wachsamkeit und vieler Anstrengungen, um nicht einen Weg weiterzugehen, der unter der Vorherrschaft von Technologie und krankhaftem Narzißmus in der rabiaten Ausbeutung der äußeren und der allmählichen Zerstörung der inneren Welt endet, sondern der die Verbesserung der eigentlichen Lebensqualität und das Menschliche zum Ziel hat.

Anmerkungen

I. Die Krankheiten des Menschen

1) Lohmann (1978) hat die heutigen Krankheiten aus der Sicht der Ärzte treffend umschrieben: Viele Befunde ohne Krankheitsgefühl – viele Kranke ohne Befund.

II. Krankheit als Anpassungsleistung

1) K. Jaspers (1965) zur Krise: »Im Gang der Entwicklung heißt Krisis der Augenblick, in dem das Ganze einem Umschlag unterliegt, aus dem der Mensch als ein verwandelter hervorgeht, sei es mit neuem Ursprung eines Entschlusses, sei es ein Verfallensein. ...Die Krisis hat ihre Zeit (Reifungskrisen, Ehekrisen, Berufskrisen, klimakterische Krisen, Krisen der Lebensmitte, des Alterns etc.). Man kann sie nicht vorwegnehmen und sie nicht überspringen. Sie muß wie alles im Leben reif werden.«

2) »Dichter wissen so vieles intuitiv, was ich selber habe in harter Arbeit erlernen müssen.« (Sigmund Freud zu Thomas Mann)

3) Ein berühmtes mythologisches Beispiel ist die Erblindung Isaaks, die aus innerem Zwang heraus erfolgte (s. dazu die literarische Bearbeitung Thomas Manns in »Josef und seine Brüder«).

4) Entsprechend dem chinesischen Sprichwort: »Willst du lange leben, suche dir eine gute Krankheit.«

III. Krankheit und Selbstzerstörung

1) A. Muschg gibt in der Erzählung »Intensivstation« literarische Beispiele für Ablehnung von Hilfe, für Selbständigkeit um jeden Preis. A. Muschg: »Leib und Leben«.

2) Sie sind weitgehend der Kommandogewalt des Ichs entzogen (von Uexküll 1963).

3) Christa Wolf beschreibt in »Nachdenken über Christa T.«, wie eine Leukämie, eine Panmyelophtise, in einer existentiellen Lebenskrise auftritt und aus der Erkenntnis des Scheiterns unaufhaltsam zum Tode führt.

4) Mit dem Nachteil, daß die Untersucher möglicherweise nur ihre eigenen Erwartungen bestätigen, und der Unklarheit, inwieweit die gefundenen psychischen Veränderungen durch die Krankheit selbst bedingt sind.

IV. Zur Entstehung psychosomatischer Symptome

1) Der Volksmund kennt das so: »Viele Eier heben die Schädeldecke«.
2) Bei der Konversion handelt es sich im Grunde um ein *neurotisches* Symptom, da ihr die gleichen seelischen Abwehrmechanismen zugrunde liegen wie anderen neurotischen Symptomen auch (Zwänge, Phobien etc.), nur daß hier der Körper das bevorzugte Feld für diese Vorgänge wird.
3) Die Wirkung dieser Phantasien läßt sich natürlich nicht so nachweisen, wie es das von spöttischen Kollegen aufgebrachte Bonmot wissen möchte: »Wenn die Theorie stimme, müsse man neben jedem Magengeschwür das Gebiß der Mutter finden...«
4) Von einem Affektkorrelat spricht man eher, wenn die psychische und physische Seite des Affekts, z. B. Angstgefühl und Herzklopfen, gleichzeitig erlebt werden, von Affektäquivalenz dagegen, wenn das Gefühl nicht bewußt wird, sondern nur die körperlichen Begleiterscheinungen wahrgenommen werden, was bei psychosomatischen Patienten sehr oft der Fall ist.
5) In ähnlicher Weise, wenn auch in einer anderen Terminologie als Alexander unterscheidet von Uexküll (1963) Ausdruckskrankheiten (entsprechend der Konversion) und Bereitstellungskrankheiten (dauerhafte Kampf-, Flucht- oder wiederum Rückzugseinstellungen mit den begleitenden physiologischen Korrelaten).
6) Krankheit besagt, daß wir es im Prinzip nicht mit grundsätzlich neuen Funktionen eines »kranken« Organismus zu tun haben, sondern daß physiologische Funktionen von der Regel ihres Vollzugs abweichen. Ein physiologischer Vorgang am anderen Ort und zur anderen Zeit (zur Unzeit) ist als krank zu bezeichnen (W. Jacob 1978).
7) Das erfährt eine gewisse Bestätigung dadurch, daß viele Menschen im Verlauf ihres Lebens an verschiedenen psychosomatischen Krankheiten erkranken.
8) Im Fall des klassischen Konditionierens tritt ein Reiz immer gleichzeitig mit einem anderen primären Reiz auf (wie z. B. im Pawlowschen Grundexperiment, wo bei der Fütterung des Hundes mit Fleisch gleichzeitig immer ein Glockenzeichen ertönte).
9) Im Fall des operanten Lernens folgen auf ein Verhalten bestimmte Bedingungen, z. B. Belohnung oder Bestrafung, welche die Auftretenswahrscheinlichkeit des Verhaltens beeinflussen.

V. Die Dispositionen zur psychosomatischen Erkrankung

1) Zur Einteilung in individuumspezifische, stimulusspezifische und motivationsspezifische Reaktionen s. Fahrenberg (1971).
2) Mitscherlich (1953/54) hat diesen Zusammenhang sehr anschaulich

bei einem Gastwirt beschrieben, der erstmals an einem Magengeschwür erkrankte, als ihm vorübergehend in der Besatzungszeit seine
Gastwirtschaft fortgenommen wurde.

3) Psychoanalytisches Seminar Zürich (Hg.), »Die neuen Narzißmus-
theorien; zurück ins Paradies?« Syndikat, Frankfurt (1981).

4) Solche Zuspitzungen finden sich oft unmittelbar vor dem Infarkter-
eignis (vgl. Hahn 1971).

5) Kutter (1980) spricht von der »psychosomatischen Triangulierung«:
Im Gegensatz zum Ödipus-Komplex, dem Kernkomplex der Neurosen, drehe sich der Konflikt beim psychosomatisch Kranken nicht um
das Dreieck »Kind-Mutter-Vater«, sondern um das von »Körper-Ob-
jekt-Selbst«.

6) Zur Vielfalt der möglichen destruktiven Wirkungen von Idealen und
regressivem, grandiosem Selbst vgl. W. Schmidbauer: Alles oder
Nichts. Rowohlt, Reinbek (1980).

7) Vogerl, fliagst in d'Welt hinaus!

's arme Mutterl grämt sich hamlich ab,
denn es greift ihr Sohn zum Wanderstab.
H'naus zieht's ihn gar mächtig,
d'Welt is schön und prächtig.
Mutterl! sagt er, pfürt di Gott!
Wan dir nit die Äugerln rot,
und sie druckt ihn an ihr Herz
und sagt dabei gekränkt voll Schmerz:

Vogerl, fliagst in d'Welt hinaus,
laßt mi ganz allani z'haus.
Hab' an di nur bloß die Bitt:
Vergiß dei Muatterl nit!

Von der Heimat fern in weiter Welt,
kommt der Sohn zu Reichtum und zu Geld.
Er kennt keine Sorgen,
lebt von heut auf morgen.
Mutterl das leid bitt're Not,
ringt den Kampf um's täglich Brot,
schaut betrübt zum Fenster h'naus
und unter Tränen ruft sie aus:

Vogerl, fliagst in d'Welt hinaus,
denkst auf's Muatterl nimmer z'haus.
Hab' statt Freud nur bitter's Leid:
Es gibt ka' Dankbarkeit!

Längst entschwunden ist des Sohnes Glück,

in die Heimat kehrt er arm zurück.
Einsam und verlassen
steht er in den Straßen.
's fallt sein Blick in's Stüberl hin
was er sucht is nimmer drin.
Und so wie ein Rachechor
so dringt es leise an sein Ohr:

Vogerl, fliag am Friedhof h'naus.
's Muatterl das is nimmer z'haus.
Schließ sie ein in dein Gebet,
die Reue kommt zu spät!

Text: Josef Hornig   Melodie: Alex Hornig

8) Diese Bezeichnung erinnert an ein religiöses Ritual der Israeliten, die einem Schafsbock symbolisch die Schuld aufbanden und ihn dann in die Wüste jagten.

9) Das alexithyme Individuum zeigt Konformismus, es verzichtet auf eigene Individualität. Es zeigt sich als funktionales Glied einer Gesellschaft des technischen Fortschritts... Als reduzierte Interaktionsstile erscheinen die rélation blanche und die Mechanisierung von Objektbeziehungen, das Medium dieser Beziehungsstrukturen ist das operative Denken. (S. Ahrens, H. V. Gyldenfeldt, P. Runde 1979).

10) Man vergleiche dazu z. B. den Computertonfall eines heutigen Nachrichtensprechers mit dem Dichter Friedrich Schiller, der bei der Lesung eigener Werke in Tränen ausbrach, sich die Haare raufte und Schaum vor dem Mund hatte.

11) Einen guten Überblick dazu gibt die Zeitschrift Psychosozial 1/82, Rowohlt, Reinbek b. Hamburg.

12) Eine treffende literarische Schilderung dieser Verhältnisse gibt Michael Ende mit den »grauen Männern von der Zeitsparkasse« in M. Ende: »Momo«.

13) Auch wenn es die Bedürfnisse nach ausschließlichen, spezifischen Zusammenhängen und einfachen Schemata nicht befriedigt: »Nicht nur der schlappe Nuckler, der auf Frauen mit großen Brüsten steht, und der stramme Beißer« (Frankfurter Hochschulzeitung 1980), nein, jeder kann unter bestimmten – dann allerdings sehr verschieden gewichteten – Bedingungen ein Magengeschwür entwickeln.

14) Neuerdings kann man den Eindruck gewinnen, daß sich – zumindest in den Arbeits- und Sozialwissenschaften – eine zunehmende Übereinstimmung dahingehend abzeichnet, die Entstehung von Streß auf – tatsächlichen oder vermeintlichen – Kontrollverlust zurückzuführen, der mit Gefühlen der Bedrohung, des Ausgeliefertseins, der Hilflosigkeit oder der Abhängigkeit einhergeht (E. Ulich 1982).

VI. Konsequenzen für Krankheitsbehandlung und Krankheitsverhütung

1) ikarus*

ich schoß ins dasein
mit sollbruchstellen
an den flügeln
keine nabelschnur
sicherte meinen
blauen mut

hochfliegen wollte ich
eins sein mit der sonne
die blinde mutter
hat's verboten
mein stummer vater
blieb zurück

entblößten herzens
fühle ich nun
die flügel bersten
muß mir die angst
zur freundin machen
mit ihr stürzend leben

* Für dieses Gedicht bedanke ich mich herzlich bei einem meiner Patienten.

2) Wie eine Selbstkostenbeteiligung praktisch auszusehen hätte, ist sehr umstritten und kann hier auch nicht ausführlich erörtert werden. Soll sie sich auf bestimmte Krankheiten beschränken, nur ambulant angewandt werden, in den ersten Tagen einer Krankheit gelten oder erst nach einer bestimmten Krankheitsdauer? Wo ist die Grenze zur ausreichenden sozialen Absicherung im Krankheitsfalle überschritten, wo schlägt Kostenbeteiligung in arztvermeidendes Krankheitsverhalten um, mit möglicherweise verheerenden langfristigen Folgen für die Gesundheit des Patienten? Ist wirklich der zusätzliche Unkostenbeitrag notwendig oder reicht ein Durchsichtigmachen der Behandlungskosten auch, um den Patienten zu veranlassen, maßvoll mit den Beiträgen der Krankenversicherten umzugehen? Macht es die Höhe des eigenen Krankenkassenbeitrages aus, die diesen nicht mehr als Notgroschen für schlechte Zeiten ansehen läßt, sondern im Gegenteil im Versicherten den Anspruch entstehen läßt, für soviel Geld auch etwas bekommen zu wollen?

3) Die Bezeichnungen »Sprech«zimmer, »Sprech«zeiten und »Sprech-

stunden« weisen auch noch in der Ära einer hochtechnisierten und weitgehend »stumm« gewordenen Medizin auf die ursprüngliche Bedeutung des ärztlichen Gesprächs hin (W. Wesiack 1980).

4) Diese Gegenübertragung darf nicht verwechselt werden mit den Einstellungen, Erwartungen und Gefühlen, die der Arzt aus seiner persönlichen Neurose heraus, sozusagen stereotyp auf alle Patienten überträgt. So sieht der depressive Arzt in jedem Patienten einen armen hilflosen Menschen, projiziert in ihn Angst, Schuld und Versagen. Durch therapeutische Überaktivität und Aufopferung mag der Arzt sein eigenes oral-narzißtisches Größenselbst als Versorger stabilisieren und eine Depression abwehren, er bindet damit aber die Patienten meist zu lange an sich und behindert eher deren Selbstheilungstendenzen. Beck (1981) hat ferner darauf hingewiesen, wie der hysterische Arzt aus jeder Krankheit ein tolles Ereignis macht, der zwanghafte Arzt sich mit dem Patienten in Machtkampf und pedantische Rituale verwickelt und der schizoide Arzt die Krankheit zum Verfolger macht, der ausgerottet werden muß.

5) Eine hervorragende Möglichkeit, den spezifischen Interaktionsprozeß zwischen Patient und Arzt besser verstehen zu lernen, bieten die sog. Balintseminare. Sie wurden nach M. Balint benannt, der als erster Psychoanalytiker mit Ärzten deren »Problemfälle« diskutierte und daran sowohl die Psychodynamik der Patienten wie auch Selbsterfahrung für die Ärzte vermittelte.

6) Sokrates entwickelte eine Form der Dialogführung, die er selbst »maieutiké techne«, Hebammenkunst, nannte und schuf damit eine bis heute gültige psychotherapeutische Methode (Platon, Theaitetos: ...von meiner Hebammenkunst gilt, daß sie... für die gebärenden Seelen Sorge trägt...) (W. Wesiack 1980).

7) Mehrdimensionale Behandlung läßt sich oft nur unter stationären Bedingungen durchführen. Stationäre psychosomatische (vgl. Beese 1977) Therapie eignet sich ferner besonders gut zu Behandlungsbeginn als »Schutzraum« bei psychisch tief regredierten Patienten, als intensive Möglichkeit bei »organisch fixierten« Patienten, seelische Krankheitseinsicht und Behandlungsmotivation zu schaffen, und als Ort, um die oft unumgängliche somatische Mitbehandlung bei psychosomatischen Krankheiten gleichzeitig durchzuführen.

8) Diese Form der Einbeziehung von Psychosomatik bringt für die Patienten zwei große Nachteile. Erstens wehren sie sich gegen eine Mitarbeit, da sie sich unverstanden, abgeschoben und gekränkt fühlen, da sie es ja ihrer Meinung nach nicht »im Kopf«, sondern z.B. im Bauch haben. Zweitens werden sie häufig mit dem Moment der Überweisung buchstäblich von den Ärzten fallengelassen, der Psycho-Medizin überantwortet, unter der irrigen Annahme, daß jetzt nur noch der Seelendoktor zuständig sei. Leider führt das immer wieder zu einer kras-

sen und nicht ungefährlichen Vernachlässigung der weiterhin notwendigen medizinischen Sorgfalt bei diesen Patienten.

9) Angesichts dieser Zustände wirken die neuen Empfehlungen der »Kleinen Kommission« zu Fragen der ärztlichen Ausbildung von 1979 (BMJFG, Az.: 315-4331-4/20) wie blanker Hohn: »...Besondere Beachtung soll die Gesprächsführung mit dem Patienten und dessen Angehörigen finden. Dem Studenten soll Gelegenheit zur kontinuierlichen Betreuung von Patienten von der Aufnahme bis zur Entlassung gegeben werden.«

10) Daß psychosomatische Medizin als verbindliches Denken eine ganze Klinik durchdringt, hat sich jedenfalls auf Universitätsebene bisher in Deutschland nur an ein bis zwei Stellen unter optimalen personellen und traditionsbedingten Voraussetzungen verwirklichen lassen.

11) Eine eindrucksvolle literarische Beschreibung aus der Sicht des Patienten findet sich in »Der Atem« von Thomas Bernhard.

12) Die körperliche Krankheit ist nicht nur ein absurdes Geschehen, das mit technischen und apparativen Manipulationen möglichst schnell zum Verschwinden zu bringen ist, sondern ist oft der Ausdruck eines sinnvollen Ringens um seelische und körperliche Wiederherstellung (D. Beck 1981).

13) Aus ganz anderen, nämlich aus Kostensenkungsgründen wird dies unerwarteterweise plötzlich auch von der Krankenhausgesellschaft unterstützt und lautet dann aus dem Munde einer ihrer Geschäftsführer etwa so: »Ein Lächeln kostet weniger als der elektrische Strom und gibt trotzdem mehr Licht« (Frankfurter Hochschulzeitung 1981).

14) Zu Recht beschweren sich die Patienten über das entwürdigende Durchgeschleustwerden in ärztlichen Sprechstunden, wo sie kaum noch »zu Wort« kommen. Dabei hätten sie so Wichtiges zu sagen. Bei den vielen Krankheiten, an denen psychosoziale Faktoren beteiligt sind, verfügt in erster Linie der Patient – und nicht das Labor – über die entscheidenden Informationen.

15) Zu den Praktiken, die hier zuweilen geübt werden, vgl. Langbein u. a. »Gesunde Geschäfte« (1981).

16) Einen guten Überblick zu den komplexen Veränderungsnotwendigkeiten im Gesundheitswesen gibt die Tagungsbroschüre der Deutschen Vereinigung für Politische Wissenschaft: Staatlicher Eingriff und Selbstregulierungspotentiale im Gesundheitswesen/Ulm 1982 – Zur Durchsetzung von Betroffeneninteressen.

17) Oft sind die materiellen Motive bei jungen kinderlosen Paaren allerdings nur vorgeschoben, in Wahrheit geht es um Rollenkonflikte zwischen Mann und Frau, die auf diese Weise in einem privaten »Geschlechterkampf« ausgetragen werden. Es ist erstens tatsächlich auch nicht einzusehen, daß Kindererziehung eine »natürliche« Aufgabe der Frau ist, und zweitens darf, wenn sie sie vorübergehend ganz über-

nimmt, das nicht zu ihrer sozialen Benachteiligung führen. Berufliche Gleichberechtigung der Frau bzw. befriedigende Ausgleichsregelungen für den erziehenden Elternteil müssen daher nicht privat, sondern auf gesellschaftlicher Ebene durchgesetzt werden.

18) Eine moderne Parabel über den Untergang der Phantasie und ihren Rettungsversuch findet sich in: »Die unendliche Geschichte« von Michael Ende. Dazu ein Kommentar des Dichters: »Es gibt im Menschen außer dem kausal-rationalen Denken noch ein anderes Denken. Und das ist die Seite, die fruchtbar ist. Es erscheint mir nötig, daß das Akausale, das Nichtlogische wiedereingesetzt wird und seine Berechtigung zurückerhält. Sonst wird's tödlich.«

19) Habermas (1979) spricht von einer umfassenden »Kolonisierung der Lebenswelt«.

Literaturverzeichnis

Ahrens, St., v. Gyldenfeldt, H. u. Runde, P.: Alexithymie, psychosomatische Krankheit und instrumentelle Orientierung. Z. Psychother. u. Med. Psychol. 29, 173 (1979)

Alexander, F.: Psychosomatische Medizin. Grundlagen und Anwendungsgebiete. de Gruyter, Berlin (1951)

-: Fundamental concepts of psychosomatic research. Psychosom. Med. 5, 205 (1943) deutsch in: G. u. A. Overbeck (Hrsg.): Seelischer Konflikt—körperliches Leiden. Rowohlt, Reinbek (1978)

Amkraut, A., Solomon, G. F.: From the symbolic stimulus to the pathophysiologic response: Immune mechanisms. Int. J. Psychiat. Med. 5, 541 (1974)

Ammon, G.: Zur Genese und Struktur psychosomatischer Syndrome unter Berücksichtigung psychoanalytischer Technik. Dyn. Psychiat. 5, 223 (1972)

-: Psychoanalyse und Psychosomatik. Piper, München (1974)

Argelander, H.: Das Erstinterview in der Psychotherapie. Wiss. Buchgesellschaft, Darmstadt (1970)

Bahne Bahnson, C.: Das Krebsproblem in psychosomatischer Dimension. In: Uexküll, Th. v. (Hrsg.) Lehrbuch der psychosomatischen Medizin. Urban & Schwarzenberg, München (1979)

Balint, E. u. Norell, J. S.: Fünf Minuten pro Patient. Fischer, Frankfurt (1975)

Balint, M.: Der Arzt, sein Patient und die Krankheit. Klett, Stuttgart (1957)

Balint, M. u. E.: Psychotherapeutische Techniken in der Medizin. Huber u. Klett, Bern, Stuttgart (1962)

Balint, M.: Therapeutische Aspekte der Regression. Klett, Stuttgart (1970)

Baltrusch, H. J. F.: Ergebnisse klinisch-psychosomatischer Krebsforschung, Z. Psychos. Med. u. Psychoanal. 5, 208 (1975)

Bamberg, E. u. Greif, S.: Streß: Bedrohung der Gesundheit oder subjektiver Begriff. Psychosozial 1, 8 (1982)

Bammer, K.: Psychosozialer Streß und Krebsgeschehen – Tierexperimentelle Ergebnisse und Probleme. Z. Psychosom. Med. u. Psychoanal. 27, 253 (1981)

Beck, D.: Das Koryphäen-Killer-Syndrom. Zur Psychosomatik chronischer Schmerzzustände. Dtsch. Med. Wschr. 102, 303 (1977)

-: Psychoanalytische Aspekte der Migräne. Z. Psychosom. Med. u. Psychoanal. 26, 47 (1980)

-: Krankheit als Selbstheilung. Insel, Frankfurt (1981)

Beckmann, D. u. a.: Studenten: Urteile über sich selbst, über die Arbeit und über die Universität. Aspekte-Verlag, Frankfurt (1972)

Beckmann, D.: Psychologie für die Sprechstunde. psychosozial 1, 89 (1978)

Beese, F. (Hrsg.): Stationäre Psychotherapie. Vandenhoeck u. Ruprecht, Göttingen (1977)

Beres, D.: Die Menschlichkeit des Menschen. Psyche 24, 423 (1970)

de Boor, C.: Die Colitis ulcerosa als psychosomatisches Syndrom. Psyche 18, 107 (1964)

-: Zur Psychosomatik der Allergie, insbesondere des Asthma bronchiale. Huber u. Klett, Stuttgart (1965)

-: Psychoanalytische Behandlung eines Asthma-Kranken, in Brede, K. (Ed.) Einführung in die Psychosomatische Medizin, Fischer Athenäum, Frankfurt, 41 (1974)

Borens, R. u. Wittich, G.: Klinische Rehabilitation von psychosomatischen Patienten – eine Rehabilitation zu Verhaltensgestörten? Therap. woche 26, 950 (1976)

Boss, M.: Einführung in die psychosomatische Medizin. Huber, Bern (1954)

Boszormenyi-Nagy, I. und Spark, G. M.: Unsichtbare Bindungen, Klett-Cotta, Stuttgart (1981)

Bräutigam, W.: Über die psychosomatische Spezifität des Asthma bronchiale. Psyche 8, 481 (1954)

Bräutigam, W. u. Christian, P.: Psychosomatische Medizin. Ein kurzgefaßtes Lehrbuch für Studenten und Ärzte. Thieme, Stuttgart (1973)

Brede, K.: Die Pseudologik psychosomatischer Störungen in Psychoanalyse als Sozialwissenschaft. Suhrkamp, Frankfurt (1971)

-: Sozioanalyse psychosomatischer Störungen. Athenäum, Frankfurt (1972)

Bruch, H.: Family Transactions in Eating Disorders. Comprehens. Psychiat. 12, 238 (1971)

-: Perceptual and Conceptual Disturbances in Anorexia nervosa. Psychosom. Med. 24, 187 (1962)

Cannon, W. B.: Bodily Changes in Pain, Hunger, Fear and Rage, New York (1920)

Cremerius, J.: Freuds Konzept über die Entstehung psychogener Körpersymptome. Psyche 11, 125 (1957/58)

-: Zur Dynamik des Krankenhausaufenthaltes von Ulcuskranken. Z. Psychosom. Med. u. Psychoanal. 17, 282 (1971)

-: Kritik des Konzepts der »psychosomatischen Struktur«. Psyche 31, 293 (1977)

-: Kohuts Behandlungstechnik. Eine Kritik. Psyche 36, 17 (1982)

Deppe, H. U.: Vernachlässigte Gesundheit. Kiepenheuer u. Witsch, Köln (1980)

Der Spiegel: Das seelenlose Krankenhaus. Der Spiegel 32, 19 (1978)

-: Serie – Begrabene Illusionen. Der Spiegel 34 (1980)

-: Titel: Schichtarbeit. Der Spiegel 47 (1980)

-: Serie – Die großen Killer. Der Spiegel 35 (1981)

Deutsch, F.: Zur Bildung des Konversionssymptoms. Int. Z. Psychoanal., 10, 380 (1924)

Deutsches Ärzteblatt: Leserdienst. Forum. Deutsches Ärzteblatt 25, 13 (1981)

-: Buchbesprechungen. Rezensionen. Deutsches Ärzteblatt 26 (1982)

Die Zeit: Themen der Zeit. Die neue Innerlichkeit. Die Zeit 27 (1981)

Dörr, G. u. Naschold, F.: Technologieentwicklung und Streß. psychosozial 1, 67 (1982)

Dührssen, A.: Analytische Psychotherapie in Theorie, Praxis und Ergebnissen. Vandenhoeck u. Ruprecht, Göttingen (1972)

Dunbar, F.: Psychosomatic diagnosis. Hoeber, New York (1943)

Eckensberger, D., Overbeck, G., Biebl, W.: Subgroups of peptic ulcer patients. J. Psychosom. Res. 20, 489 (1976)

Eckensberger, D., Overbeck, G., Wolff, E.: Ein objektivierendes Verfahren zur diagnostischen Untergruppenbildung von Ulcuskranken. Z. Psychosom. Med. u. Psychoanal. 23, 371 (1977)

Engel, G. L.: Studies of ulcerative Colitis. Amer. J. Med. 19, 231 (1955)

-: Psychisches Verhalten in Gesundheit und Krankheit. Huber, Bern (1969)

Engel, G. L. u. Schmale, A. H. jr.: Eine psychoanalytische Theorie der somatischen Störung. Psyche 23, 241 (1969)

Enquete zur Lage der Psychiatrie, Psychotherapie und Psychosomatik in der BRD: Schriftenreihe des Bundesministeriums für Jugend, Familie und Gesundheit. Kohlhammer, Stuttgart (1973)

Erikson, E. H.: Kindheit und Gesellschaft. 4. Auflage Klett, Stuttgart (1951)

Fahrenberg, J.: Das Komplementaritätsprinzip in der psychophysiologischen Forschung und psychosomatischen Medizin. Z. Klin. Psychol. u. Psychother. 27, 151 (1971)

Fain, M. u. Marty, P.: A propos du narcissisme et de sa génèse. Rev. franc. Psychoanal. 29, 561 (1965)

Fenichel, O.: Hysterien und Zwangsneurosen. Wiss. Buchgesellschaft Darmstadt (1967)

Franke, A.: Psychosomatische Störungen – Theorien und Versorgung. Kohlhammer, Stuttgart (1981)

Frankfurter Hochschulzeitung: Sonderausgabe Medizin. Die ambulante Humanität. Frankfurter Hochschulzeitung Mai (1981)

Freud, S.: Briefe an V. v. Weizsäcker 1932. In: V. v. Weizsäcker: Körpergeschehen und Neurose. Klett, Stuttgart (1947)

-: Neue Folge der Vorlesungen zur Einführung in die Psychoanalyse. Angst und Triebleben. Ges. Werke XV, 87 (1932), S. Fischer, Frankfurt, 4. Auflage 1952

-: Die Libidotheorie und der Narzißmus. 26. Vorlesung zur Einführung in die Psychoanalyse. Ges. Werke XI (1917), S. Fischer, Frankfurt

-: Psychische Behandlung (Seelenbehandlung). Ges. Werke V, 287 (1905), S. Fischer, Frankfurt

-: Bruchstück einer Hysterie-Analyse. Ges. Werke V (1904), S. Fischer, Frankfurt

-: Zur Ätiologie der Hysterie. Ges. Werke I (1896), S. Fischer, Frankfurt

-: Die Abwehr-Neuropsychosen. Ges. Werke I (1893), S. Fischer, Frankfurt

-: Die Abwehr-Neuropsychosen. Ges. Werke I (1894), S. Fischer, Frankfurt

-: Studien über Hysterie, Ges. Werke I (1895), S. Fischer, Frankfurt

Freyberger, H.: Psychosomatik des erwachsenen Patienten. In: Klinik der Gegenwart 11, 613 (1977)

Freyberger, H. u. Speidel, H.: Supportive Psychotherapie in der klinischen Medizin. Karger, Basel (1975)

Fromm, E.: Der moderne Mensch und seine Zukunft. Europ. Verlagsanstalt, Frankfurt (1960)

Fürstenau, P.: Die beiden Dimensionen des psychoanalytischen Umgangs mit strukturell Ich-gestörten Patienten. Psyche 31, 1974 (1977)

Garma, A.: The internalized mother as harmful food in peptic ulcer patients; Int. I. Psychoanal. 34, 102 (1953)

Grace, W. J., Graham, T. D.: Relationship of specific attitudes and emotions to certain bodily diseases. Psychosom. Med. 14, 243 (1952)

Groddeck, G.: Psychische Bedingtheit und psychoanalytische Behandlung organischer Leiden. Hirzel, Leipzig (1917) Neuausgabe unter dem Titel: Krankheit als Symbol. H. Siefert, Hrsg., Fischer, Frankfurt (1979)

-: Das Buch vom Es. Internat. Psychoanal. Verlag Leipzig (1923), Nachdruck Kindler, München (1976)

-: Traumarbeit und Arbeit des organischen Symptoms. Int. Z. Psychoanal. 12, 504 (1926)

Grossarth-Maticek, R.: Krebserkrankung und Familie. Fam. Dyn. 1, 294 (1976)

Habermas, J.: Stichworte zur »Geistigen Situation der Zeit«. Suhrkamp, Frankfurt (1979)

Hahn, P.: Der Herzinfarkt in psychosomatischer Sicht. Vandenhoeck u. Ruprecht, Göttingen (1971)

-: Ergebnisse der Medizin, Psychosomatik (Hrsg.) Die Psychologie des 20. Jahrhunderts, Bd. X. Kindler, München (1979)

Halliday, J. L.: Psychosocial Medicine. A Study of the sick Society. Norton, New York (1948)

Holmes, T. H., Rahe, R. H.: The social readjustment rating scale. J. Psychosom. Res. 11, 213 (1967)

Illich, J.: Die Enteignung der Gesundheit. Rowohlt, Reinbek/Hamburg (1975)

Jackson, D. D. u. Yalom, J.: Familiale Interaktionsmuster und Colitis ulcerosa (1966) In: K. Brede (Hrsg.): Einführung in die Psychosomatische Medizin. Fischer Athenäum, Frankfurt (1974)

Jacob, W.: Kranksein und Krankheit. Anthropologische Grundlagen einer Theorie der Medizin. Hüthig, Heidelberg (1978)

Jaspers, K.: Allgemeine Psychopathologie. 8. Auflage. Springer, Berlin (1965)

Joraschky, P., Köhle, K.: Maladaptation und Krankheitsmanifestation. Das Streßkonzept in der psychosomatischen Medizin. In: Th. v. Uexküll (Hrsg.): Lehrbuch der Psychosom. Medizin a. a. O.

Jores, A.: Der Mensch und seine Krankheit. Klett, Stuttgart (1970)

Jores, A., Puchta, H. G.: Der Pensionierungstod. In: Um eine Medizin von Morgen. Huber, Bern (1969)

Kassel, M.: Ein Psychogramm des Klinikarztes. Med. Trib. 37 (1979)

Kemper, W.: »Organwahl« und psychosomatische Medizin. Z. Psychother. u. Med. Psychol. 4, 101 (1954)

Kickbusch, J., Wenzel, E.: Alltägliches Risikoverhalten: Konformitätsübungen und Ausbruchsversuche. Tagung der Deutschen Vereinigung für Politische Wissenschaft Juni 1982, Ulm (Vortrag)

Kielholz, P., Beck, D.: Vegetative Untersuchungen und Theorie der Erschöpfungsdepression, Praxis 51, 39 (1962)

Klein, M.: Zur Psychogenese der manisch-depressiven Zustände. Psyche 14, 256 (1960)

Köhle, K. u. a.: Die internistisch-psychosomatische Krankenstation. Rocom, Basel (1977)

Köhle, K., Raspe, H.-H.: Das Gespräch während der ärztlichen Visite. Urban & Schwarzenberg, München (1982)

Kohut, H.: Narzißmus. Suhrkamp, Frankfurt (1973)

-: Die Heilung des Selbst. Suhrkamp, Frankfurt (1979)

Krehl, v., L.: Krankheitsformen und Persönlichkeit. Dtsch. Med. Wschr. 1745 (1928)

Kutter, P.: Emotionalität und Körperlichkeit. Prax. Psychotherap. u. Psychosom. 25, 131 (1980)

Lain-Entralgo, P.: Heilkunde in geschichtlicher Entscheidung. Müller, Salzburg (1950)

Langbein, K. u. a.: Gesunde Geschäfte. Kiepenheuer u. Witsch, Köln (1981)

Lange-Eichbaum, W., Kurth, W.: Genie, Irrsinn und Ruhm. Reinhardt, München 6. Auflage (1967)

LaRocco, J. M., Hause, J. S., French, J. R. P.: Social support, occupational stress and health. J. of Health a. Soc. Behav. 21, 202 (1980)

Lazarus, R. S., Launier, R.: Streßbezogene Transaktionen zwischen Person und Umwelt. In: Nitsch, J. R. (Hrsg.): Stress. Huber, Bern (1981)

Leithäuser, Th. u. a.: Entwurf zu einer Empirie des Alltagsbewußtseins. Suhrkamp, Frankfurt (1977)

Leuner, H.: Katathymes Bilderleben. Huber, Bern (1980)

Lickint, K.: Über die psychische Steuerung physischer Abläufe, insbesondere bei der Konversion. Psyche 24, 292 (1970)

Lohmann, R.: Suggestive und übende Verfahren. In: Th. v. Uexküll (Hrsg.): Lehrbuch der Psychosomatischen Medizin a. a. O.

Lohmann, H.: Krankheit oder Entfremdung? Psychische Probleme in der Überflußgesellschaft. Thieme, Stuttgart (1978)

Lorenzer, A.: Sprachzerstörung und Rekonstruktion. Suhrkamp, Frankfurt (1971)

Mahler, M. S.: Symbiose und Individuation. Klett, Stuttgart (1968)

Marcuse, H.: Triebstruktur und Gesellschaft. Suhrkamp, Frankfurt (1967)

-: Der eindimensionale Mensch. Luchterhand, Neuwied (1967)

Margolin, S. G.: Genetic and dynamic psychophysiological determinants of patho-physiological processes. In: Deutsch, F. (Hrsg.), Psychosomatic Concept in Psychoanalysis, 3, Int. Univ. Press, New York (1953)

Marty, P., de M'Uzan, M.: La »pensée opératoire«. Rev. franc. Psychoanal. 27, 345 (1963)

Marty, P., de M'uzan, M., David, Ch.: L'investigation psychosomatique. Presses Universitaires de France, Paris (1963)

Meerwein, F.: Die Grundlagen des ärztlichen Gesprächs. Huber, Bern (1969)

Meng, H., Stern, E.: Zum Problem der Organpsychose. Z. Psychosom. Med. u. Psychoanal. 1, 286 (1954)

Mentzos, S.: Interpersonale und institutionalisierte Abwehr. Suhrkamp, Frankfurt (1976)

-: Hysterie. Zur Psychodynamik unbewußter Inszenierungen. Kindler, München (1980)

-: Neurotische Konfliktverarbeitung. Kindler, München (1982)

Minuchin, S. u. a.: A Conceptual Model of psychosomatic illness in children. Arch. Gen. Psychiat. 32, 1031 (1975)

Mirsky, J. A.: Physiologic, psychologic and social determinants in the etiology of duodenal ulcer. Amer. J. Digest. Dis. 3, 285 (1958)

-: Körperliche, seelische und soziale Faktoren bei psychosomatischen Störungen. Psyche 15, 26 (1961)

Mitscherlich, A.: Zur psychoanalytischen Auffassung psychosomatischer Krankheitsentstehung. Psyche 7, 561 (1953/54)

-: Anmerkungen über die Chronifizierung psychosomatischen Geschehens. Psyche 15, 1 (1961/62)

-: Krankheit als Konflikt. Studien zur psychosomatischen Medizin I. Suhrkamp, Frankfurt (1966)

-: Studien zur psychosomatischen Medizin II. Suhrkamp, Frankfurt (1967)

Moeller, M. L.: Selbsthilfegruppen. Rowohlt, Reinbek (1978)

-: Anders helfen – Selbsthilfegruppen und Fachleute arbeiten zusammen. Klett-Cotta, Stuttgart (1981)

Moersch, E. u. a.: Zur Psychopathologie von Herzinfarktpatienten. Psyche 34, 246 (1980)

mtv-Medizin: Das Krankenhaus macht kaputt. mtv-Medizin 19 (1979)

Müller, Eckhard, H.: Die Krankheit, nicht krank sein zu können. Klett, Stuttgart (1955)

Musaph, P.: The right of falling ill. Psychother. a. Psychosom. 31, 18 (1978)

Muschg, W.: Tragische Literaturgeschichte. Suhrkamp, Frankfurt (1976)

Orendi, B.: Stressbewältigung – Möglichkeiten und Grenzen. Psychosozial 1, 55 (1982)

Overbeck, A.: Zur Wechselwirkung intrapsychischer und interpersoneller Prozesse in der Anorexia nervosa. Z. Psychos. Med. u. Psychoanal. 25, 216 (1979)

Overbeck, A. u. G.: Das Asthma bronchiale im Zusammenhang familien-dynamischer Vorgänge. Psyche 32, 929 (1978)

Overbeck, G.: Probleme der prognostischen Beurteilung und Therapie-In-dikation bei chronisch Ulcuskranken. Münch. Med. Wschr. 116, 1865 (1974)

-: Objektivierende und relativierende Beiträge zur pensée opératoire der französischen Psychosomatik. Unveröffentl. Habil.-Schrift. Gießen (1975)

-: Das psychosomatische Symptom. Psychische Defizienzerscheinung oder generative Ich-Leistung? Psyche 31, 333 (1977)

-: Was ist psychoanalytische Psychosomatik? Z. Psychother. u. Med. Psychol. 29, 160 (1979)

-: Familien mit psychosomatisch kranken Kindern. Göttingen, Vanden-hoeck & Ruprecht, 1984

Overbeck, G. u. A. (Hrsg.): Seelischer Konflikt – körperliches Leiden. Rea-der zur psychoanalytischen Psychosomatik. Rowohlt, Reinbek/Ham-burg (1978)

-: Familiendynamische Perspektiven in der Untersuchung psychosomati-scher Krankheiten. Prax. Kinderpsychol. u. Kinderpsychiat. 28, 1 (1979)

Overbeck, G., Biebl, W.: Psychosomatische Modellvorstellungen zur Pa-thogenese der Ulcuskrankheit. Psyche 29, 542 (1975)

Overbeck G., Brähler, E.: Eine Beobachtung zum Sprechverhalten von Pa-tienten mit psychosomatischen Störungen. Dyn. Psychiat. 7, 100 (1974)

Overbeck, G. u. A., Jordan, J.: Zur kombinierten Behandlung von Mager-suchtpatienten im Beziehungsfeld zwischen Psychotherapeuten, Ärzten, Kliniken und Angehörigen. Therap.woche 24 (1984)

Pawlow, J. P.: Sämtliche Werke. Akademie, Berlin (1953/55)

Pflanz, M.: Sozialer Wandel und Krankheit. Enke, Stuttgart (1962)

psychosozial: Neue Praxismodelle im Gesundheitswesen. psychosozial 1, 3 (1981)

Rad v., M.: Das psychosomatische Phänomen. Eine empirische Vergleichs-untersuchung psychosomatischer und psychoneurotischer Patienten. Unveröffentl. Hab.-Schr. Univ. Heidelberg (1977)

Raehlmann, J.: Verminderung negativer Wechselbeziehungen zwischen Arbeitswelt und den anderen Lebensbereichen – eine Aktionsrichtung im Forschungsprogramm »Humanisierung des Arbeitslebens«. psycho-sozial 4, 63 (1980)

Rangell, L.: Die Konversion. Psyche 23, 121 (1969)

Richter, H. E.: Zur Psychodynamik der Herzneurose. Z. Psychosom. Med. u. Psychoanal. 10, 253 (1964)

-: Eltern–Kind–Neurose. Klett, Stuttgart (1963)

-: Patient Familie. Rowohlt, Reinbek/Hamburg (1970)

-: Engagierte Analysen. Rowohlt, Reinbek/Hamburg (1978)

-: Der Gotteskomplex. Rowohlt, Reinbek/Hamburg (1979)

Richter, H. E., Beckmann, D.: Herzneurose. Thieme, Stuttgart (1969)

Richter, R.: Über den Sinn und Unsinn von Geräten in der Psychotherapie. psychosozial 4, 10 (1981)

Riesmann, D.: Die einsame Masse. Rowohlt, Reinbek/Hamburg (1970)

Rosenkötter, M.: Das Märchen – eine vorwissenschaftliche Entwick-lungspsychologie. Psyche 34, 168 (1980)

Roseman, R. H., Friedman, M.: Behaviour pattern, blood lipids and coro-nary heart disease. J. Am. med. Ass. 184, 934 (1963)

Rosenman, R. H., Friedman, M., Straus, R.: Coronary heart disease in the western collaborative group study. J. chron. Dis. 23, 173 (1970)

Sami-Ali, M.: Etude de l'image du corps dans l'urticaire. Rev. franc. Psy-choanal. 33, 201 (1969)

Sandler, J.: Unbewußte Wünsche und menschliche Beziehungen. Psyche 36, 59 (1982)

Schäfer, H.: Plädoyer für eine neue Medizin. Piper, München (1979)

-: Offenes Forum. Medical Tribune 17, 38 (1981)

Schäfer, H., Blohmke, M.: Herzkrank durch psychosozialen Streß. Hüthig, Heidelberg (1977)

Schipperges, H.: Utopien der Medizin. Geschichte und Kritik der ärztli-chen Ideologie des 19. Jahrhunderts. Salzburg (1968)

Schleiffer, R.: Familienhistorisches zur Familientherapie. Fam. dyn. 7, 19 (1982)

Schonecke, O. W.: Verhaltenstheoretisch orientierte Therapieformen in der psychosomatischen Medizin. In: Th. v. Uexküll (Hrsg.): Lehrbuch der psychosomatischen Medizin a. a. O.

Schur, M.: Comments on the metapsychology of somatization. Psycho-anal. Stud. Child 10, 119 (1964) Deutsch: Zur Metapsychologie der So-matisierung, in: Brede, K. (Hrsg.): Einführung in die Psychosom. Medi-zin, Fischer-Athenäum, Frankfurt (1974)

Searles, H. F.: The effort to drive the other person crazy. Brit. J. Med. Psychol. 32, 1 (1959)

Selye, H.: Einführung in die Lehre vom Adaptationssyndrom. Thieme, Stuttgart (1953)

-: Stress-Bewältigung und Lebensgewinn. Piper, München (1974)

Siebeck, R.: Medizin in Bewegung. Thieme, Stuttgart (1949)

Siebenthal, v., W.: Krankheit als Folge der Sünde. Eine medizinhistorische Untersuchung. Schmool u. Seefeld, Hannover (1950)

Siefert, H.: Sigmund Freud, Georg Groddeck und die psychosomatische Medizin. Prax. Psychother. Psychosom. 24, 63 (1979)

-: Inkubation, Imagination und Kommunikation im antiken Asklepioskult. In: H. Leuner, Katathymes Bilderleben, Huber, Bern (1980)

Siegrist, J.: Arbeit und Interaktion im Krankenhaus. Enke, Stuttgart (1978)

Siegrist, J. u.a.: Soziale Belastungen und Herzinfarkt. Enke, Stuttgart (1980)

Sifneos, P. E.: Clinical observation on some patients suffering from a variety of psychosomatic disorders. In: Acta Medica Psychosomatica 11-16. Proc. of the 7th Europ. Conference on Psychosom. Research. Rome, Italy, Sept. (1967)

Sigusch, V.: Psychochirurgie – hirnverbrannt. Die Zeit, Nr. 15 (1980)

Skinner, B. F.: Science and Human Behavior. MacMillan, New York (1953)

Speck, R. (Hrsg.): Marcel Proust. Werk und Wirkung. Insel, Frankfurt (1982)

Spiegelberg, U., Schirg, B., Betz, B.: Syndromwechsel und Verstimmung. Nervenarzt 41, 73 (1970)

Spitz, R. A.: Die Entstehung der ersten Objektbeziehungen. Direkte Beobachtungen an Säuglingen während des ersten Lebensjahres. Klett, Stuttgart (1957)

Staelman, R.: Geheimnis Psychosomatik. Kindler, München (1979)

Stephanos, S.: Analytisch-psychosomatische Therapie. Jb. Psychoanal., Beiheft 1 (1973)

-: A Concept of psychoanalytic treatment for patients with psychosomatic disorders. Psychoth. Psychosom. 26, 178 (1975)

-: Objektpsychologisches Modell der psychosomatischen Pathologie im Zusammenhang mit dem ökonomischen Konzept der französischen psychoanalytischen Schule, in: Die Psychologie des 20. Jahrhunderts, Bd. 9, Psychosomatische Medizin (Hahn, P. Hrsg.), Kindler, Zürich (1978)

Stephanos, S., Auhagen, M.: Pathologische primäre Identifikationen und ihre Auswirkungen auf die »psychosomatische« Ökonomie des Individuums. Z. Psychother. u. Med. Psychol. 28, 37 (1978)

Stierlin, H.: Von der Psychoanalyse zur Familientherapie. Klett, Stuttgart (1975)

-: Psychosomatische Erkrankungen als Störungen der Differenzierung – Integration: Ein Ausblick auf die Familienpsychosomatik. Fam. Dyn. 1, 272 (1976)

Systemanalyse des Gesundheitswesens in Österreich. Montanverlag, Wien (1978)

Szasz, T. S., Levin, E., Kirsner, J. B., Palmer, W. L.: The Role of hostility in the pathogenesis of peptic ulcer. Psychosom. Med. 9, 331 (1947)

Tausch, R.: Gesprächspsychotherapie. Vandenhoeck u. Ruprecht, Göttingen (1968)

Thomae, H.: Über die Unspezifität psychosomatischer Erkrankungen am Beispiel einer Neurodermitis mit 20jähriger Katamnese. Psyche 34, 589 (1980)

-: Schriften zur Praxis der Psychoanalyse: Vom spiegelnden zum aktiven Psychoanalytiker. Suhrkamp, Frankfurt (1981)

Udris, J.: Soziale Unterstützung: Hilfe gegen Streß? Psychosozial 1, 78 (1982)

Uexküll, v., Th.: Funktionelle Syndrome in der Praxis. Psyche 12, 481 (1958)

-: Funktionelle Syndrome in psychosomatischer Sicht. Klin. d. Gegenwart IX, 303 (1960)

-: Grundfragen der psychosomatischen Medizin, Rowohlt, Reinbek (1963)

-: Lehrbuch der psychosomatischen Medizin, Urban & Schwarzenberg, München (1979)

Ulich, E.: Streß – Probleme und Forschungsergebnisse. Psychosozial 1, 4 (1982) Rowohlt, Reinbek

Vogel, P.: Grundfragen zur klinischen Neurologie, in Victor von Weizsäcker: Arzt im Irrsal der Zeit. Freundesgabe zum 70. Geburtstag. Vandenhoeck u. Ruprecht, Göttingen (1956)

Volpert, W.: Denkmaschinen und Maschinendenken: Computer programmieren Menschen. psychosozial 18, 10 (1983)

Wang, M.: Narzißmus in unserer Zeit. Psyche 37, 16 (1983)

Weizsäcker, v., V.: Studien zur Pathogenese. Thieme, Wiesbaden (1946)

-: Der Gestaltkreis. Thieme, Stuttgart (1947)

-: Körpergeschehen und Neurose. Klett, Stuttgart (1947)

-: Psychosomatische Medizin. Psyche 3, 331 (1949)

-: Natur und Geist (1954) Kindler, München (1977) 3. Auflage

-: Pathosophie. Vandenhoeck u. Ruprecht, Göttingen (1956)

Wesiack, W.: Grundzüge der psychosomatischen Medizin. Beck, München (1974)

-: Psychoanalyse und praktische Medizin. Klett-Cotta, Stuttgart (1980)

Wieck, H.-H.: Zyklothyme Mißempfindungen. Med. Welt 21, 1174 (1965)

Willi, J.: Die Zweierbeziehung. Rowohlt, Reinbek (1975)

Winnicott, D. W.: Übergangsobjekte und Übergangsphänomene. Psyche 23, 666 (1969)

-: Ich-Verzerrung in Form des wahren und des falschen Selbst. In: Winnicott, D. W., Reifungsprozesse und fördernde Umwelt. Kindler, München, 182 (1974)

Wirsching, M.: Zur Psychosomatik des Brustkrebs. Stand der Forschung und neuere Entwicklungen. Z. Psychosom. Med. u. Psychoanal. 25, 240 (1979)

Wirsching, M. u. a.: Brustkrebs im Kontext – Ergebnisse einer Vorhersagestudie und Konsequenzen für die Therapie. Z. Psychosom. Med. u. Psychoanal. 27, 239 (1981)

Wolff, H. G.: Man's nervous system and disease. A. M. A. Arch. Neurol. 5, 235 (1961)

Zepf, S.: Die Sozialisation des psychosomatisch Kranken. Campus, Frankfurt (1976)

-: Grundlinien einer materialistischen Theorie psychosomatischer Erkrankung. Campus, Frankfurt (1976)

-: Psychosomatische Medizin auf dem Weg zur Wissenschaft. Campus, Frankfurt (1981)

Ziegler, A. J.: Morbismus. Schweizer Spiegel Verlag, Zürich (1979)

Alphabetisches Gesamtverzeichnis der suhrkamp taschenbücher

Abe, Die vierte Zwischeneinzeit 756
Achternbusch, Alexanderschlacht 61
– Das letzte Loch 803
– Der Neger Erwin 682
– Die Stunde des Todes 449
– Happy oder Der Tag wird kommen 262
Adorno, Erziehung zur Mündigkeit 11
– Studien zum autoritären Charakter 107
– Versuch, das ›Endspiel‹ zu verstehen 72
– Versuch über Wagner 177
– Zur Dialektik des Engagements 134
Aitmatow, Der weiße Dampfer 51
Aldis, Der unmögliche Stern 834
Alegría, Die hungrigen Hunde 447
Alewyn, Probleme und Gestalten 845
Alfvén, Atome, Mensch und Universum 139
– M 70 – Die Menschheit der siebziger Jahre 34
Allerleirauh 19
Alsheimer, Eine Reise nach Vietnam 628
– Vietnamesische Lehrjahre 73
Alter als Stigma 468
Anders, Kosmologische Humoreske 432
v. Ardenne, Ein glückliches Leben für Technik und
    Forschung 310
Arendt, Die verborgene Tradition 303
Arlt, Die sieben Irren 399
Arguedas, Die tiefen Flüsse 588
Artmann, Grünverschlossene Botschaft 82
– How much, schatzi? 136
– Lilienweißer Brief 498
– The Best of H. C. Artmann 275
– Unter der Bedeckung eines Hutes 337
Augustin, Raumlicht 660
Bachmann, Malina 641
v. Baeyer, Angst 118
Bahlow, Deutsches Namenlexikon 65
Balint, Fünf Minuten pro Patient 446
Ball, Hermann Hesse 385
Ballard, Der ewige Tag 727
– Die Tausend Träume 833
– Kristallwelt 818
Barnet (Hg.), Der Cimarrón 346
Basis 5, Jahrbuch für deutsche Gegenwartsliteratur
    276
Basis 6, Jahrbuch für deutsche Gegenwartsliteratur
    340
Basis 7, Jahrbuch für deutsche Gegenwartsliteratur
    420
Basis 8, Jahrbuch für deutsche Gegenwartsliteratur
    457
Basis 9, Jahrbuch für deutsche Gegenwartsliteratur
    553
Basis 10, Jahrbuch für deutsche Gegenwartsliteratur
    589
Sylvia Beach, Shakespeare and Company 823
Beaucamp, Das Dilemma der Avantgarde 329
Becker, Jürgen, Eine Zeit ohne Wörter 20
– Gedichte 690
Becker, Jurek, Irreführung der Behörden 271
– Der Boxer 526
– Jakob der Lügner 774
– Schlaflose Tage 626
Beckett, Das letzte Band (dreisprachig) 200
– Der Namenlose 536
– Endspiel (dreisprachig) 171
– Glückliche Tage (dreisprachig) 248
– Malone stirbt 407

– Molloy 229
– Warten auf Godot (dreisprachig) 1
– Watt 46
Das Werk von Beckett. Berliner Colloquium 225
Materialien zu Beckett »Der Verwaiser« 605
Materialien zu Becketts »Godot« 104
Materialien zu Becketts »Godot« 2 475
Materialien zu Becketts Romanen 315
Behrens, Die weiße Frau 655
Bell, Virginia Woolf 753
Benjamin, Der Stratege im Literaturkampf 176
– Illuminationen 345
– Über Haschisch 21
– Ursprung des deutschen Trauerspiels 69
Zur Aktualität Walter Benjamins 150
Beradt, Das dritte Reich des Traums 697
Bernhard, Das Kalkwerk 128
– Der Kulterer 306
– Frost 47
– Gehen 5
– Salzburger Stücke 257
Bertaux, Hölderlin 686
– Mutation der Menschheit 555
Beti, Perpétue und die Gewöhnung ans Unglück 677
Bienek, Bakunin, eine Invention 775
Bierce, Das Spukhaus 365
Bingel, Lied für Zement 287
Bioy Casares, Fluchtplan 378
– Tagebuch des Schweinekriegs 469
Blackwood, Besuch von Drüben 411
– Das leere Haus 30
– Der Griff aus dem Dunkel 518
Blatter, Zunehmendes Heimweh 649
– Schaltfehler 743
Bloch, Atheismus im Christentum 144
Böni, Ein Wanderer im Alpenregen 671
Börne, Spiegelbild des Lebens 408
Bohrer, Ein bißchen Lust am Untergang 745
Bonaparte, Edgar Poe, 3 Bde. 592
Bond, Bingo 283
– Die See 160
Brandão, Null 777
Brasch, Kargo 541
Braun, J. u. G., Conviva Ludibundus 748
– Der Fehlfaktor 687
– Der Irrtum des Großen Zauberers 807
– Unheimliche Erscheinungsformen auf Omega XI
    646
Braun, Das ungezwungne Leben Kasts 546
– Gedichte 499
– Stücke 1 198
– Stücke 2 680
Brecht, Frühe Stücke 201
– Gedichte 251
– Gedichte für Städtebewohner 640
– Geschichten vom Herrn Keuner 16
– Schriften zur Gesellschaft 199
Brecht in Augsburg 297
Bertolt Brechts Dreigroschenbuch 87
Brentano, Berliner Novellen 568
– Prozeß ohne Richter 427
Broch, Hermann, Barbara 151
– Briefe I 710
– Briefe II 711
– Briefe III 712
– Dramen 538
– Gedichte 572

- Massenwahntheorie 502
- Novellen 621
- Philosophische Schriften 1 u. 2
  2 Bde. 375
- Politische Schriften 445
- Schlafwandler 472
- Schriften zur Literatur 1 246
- Schriften zur Literatur 2 247
- Schuldlosen 209
- Der Tod des Vergil 296
- Die Unbekannte Größe 393
- Die Verzauberung 350
Materialien zu »Der Tod des Vergil« 317
Brod, Der Prager Kreis 547
- Tycho Brahes Weg zu Gott 490
Broszat, 200 Jahre deutsche Polenpolitik 74
Brude-Firnau (Hg.), Aus den Tagebüchern
  Th. Herzls 374
Buch, Jammerschoner 815
Budgen, James Joyce 752
Büßerinnen aus dem Gnadenkloster, Die 632
Bulwer-Lytton, Das kommende Geschlecht 609
Buono, Zur Prosa Brechts. Aufsätze 88
Butor, Paris-Rom oder Die Modifikation 89
Campbell, Der Heros in tausend Gestalten 424
Casares, Schlaf in der Sonne 691
Carossa, Ungleiche Welten 521
- Der Arzt Gion 821
Über Hans Carossa 497
Carpentier, Die verlorenen Spuren 808
- Explosion in der Kathedrale 370
- Krieg der Zeit 552
Celan, Mohn und Gedächtnis 231
- Von Schwelle zu Schwelle 301
Chomsky, Indochina und die amerikanische
  Krise 32
- Kambodscha Laos Nordvietnam 103
- Über Erkenntnis und Freiheit 91
Cioran, Die verfehlte Schöpfung 550
- Vom Nachteil geboren zu sein 549
- Syllogismen der Bitterkeit 607
Cisek, Der Strom ohne Ende 724
Claes, Flachskopf 524
Condrau, Angst und Schuld als Grundprobleme in
  der Psychotherapie 305
Conrady, Literatur und Germanistik als Herausfor-
  derung 214
Cortázar, Bestiarium 543
- Das Feuer aller Feuer 298
- Die geheimen Waffen 672
- Ende des Spiels 373
Dahrendorf, Die neue Freiheit 623
- Lebenschancen 559
Dedecius, Überall ist Polen 195
Degner, Graugrün und Kastanienbraun 529
Der andere Hölderlin. Materialien zum »Hölderlin«-
  Stück von Peter Weiss 42
Der Ernst des Lebens 771
Dick, LSD-Astronauten 732
- Mozart für Marsianer 773
- UBIK 440
Die Schrapenbrüder von Petrograd 811
Doctorow, Das Buch Daniel 366
Döblin, Materialien zu »Alexanderplatz« 268
Dolto, Der Fall Dominique 140
Döring, Perspektiven einer Architektur 109
Donoso, Ort ohne Grenzen 515
Dorst, Dorothea Merz 511
- Stücke 1 437
- Stücke 2 438

Duddington, Baupläne der Pflanzen 45
Duke, Akupunktur 180
Duras, Hiroshima mon amour 112
Durzak, Gespräche über den Roman 318
Edschmid, Georg Büchner 610
Ehrenberg/Fuchs, Sozialstaat und Freiheit 733
Ehrenburg, Das bewegte Leben des Lasik
  Roitschwantz 307
- 13 Pfeifen 405
Eich, Ein Lesebuch 696
- Fünfzehn Hörspiele 120
Eliade, Bei den Zigeunerinnen 615
Eliot, Die Dramen 191
Zur Aktualität T. S. Eliots 222
Ellmann, James Joyce 2 Bde. 473
Enzensberger, Gedichte 1955-1970 4
- Der kurze Sommer der Anarchie 395
- Der Untergang der Titanic 681
- Museum der modernen Poesie, 2 Bde. 476
- Politik und Verbrechen 442
Enzensberger (Hg.), Freisprüche. Revolutionäre
  vor Gericht 111
Eppendorfer, Der Ledermann spricht mit Hubert
  Fichte 580
Erbes, Die blauen Hunde 825
Erikson, Lebensgeschichte und hist. Augenblick 824
Eschenburg, Über Autorität 178
Ewald, Innere Medizin in Stichworten I 97
- Innere Medizin in Stichworten II 98
Ewen, Bertolt Brecht 141
Fallada/Dorst, Kleiner Mann - was nun? 127
Fanon, Die Verdammten dieser Erde 668
Federspiel, Paratuga kehrt zurück 843
Feldenkrais, Abenteuer im Dschungel des Gehirns
  663
- Bewußtheit durch Bewegung 429
Feuchtwanger (Hg.), Deutschland - Wandel und
  Bestand 335
Fischer, Von Grillparzer zu Kafka 284
Fleißer, Der Tiefseefisch 683
- Eine Zierde für den Verein 294
- Ingolstädter Stücke 403
Fletcher, Die Kunst des Samuel Beckett 272
Frame, Wenn Eulen schreien 692
Franke, Einsteins Erben 603
- Keine Spur von Leben 741
- Paradies 3000 664
- Schule für Übermenschen 730
- Sirius Transit 535
- Tod eines Unsterblichen 772
- Transpluto 841
- Ypsilon minus 358
- Zarathustra kehrt zurück 410
- Zone Null 585
v. Franz, Zahl und Zeit 602
Friede und die Unruhestifter, Der 145
Fries, Das nackte Mädchen auf der Straße 577
- Der Weg nach Oobliadooh 265
- Schumann, China und der Zwickauer See 768
Frijling-Schreuder, Was sind das - Kinder? 119
Frisch, Andorra 277
- Der Mensch erscheint im Holozän 734
- Dienstbüchlein 205
- Herr Biedermann / Rip van Winkle 599
- Homo faber 354
- Mein Name sei Gantenbein 286
- Montauk 700
- Stiller 105
- Stücke 1 70
- Stücke 2 81

- Tagebuch 1966–1971 256
- Wilhelm Tell für die Schule 2
Materialien zu Frischs »Biedermann und die Brandstifter« 503
- »Stiller« 2 Bde. 419
Frischmuth, Amoralische Kinderklapper 224
Froese, Zehn Gebote für Erwachsene 593
Fromm/Suzuki/de Martino, Zen-Buddhismus und Psychoanalyse 37
Fuchs, Todesbilder in der modernen Gesellschaft 102
Fuentes, Nichts als das Leben 343
Fühmann, Bagatelle, rundum positiv 426
- Erfahrungen und Widersprüche 338
- 22 Tage oder Die Hälfte des Lebens 463
Gabeira, Die Guerilleros sind müde 737
Gadamer/Habermas, Das Erbe Hegels 596
Gall, Deleatur 639
García Lorca, Über Dichtung und Theater 196
Gauch, Vaterspuren 767
Gespräche mit Marx und Engels 716
Gibson, Lorcas Tod 197
Gilbert, Das Rätsel Ulysses 367
Ginzburg, Ein Mann und eine Frau 816
Glozer, Kunstkritiken 193
Goldstein, A. Freud, Solnit, Jenseits des Kindeswohls 212
Goma, Ostinato 138
Gorkij, Unzeitgemäße Gedanken über Kultur und Revolution 210
Grabiński, Abstellgleis 478
Griaule, Schwarze Genesis 624
Grimm/Hinck, Zwischen Satire und Utopie 839
Grossmann, Ossietzky. Ein deutscher Patriot 83
Gulian, Mythos und Kultur 666
Gustav Gründgens Faust 838
Habermas, Theorie und Praxis 9
- Kultur und Kritik 125
Habermas/Henrich, Zwei Reden 202
Hammel, Unsere Zukunft – die Stadt 59
Han Suyin, Die Morgenflut 234
Handke, Als das Wünschen noch geholfen hat 208
- Begrüßung des Aufsichtsrats 654
- Chronik der laufenden Ereignisse 3
- Das Ende des Flanierens 679
- Das Gewicht der Welt 500
- Die Angst des Tormanns beim Elfmeter 27
- Die linkshändige Frau 560
- Die Stunde der wahren Empfindung 452
- Die Unvernünftigen sterben aus 168
- Der kurze Brief 172
- Falsche Bewegung 258
- Die Hornissen 416
- Ich bin ein Bewohner des Elfenbeinturms 56
- Stücke 1 43
- Stücke 2 101
- Wunschloses Unglück 146
Hart Nibbrig, Ästhetik 491
- Rhetorik des Schweigens 693
Heiderich, Mit geschlossenen Augen 638
Heilbroner, Die Zukunft der Menschheit 280
Heller, Die Wiederkehr der Unschuld 396
- Enterbter Geist 537
- Nirgends wird Welt sein als innen 288
- Thomas Mann 243
Hellman, Eine unfertige Frau 292
Henle, Der neue Nahe Osten 24
v. Hentig, Die Sache und die Demokratie 245
- Magier oder Magister? 207
Herding (Hg.), Realismus als Widerspruch 493

Hermlin, Lektüre 1960–1971 215
Herzl, Aus den Tagebüchern 374
Hesse, Aus Indien 562
- Aus Kinderzeiten. Erzählungen Bd. 1 347
- Ausgewählte Briefe 211
- Briefe an Freunde 380
- Demian 206
- Der Europäer. Erzählungen Bd. 3 384
- Der Steppenwolf 175
- Die Gedichte. 2 Bde. 381
- Die Kunst des Müßiggangs 100
- Die Märchen 291
- Die Nürnberger Reise 227
- Die Verlobung. Erzählungen Bd. 2 368
- Die Welt der Bücher 415
- Eine Literaturgeschichte in Rezensionen 252
- Das Glasperlenspiel 79
- Innen und Außen. Erzählungen Bd. 4 413
- Italien 689
- Klein und Wagner 116
- Kleine Freuden 360
- Kurgast 383
- Lektüre für Minuten 7
- Lektüre für Minuten. Neue Folge 240
- Morgenlandfahrt 750
- Narziß und Goldmund 274
- Peter Camenzind 161
- Politik des Gewissens, 2 Bde. 656
- Roßhalde 312
- Siddhartha 182
- Unterm Rad 52
- Von Wesen und Herkunft des Glasperlenspiels 382
Materialien zu Hesses »Demian« 1 166
Materialien zu Hesses »Demian« 2 316
Materialien zu Hesses »Glasperlenspiel« 1 80
Materialien zu Hesses »Glasperlenspiel« 2 108
Materialien zu Hesses »Siddhartha« 1 129
Materialien zu Hesses »Siddhartha« 2 282
Materialien zu Hesses »Steppenwolf« 53
Über Hermann Hesse 1 331
Über Hermann Hesse 2 332
Hermann Hesse – Eine Werkgeschichte von Siegfried Unseld 143
Hermann Hesses weltweite Wirkung 386
Hildesheimer, Hörspiele 363
- Mozart 598
- Paradies der falschen Vögel 295
- Stücke 362
Hinck, Von Heine zu Brecht 481
Hinojosa, Klail City und Umgebung 709
Hobsbawm, Die Banditen 66
Hodgson, Stimme in der Nacht 749
Hofmann (Hg.), Schwangerschaftsunterbrechung 238
Hofmann, Werner, Gegenstimmen 554
Höllerer, Die Elephantenuhr 266
Holmqvist (Hg.), Das Buch der Nelly Sachs 398
Hortleder, Fußball 170
Horváth, Der ewige Spießer 131
- Der jüngste Tag 715
- Die stille Revolution 254
- Ein Kind unserer Zeit 99
- Ein Lesebuch 742
- Geschichten aus dem Wiener Wald 835
- Jugend ohne Gott 17
- Leben und Werk in Dokumenten und Bildern 67
- Sladek 163
Horváth/Schell, Geschichten aus dem Wienerwald 595

Hrabal, Erzählungen 805
Hsia, Hesse und China 673
Hudelot, Der Lange Marsch 54
Hughes, Hurrikan im Karibischen Meer 394
Huizinga, Holländische Kultur im siebzehnten
  Jahrhundert 401
Ibragimbekow, Es gab keinen besseren Bruder 479
Ingold, Literatur und Aviatik 576
Innerhofer, Die großen Wörter 563
– Schattseite 542
– Schöne Tage 349
Inoue, Die Eiswand 551
Jakir, Kindheit in Gefangenschaft 152
James, Der Schatz des Abtes Thomas 540
Jens, Republikanische Reden 512
Johnson, Berliner Sachen 249
– Das dritte Buch über Achim 169
– Eine Reise nach Klagenfurt 235
– Mutmassungen über Jakob 147
– Zwei Ansichten 326
Jonke, Im Inland und im Ausland auch 156
Joyce, Anna Livia Plurabelle 751
– Ausgewählte Briefe 253
Joyce, James, Meines Bruders Hüter 273
Junker/Link, Ein Mann ohne Klasse 528
Kappacher, Morgen 339
Kästner, Der Hund in der Sonne 270
– Offener Brief an die Königin von Griechenland.
  Beschreibungen, Bewunderungen 106
Kardiner/Preble, Wegbereiter der modernen
  Anthropologie 165
Kasack, Fälschungen 264
Kaschnitz, Der alte Garten 387
– Ein Lesebuch 647
– Steht noch dahin 57
– Zwischen Immer und Nie 425
Katharina II. in ihren Memoiren 25
Kawerin, Das doppelte Porträt 725
Keen, Stimmen und Visionen 545
Kerr (Hg.), Über Robert Walser 1 483
– Über Robert Walser 2 484
– Über Robert Walser 3 556
Kessel, Herrn Brechers Fiasko 453
Kirde (Hg.), Das unsichtbare Auge 477
Kleinhardt, Jedem das Seine 747
Kluge, Lebensläufe. Anwesenheitsliste für eine
  Beerdigung 186
Koch, Anton, Symbiose – Partnerschaft fürs Leben
  304
Koch Werner, Jenseits des Sees 718
– Pilatus 650
– See-Leben I 132
– Wechseljahre oder See-Leben II 412
Koehler, Hinter den Bergen 456
Koeppen, Amerikafahrt 802
– Das Treibhaus 78
– Der Tod in Rom 241
– Eine unglückliche Liebe 392
– Nach Rußland und anderswohin 115
– Reisen nach Frankreich 530
– Romanisches Café 71
– Tauben im Gras 601
Koestler, Der Yogi und der Kommissar 158
– Die Nachtwandler 579
– Die Wurzeln des Zufalls 181
Kolleritsch, Die grüne Seite 323
Komm schwarzer Panther, lach noch mal 714
Komm, Der Idiot des Hauses 728
Konrád, Der Stadtgründer 633
– Der Besucher 492

Konrád/ Szelényi, Die Intelligenz auf dem Weg zur
  Klassenmacht 726
Korff, Kernenergie und Moraltheologie 597
Kracauer, Das Ornament der Masse 371
– Die Angestellten 13
– Kino 126
Kraus, Magie der Sprache 204
Kroetz, Stücke 259
Krolow, Ein Gedicht entsteht 95
Kücker, Architektur zwischen Kunst und Konsum
  309
Kühn, Josephine 587
– Ludwigslust 421
– N 93
– Siam-Siam 187
– Stanislaw der Schweiger 496
– Und der Sultan von Oman 758
Kundera, Abschiedswalzer 591
– Das Leben ist anderswo 377
– Der Scherz 514
Laederach, Nach Einfall der Dämmerung 814
Lagercrantz, China-Report 8
Lander, Ein Sommer in der Woche der Itke K. 155
Laqueur, Terrorismus 723
Laxness, Islandglocke 228
le Fanu, Der besessene Baronet 731
le Fort, Die Tochter Jephthas und andere Erzählun-
  gen 351
Lem, Astronauten 441
– Das Hospital der Verklärung 761
– Der futurologische Kongreß 534
– Der Schnupfen 570
– Die Jagd 302
– Die Ratte im Labyrinth 806
– Die Untersuchung 435
– Die vollkommene Leere 707
– Imaginäre Größe 658
– Memoiren, gefunden in der Badewanne 508
– Mondnacht 729
– Nacht und Schimmel 356
– Solaris 226
– Sterntagebücher 459
– Summa technologiae 678
– Terminus 740
– Transfer 324
– Über Stanisław Lem 586
Lenz, Hermann, Andere Tage 461
– Der russische Regenbogen 531
– Der Tintenfisch in der Garage 620
– Die Augen eines Dieners 348
– Die Begegnung 828
– Neue Zeit 505
– Tagebuch vom Überleben 659
– Verlassene Zimmer 436
Lepenies, Melancholie und Gesellschaft 63
Lese-Erlebnisse 2 458
Leutenegger, Ninive 685
– Vorabend 642
Lévi-Strauss, Rasse und Geschichte 62
– Strukturale Anthropologie 15
Lidz, Das menschliche Leben 162
Liebesgeschichten 847
Link, Das goldene Zeitalter 704
– Die Reise an den Anfang der Scham 840
– Tage des schönen Schreckens 763
Literatur aus der Schweiz 450
Lovecraft, Cthulhu 29
– Berge des Wahnsinns 220
– Das Ding auf der Schwelle 357
– Die Katzen von Ulthar 625

- Die Stadt ohne Namen 694
- Der Fall Charles Dexter Ward 391
- In der Gruft 779
MacLeish, Spiel um Job 422
Mächler, Das Leben Robert Walsers 321
Mädchen am Abhang, Das 630
Machado de Assis, Posthume Erinnerungen 494
Machen, Die leuchtende Pyramide 720
Majakowski, Her mit dem schönen Leben 766
Malson, Die wilden Kinder 55
Martinson, Die Nesseln blühen 279
- Der Weg hinaus 281
Mautner, Nestroy 465
Mayer, Außenseiter 736
- Georg Büchner und seine Zeit 58
- Richard Wagner in Bayreuth 480
Materialien zu Hans Mayer, »Außenseiter«
448
Mayröcker. Ein Lesebuch 548
Maximovič, Die Erforschung des Omega Planeten
509
McCall, Jack der Bär 699
McHale, Der ökologische Kontext 90
Meier, Der schnurgerade Kanal 760
Mein Goethe 781
Melchinger, Geschichte des politischen Theaters
153, 154
Mercier, Das Jahr 2440 676
Meyer, Die Rückfahrt 578
- Eine entfernte Ähnlichkeit 242
- In Trubschachen 501
Miłosz, Verführtes Denken 278
Minder, Dichter in der Gesellschaft 33
- Kultur und Literatur in Deutschland und Frank-
reich 397
Mitscherlich, Massenpsychologie ohne Ressentiment
76
- Thesen zur Stadt der Zukunft 10
- Toleranz – Überprüfung eines Begriffs 213
Mitscherlich (Hg.), Bis hierher und nicht weiter
239
Molière, Drei Stücke 486
Mommsen, Goethe und 1001 Nacht 674
- Kleists Kampf mit Goethe 513
Morante, Lüge und Zauberei 701
Morselli, Licht am Ende des Tunnels 627
Moser, Gottesvergiftung 533
- Lehrjahre auf der Couch 352
Muschg, Albissers Grund 334
- Entfernte Bekannte 510
- Gegenzauber 665
- Gottfried Keller 617
- Im Sommer des Hasen 263
- Liebesgeschichten 164
- Noch ein Wunsch 735
Myrdal, Asiatisches Drama 634
- Politisches Manifest 40
Nachtigall, Völkerkunde 184
Neruda, Liebesbriefe an Albertina Rosa 829
Nizon, Canto 319
- Im Hause enden die Geschichten. Untertauchen
431
Norén, Die Bienenväter 117
Nossack, Das kennt man 336
- Der jüngere Bruder 133
- Die gestohlene Melodie 219
- Nach dem letzten Aufstand 653
- Spirale 50
- Um es kurz zu machen 255
Nossal, Antikörper und Immunität 44

Örkény, Interview mit einem Toten 837
Offenbach, Sonja 688
Olvedi, LSD-Report 38
Onetti, Das kurze Leben 661
Oviedo (Hg.), Lateinamerika 810
Painter, Marcel Proust, 2 Bde. 561
Paus (Hrsg.), Grenzerfahrung Tod 430
Payne, Der große Charlie 569
Pedretti, Harmloses, bitte 558
- Heiliger Sebastian 769
Penzoldts schönste Erzählungen 216
- Der arme Chatterton 462
- Die Kunst das Leben zu lieben 267
- Die Powenzbande 372
Pfeifer, Hesses weltweite Wirkung 506
Phaïcon 3 443
Phaïcon 4 636
Phantasma 826
Plenzdorf, Die Legende vom Glück ohne Ende 722
- Die Legende von Paul & Paula 173
- Die neuen Leiden des jungen W. 300
Pleticha (Hg.), Lese-Erlebnisse 2 458
Plessner, Diesseits der Utopie 148
- Die Frage nach der Conditio humana 361
- Zwischen Philosophie und Gesellschaft 544
Poe, Der Fall des Hauses Ascher 517
Politzer, Franz Kafka. Der Künstler 433
Portmann, Biologie und Geist 124
- Das Tier als soziales Wesen 444
Prangel (Hg.), Materialien zu Döblins »Alexander-
platz« 268
Prinzhorn, Gespräch über Psychoanalyse zwischen
Frau, Dichter, Arzt 669
Proust, Briefe zum Leben, 2 Bde. 464
- Briefe zum Werk 404
- Die Welt der Guermantes 2 Bde. 754
- Im Schatten junger Mädchenblüte, 2 Bde. 702
- In Swanns Welt 644
- Sodom und Gomorra 2 Bde. 822
Psycho-Pathographien des Alltags 762
Psychoanalyse und Justiz 167
Puig, Der schönste Tango 474
- Verraten von Rita Hayworth 344
Raddatz, Traditionen und Tendenzen 269
- ZEIT-Bibliothek der 100 Bücher 645
- ZEIT-Gespräche 520
- ZEIT-Gespräche 2 770
Rama (Hg.), Der lange Kampf Lateinamerikas 812
Ramos, Karges Leben 667
Rathscheck, Konfliktstoff Arzneimittel 189
Recht, Verbrecher zahlen sich aus 706
Regler, Das große Beispiel 439
- Das Ohr des Malchus 293
Reik (Hg.), Der eigene und der fremde Gott 221
Reinisch (Hg.), Jenseits der Erkenntnis 418
Reinshagen, Das Frühlingsfest 637
Reiwald, Die Gesellschaft und ihre Verbrecher
130
Ribeiro, Maíra 809
Riedel, Die Kontrolle des Luftverkehrs 203
Riesman, Wohlstand wofür? 113
- Wohlstand für wen? 114
Rilke, Materialien zu »Cornet« 190
- Materialien zu »Duineser Elegien« 574
- Materialien zu »Malte« 174
- Rilke heute 1 290
- Rilke heute 2 355
Rochefort, Eine Rose für Morrison 575
- Frühling für Anfänger 532
- Kinder unserer Zeit 487